AF377992

Guide pratique
des médicaments
génériques

Denis **Stora**

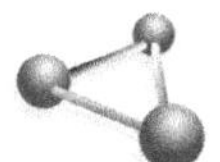

Guide pratique des médicaments génériques

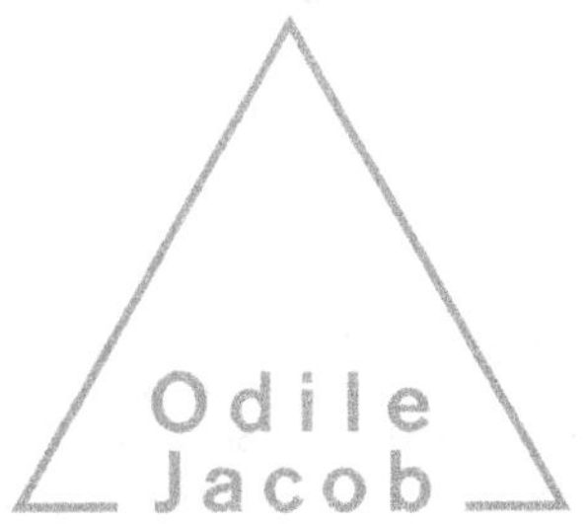

Prendre un médicament générique, c'est pour beaucoup d'entre nous une démarche nouvelle. Pourtant, le générique existe depuis longtemps : il s'inscrit dans la logique de la construction européenne de la santé. Comparée aux autres pays de l'Europe, la France a pris à ce sujet quelque retard.

La présence du générique a modifié la relation du patient avec la prescription médicale. Dès lors, grand nombre de questions se posent. « Le générique est-il identique au médicament de référence ? » ; « Son efficacité est-elle équivalente ? » Il est indispensable que chacun prenne conscience, petit à petit, que le générique est synonyme d'efficacité, de sécurité et que, de surcroît, il est économique.

Ce guide a pour but d'informer le patient, de le rassurer face à ces interrogations, afin qu'il puisse intégrer le générique dans la médication du futur.

Denis STORA

Qu'est-ce qu'un médicament générique ?

Le médicament générique a la même composition qualitative et quantitative en substances actives que le médicament de référence, appelé aussi « spécialité » de référence ou « médicament princeps ».

Lorsqu'un laboratoire pharmaceutique découvre une substance active, il la protège par un brevet qui lui en assure l'exclusivité, et ce pendant vingt à vingt-cinq ans. Au-delà de cette période, la licence de fabrication de ce médicament de référence tombe dans le domaine public. Un autre laboratoire peut alors commercialiser cette substance active sous la forme d'un médicament générique. Il s'agit d'une copie conforme du médicament d'origine en qualité et en quantité, mais à un prix inférieur en raison de l'absence d'investissement de recherche. En pratique, près de 70 % des substances actives ou molécules existantes sont susceptibles de donner lieu à un générique.

L'autorisation de mise sur le marché

L'autorisation de mise sur le marché (ou AMM) est obligatoire pour la commercialisation du médicament (de référence ou générique). La commission d'AMM de l'Agence française de sécurité sanitaire des produits de santé (AFSSAPS) assure l'évaluation médico-technique des médicaments. C'est cet organisme sanitaire, dépendant du ministère de la Santé, qui va octroyer les AMM.

Pour tout nouveau médicament, un dossier de demande d'AMM comporte trois parties :

- pharmaceutique,
- toxicologique
- clinique.

Pour un générique dont la spécialité de référence a vingt ans et plus d'existence, la partie toxicologique et la partie clinique sont parfaitement connues. La commission d'AMM n'exige du laboratoire génériqueur que le dossier pharmaceutique concernant la qualité et l'origine de la matière première, ainsi que le descriptif des procédés de fabrication. Ce dossier est complété par une étude de bioéquivalence en comparaison avec le produit de référence.

La bioéquivalence est l'égalité des biodisponibilités. On entend par biodisponibilité la quantité de substance active disponible au niveau des sites d'action. La vitesse et l'intensité d'absorption de la substance active d'un générique dans l'organisme doivent être identiques à celles du médicament de référence.

Comment reconnaît-on un médicament générique ?

Les génériques sont identifiés de deux manières :

– ils portent le nom de leur dénomination commune internationale (ou DCI), c'est-à-dire le nom de la substance active qu'ils contiennent, suivi du nom du fabricant. Exemple : le « Paracétamol Merck® 500 mg » est le médicament générique de la spécialité de référence connue sous le nom de « Doliprane 500 mg ». Les deux médicaments contiennent 500 mg de paracétamol ;

– ils peuvent également être désignés par une dénomination de marque suivie du suffixe « Gé ». Grâce à la présence de ce « Gé » le générique est aisément différencié du médicament de référence. Exemple : Dermazol® Gé, générique du Pévaryl®.

Comme dans la plupart des autres pays européens, les prescriptions en DCI commencent à s'imposer.

Un médicament générique est-il aussi efficace qu'un médicament de référence ?

Le générique a apporté la preuve de son efficacité grâce à des études de biodisponibilité. Il s'agit d'études comparatives réalisées sur des volontaires démontrant que la molécule active est absorbée de la même façon, qu'il s'agisse du générique ou de la substance active. Une fois présent dans l'organisme, les effets pharmacologiques, toxicologiques et cliniques du générique sont strictement comparables à ceux du médicament de référence. Les règles de fabrication sont aussi rigoureuses et contrôlées, qu'il s'agisse du laboratoire du médicament de référence ou de celui du générique.

> Concrètement pour le patient, rien ne change : la substance active, la posologie, la voie d'administration, la durée du traitement sont identiques. Les génériques respectent ainsi strictement le but thérapeutique recherché.

Seuls le nom de marque, l'emballage extérieur, certains excipients et le prix changent. Il existe des laboratoires qui commercialisent des génériques identiques aux médicaments de référence en terme de forme, goût, couleur ou excipient.

Le prix du générique

Le générique possède un prix inférieur au médicament de référence puisqu'il ne faut pas y intégrer des coûts de recherche et de développement. Les génériques récemment disponibles affichent des prix de 30 à 50 % plus faibles que ceux du médicament original. Avec le temps, la différence de prix entre génériques et médicaments de référence a bénéficié de la concurrence et les prix se rapprochent de ceux des génériques.

En substituant un générique à un médicament de référence, le pharmacien joue un rôle essentiel sur l'économie des dépenses de santé. De même, le médecin qui prescrit des génériques a une responsabilité économique qui lui permet de contribuer à la réduction de ces dépenses. Les économies réalisées permettent de financer la recherche de nouveaux médicaments, d'améliorer la prise en charge de certaines maladies et d'équiper les hôpitaux en appareils coûteux (scanners, etc.).

Récemment, 30 molécules, soit environ 70 médicaments, ont été soumises par la Sécurité sociale à une tarification forfaitaire de remboursement (ou TFR) basée sur le prix du générique.

> Si le patient désire prendre le médicament de référence prescrit sur l'ordonnance, il doit régler la différence de prix. Tous les génériques ne sont pas encore concernés par cette tarification, mais pourraient le devenir.

La plupart des médicaments de référence concernés par la TFR ont réajusté leur prix sur celui du générique.

Dans quels cas et comment le médecin prescrit-il des génériques ?

Le médecin peut prescrire les médicaments à partir de leur dénomination commune internationale et non plus en se basant sur leur nom de marque donné par le fabricant. Il peut également prescrire des génériques portant des noms de marque suivis du suffixe Gé. La prescription des génériques par le médecin va permettre de clarifier les rapports du patient avec ce type de médicament. En effet, un générique déjà présent sur la prescription ne donne plus lieu à substitution. Quant au médecin, il informe le patient lorsqu'il prescrit un générique à la place du produit de référence habituel.

Si le médecin s'oppose formellement à la substitution, il doit alors inscrire sur l'ordonnance, et en toutes lettres, la mention « Non substituable » devant le nom de la spécialité prescrite.

Le droit de substitution par le pharmacien

Depuis 1999, le pharmacien a la possibilité de substituer des médicaments génériques entre eux, ou un médicament générique à un médicament de référence.

La substitution ne peut se faire qu'au sein de groupes de médicaments parfaitement définis. L'Agence française de sécurité sanitaire des produits de santé (AFSSAPS), dépendant du ministère de la Santé, a établi ces listes dans le Répertoire des médicaments génériques qui présente les génériques et leurs spécialités de référence. Chaque groupe générique est identifié par son principe actif, sa voie d'administration, son dosage et sa forme pharmaceutique. Un générique n'est inscrit au répertoire que s'il présente un rapport bénéfice/risque identique à celui de sa spécialité de référence.

Pour la substitution, le pharmacien se réfère à ce répertoire qui est la seule liste de génériques officiellement reconnue et permettant le remboursement par la Sécurité sociale. Elle est publiée au journal officiel chaque année.

Les médicaments bio-équivalents

À côté de cette liste (à savoir 124 substances actives), il en existe une autre, plus élargie, publiée par la Caisse nationale d'assurance maladie (CNAM) et qui contient d'autres médicaments bioéquivalents, en plus des génériques substituables.

Les équivalents thérapeutiques fournissent à l'organisme la même quantité de principe actif et possèdent les mêmes propriétés, mais ils ont des prix variables. Tous les équivalents thérapeutiques ne sont pas actuellement substituables par le pharmacien. Ce guide de la CNAM a été conçu à l'usage des médecins pour leur permettre de participer à la maîtrise des dépenses en prescrivant les médicaments les moins onéreux parmi les équivalents thérapeutiques.

Parmi les équivalents thérapeutiques, seuls les génériques sont substituables. Les « co-marketing » sont des médicaments identiques produits et distribués par deux laboratoires concurrents sous des noms de marque différents.

Il a été choisi pour le présent *Guide pratique des médicaments génériques* de se référer à cette liste élargie de 186 molécules. Le guide inclut également les médicaments bioéquivalents à des génériques mais non remboursés par la Sécurité sociale.

Pourquoi certains patients sont-ils réticents vis-à-vis des médicaments génériques ?

Quand un patient est traité pour une maladie chronique avec le même médicament, et ce depuis de nombreuses années, un changement de nom, de couleur de comprimé ou de goût peut le perturber. C'est tout à fait normal et compréhensible. Mais il faut bien se rendre compte que même si la couleur et le nom du produit sont différents, la substance active est identique. Elle agit au même endroit et au même moment, avec la même efficacité et de la même manière. Les deux médicaments sont réellement équivalents au niveau de l'efficacité et de la tolérance. Il peut exister un effet sur le psychisme lié au changement et donnant l'impression d'une efficacité moindre. Certains laboratoires commercialisent des génériques identiques aux médicaments de référence, qu'il s'agisse de la forme, du goût, de la couleur ou de l'excipient. Actuellement, ce sont les personnes âgées qui ont le plus de mal à s'adapter à ces changements. Les substitutions doivent alors être progressives pour que le traitement soit pris régulièrement et sans confusion. Par ailleurs, la substitution peut être vécue de façon traumatisante par certains patients qui ont l'impression d'être mal soignés.

> Les médicaments génériques présentent les mêmes garanties de sécurité que les médicaments de référence. Ils ne doivent pas être perçus comme des médicaments au rabais et de second rang, car ils ont la même efficacité.

Le patient n'est pas obligé d'accepter la substitution par un générique. Le pharmacien lui remettra alors les médicaments portant les noms indiqués sur l'ordonnance.

Conclusion

Accepter un médicament générique prescrit par le médecin ou substitué par le pharmacien, c'est afficher clairement son désir de « prendre sa santé en main ». C'est aussi faire preuve de « responsabilité » en contribuant, pour une même qualité de soins, aux économies de santé.

A-Gram® Gé

voir Amoxicilline

Acébutolol

SECTRAL® • ACÉBUTOLOL®

Activité pharmacologique

Bêtabloquant cardiosélectif. Le cœur et les vaisseaux sont innervés par le système nerveux sympathique (système nerveux autonome) qui régularise leur fonctionnement. Le bêtabloquant freine l'activité du système sympathique en agissant sur des récepteurs cellulaires appelés « récepteurs bêta ». Ainsi, les artères sont moins réactives, donc plus souples.

Il en est de même du cœur qui diminue sa capacité de travail. Si le bêtabloquant agit spécifiquement sur les récepteurs bêta du cœur, il est dit « cardiosélectif ». Les autres récepteurs bêta situés ailleurs dans l'organisme ne seront donc pas activés, il y aura moins d'effets secondaires. L'acébutolol possède des effets antiarythmiques.

Indications thérapeutiques

– Traitement de l'hypertension artérielle.

– Prophylaxie des crises d'angor d'effort et des crises d'angor spontané.

Le cœur assure la circulation du sang destiné à irriguer les organes vitaux. Il est lui-même oxygéné grâce aux artères coronaires situées dans le muscle cardiaque (myocarde). Lorsqu'un effort supplémentaire est demandé au myocarde, les coronaires doivent apporter plus de sang. Avec une plaque d'athérome (dépôt de graisse) sur la paroi des artères coronaires, le sang passe mal. Le cœur est alors en souffrance, qui s'exprime par une crise d'angor avec douleur cardiaque caractéristique encore appelée angine de poitrine.

Sous bêtabloquant, le cœur ne répond pas à une demande de travail supplémentaire. Les efforts demandés par l'organisme (course, colère, effort physique) ne peuvent pas se réaliser. C'est le but recherché. En effet, ces efforts auraient demandé au cœur un travail supplémentaire, responsable potentiel d'obstruction des coronaires et de déclenchement de la crise d'angor.

L'angine de poitrine est une douleur rétrosternale (au niveau de la poitrine) intense et angoissante (angoisse, sueurs et pâleur), constrictive, avec sensation d'oppression et irradiant vers le bras gauche, la mâchoire ou le dos.

– Traitement de fond après infarctus du myocarde (mise au repos du cœur).

– Traitement de certains troubles du rythme (tachycardie, extrasystole, fibrillations auriculaires).

Présentation

Comprimés dosés à 200 mg et 400 mg d'acébutolol.

Posologie

Dans tous les cas, la posologie est déterminée par le médecin en fonction de la maladie à traiter et des caractéristiques individuelles du patient.

Prendre au cours ou en dehors des repas.

Comment utiliser ce Guide ?

Ce guide contient les informations indispensables à la connaissance et l'utilisation en toute sécurité des médicaments génériques. Vous pouvez « naviguer » dans le livre de différentes façons, selon vos besoins et selon les circonstances. La liste des génériques est arrêtée au 31 décembre 2003.

1 Entrée par le nom de marque du médicament

Il est accompagné d'un renvoi vers la molécule qu'il contient. Cela permet de cerner l'essentiel de ce médicament, c'est-à-dire sa substance active. Avec la normalisation de l'Europe, les noms des médicaments vont se réduire progressivement à celui de la substance active. C'est déjà le cas pour les génériques.

2 Entrée par le nom de la substance active du générique

- La Dénomination commune internationale (DCI) désigne la substance active qui porte le même nom dans le monde entier. Cette entrée permet d'obtenir toutes les informations concernant les molécules utilisées par les génériques.
- Sous le titre se trouvent résumés, sans dosage ni forme, tous les noms que peuvent prendre les médicaments composés avec la substance active : les noms des spécialités de référence (princeps), des génériques portant le nom de la substance active et des génériques portant un nom de marque suivi de Gé.
- Les médicaments en gras désignent les médicaments de référence substituables par le pharmacien et remboursés par la Sécurité sociale.

3 Activité pharmacologique

En premier lieu est indiquée la classe pharmacothérapeutique du médicament, c'est-à-dire son appartenance à une famille thérapeutique, chimique ou pharmacologique. Puis sont précisées les principales propriétés pharmacologiques du médicament assurant le lien avec ses propriétés thérapeutiques et justifiant ainsi ses différentes indications thérapeutiques. Le mécanisme d'action est expliqué uniquement lorsque la famille à laquelle appartient le médicament porte le nom de ce mécanisme.

4 Indications thérapeutiques

Elles correspondent à l'ensemble des situations dans lesquelles le médicament peut être employé pour assurer un traitement curatif ou préventif.
- *À titre curatif,* il a pour but de guérir une maladie ou de diminuer les signes de la pathologie.
- *À titre préventif,* les médicaments s'opposent à l'apparition des symptômes.

La maladie pour laquelle le médicament est indiqué et ses principaux signes sont brièvement décrits.

ACÉBUTOLOL G GAM® 200 mg • ACÉBUTO-
LOL QUALIMED® 200 mg • ACÉBUTOLOL
IREX® 200 mg • ACÉBUTOLOL TEVA® 200 mg
• ACÉBUTOLOL IVAX® 200 mg

Acébutolol 400 mg comprimé
Médicament de référence :
SECTRAL® 400 mg
Génériques : ACÉBUTOLOL BIOGARAN®
400 mg • ACÉBUTOLOL MERCK® 400 mg •
ACÉBUTOLOL RATIOPHARM® 400 mg • ACÉ-
BUTOLOL RPG® 400 mg • ACÉBUTOLOL
GNR® 400 mg • ACÉBUTOLOL EG® 400 mg •
ACÉBUTOLOL ARROW® 400 mg • ACÉBU-
TOLOL G GAM® 400 mg • ACÉBUTOLOL
QUALIMED® 400 mg • ACÉBUTOLOL IREX®
400 mg • ACÉBUTOLOL TEVA® 400 mg

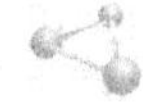

Acétylcystéine

MUCOMYST® • EXOMUC® • FLUIMUCIL® •
SOLMUCOL® • TIXAIR® • MUCOLATOR® •
MUCOSPIRE® • ACÉTYLCYSTÉINE®

Activité pharmacologique

Fluidifiant bronchique. Mucolyti-
que. Il facilite les sécrétions bronchiques (mucus) par la toux et favorise l'expectoration. Le mucus est
une substance visqueuse fabriquée
par les bronches pour emprisonner
les substances étrangères (bactéries,
virus, poussières), qui est ensuite
évacuée lors de l'expectoration. Le
but des fluidifiants bronchiques est
de diminuer cette viscosité et
d'améliorer ainsi l'élimination. On
les appelle mucorégulateurs.

Indications thérapeutiques

– Traitement des encombrements
des bronches lors des épisodes aigus
de bronchite. Une bronchite est l'inflammation aiguë ou chronique des
bronches, se traduisant par une toux
grasse et des expectorations.
– Bronchite aiguë : c'est une des affections respiratoires les plus fréquentes, due à une infection virale
des bronches (bronchite) ou des
bronchioles (bronchiolite). D'apparition brutale et de durée brève, elle
est favorisée par le tabagisme et la
pollution atmosphérique et survient
surtout en hiver.
– Bronchite chronique : elle se caractérise par une hypersécrétion
bronchique permanente ou récidi-
vante. On parle de bronchite chronique lorsque les périodes de toux
et d'expectoration durent 3 mois
consécutifs et s'étendent sur au
moins 2 ans.

Présentation

Comprimés et comprimés effervescents dosés à 200 mg de N-acétyl-
cystéine.
Sachets et solution buvable dosés à
100 mg et 200 mg.
1 sachet = 1 cuillerée-mesure de solution buvable aromatisée à l'orange.

Posologie

Dans tous les cas, la posologie est déterminée par
le médecin en fonction de la maladie à traiter et
des caractéristiques individuelles du patient.

Adulte et enfant de plus de 7 ans :
1 comprimé ou 1 sachet à 200 mg
3 fois par jour, soit 600 mg par jour.
Enfant de 2 à 7 ans : 1 comprimé ou
1 sachet à 200 mg 2 fois par jour, soit
400 mg par jour.
Enfant de moins de 2 ans : 1 cuillère-
mesure de solution buvable à
100 mg 2 fois par jour, soit 200 mg
par jour.

5 Présentation

Cette rubrique décrit les différentes formes que peut prendre le médicament. Chaque forme est accompagnée de tous ses dosages existants. Les principales formes rencontrées sont : les comprimés, les solutions buvables, les suppositoires, les ampoules injectables, les sachets, etc.

Un médicament est constitué d'une substance active et d'un « véhicule », moyen de transport adapté à la voie d'administration à laquelle il est destiné et appelé « excipient ».

6 Posologie

Le générique se prend de la même manière et avec la même posologie que le médicament de référence. Il possède la même substance active et le même dosage.

Respecter la posologie

La posologie à utiliser est déterminée par le médecin en fonction de la gravité de la maladie à traiter et du poids du patient. Il peut être amené à l'ajuster selon la réponse individuelle du patient.

Le patient doit se conformer strictement à la prescription du médecin. Le traitement est suivi régulièrement et ne doit pas être modifié, ni arrêté brutalement, sans l'avis du médecin. Le médicament est prescrit à une personne donnée dans une situation précise et ne peut être ni adapté ni conseillé à une autre personne sans avis médical. Dans cette première édition du *Guide pratique des médicaments génériques*, seules les posologies des médicaments en vente libre (sans ordonnance) seront indiquées.

- Les posologies citées font référence à la posologie moyenne. Elles sont présentées par prise et par 24 heures. S'y ajoutent les posologies spécifiques de certaines pathologies.
- Les posologies maximales par 24 heures ne doivent jamais être dépassées.
- La posologie de l'enfant et du nourrisson est différenciée de celle de l'adulte et de l'enfant de plus de 15 ans.
- Chez l'enfant de moins de 6 ans, les formes comprimé ou gélule sont contre-indiquées en raison du risque de fausse route. En effet, les gélules ou les comprimés sont assimilables aux petits objets susceptibles d'être avalés de travers et de bloquer la respiration des jeunes enfants.
- La posologie du nourrisson de 1 à 30 mois est spécifique en raison de l'immaturité de certains organes.

Les prises par rapport aux repas

Le moment de la prise par rapport aux repas est précisé :
- « avant » signifie moins d'une heure avant le repas,
- « après » signifie plus de deux heures après le repas,
- « à distance » signifie plus d'une heure avant ou deux heures après les repas,
- « indifférent » indique que les repas n'ont pas d'influence sur la prise,
- « au cours » du repas précise que le médicament verra son effet nocif pour la paroi gastrique atténué ou annulé.

Posologie

Dans tous les cas, la posologie est déterminée par le médecin en fonction de la maladie à traiter et des caractéristiques individuelles du patient.

– Prévention en traitement chronique : 1 sachet ou 1 comprimé ou 1 gélule dosé à 75 mg, 160 mg ou 300 mg par jour.

– En situation d'urgence, les quantités d'aspirine à administrer sont plus grandes. La prise de l'aspirine à ce dosage ne convient pas au traitement de la fièvre ou de la douleur. Les dosages pédiatriques de l'aspirine à 100 mg, 150 mg et 250 mg sont également utilisés.

À savoir

Prendre au cours des repas avec un grand verre d'eau en raison du risque d'agression de l'aspirine sur la paroi gastrique. Une hémorragie digestive se caractérise par des selles noires (méléna) ou des vomissements sanglants et nécessite de prévenir le médecin qui arrêtera le traitement.

En raison de l'effet antiagrégant plaquettaire de l'aspirine (anticoagulant), il convient de prévenir le dentiste avant une extraction dentaire.

La survenue de céphalées sévères, de troubles associés à la conscience ou d'un comportement anormal doit être signalée au médecin.

En cas d'allergie s'exprimant par une éruption cutanée, un prurit, un œdème, une crise d'asthme ou encore un brusque gonflement du visage et du cou avec sensation d'étouffement (œdème de Quincke), il faut consulter immédiate-

ment un médecin ou un service d'urgence.
L'alcool est gastronocif.

Effets secondaires éventuels

La fréquence d'apparition d'un effet secondaire dépend de la sensibilité de chacun à la substance administrée et de la faculté que possède cette substance à se concentrer dans un organe donné ou à modifier un système de régulation.

– Troubles neurosensoriels : des bourdonnements d'oreille, une baisse de l'acuité auditive et des céphalées sont la marque d'un surdosage.

– Ulcères gastriques, hémorragies digestives (hématémèse, méléna), douleurs abdominales.

– Saignements : risque hémorragique, notamment digestif, lié à l'effet anti-inflammatoire et antiagrégant plaquettaire, épistaxis, gingivorragies, hématomes, augmentation du temps de saignement. Règles abondantes car l'aspirine risque d'augmenter l'importance et la durée des règles.

– Réactions allergiques : œdème, urticaire, accidents anaphylactiques. Les patients asthmatiques peuvent déclencher une crise d'asthme lors de la prise d'aspirine.

– Troubles rénaux : insuffisance rénale.

Principales contre-indications

Absolues : ulcère gastroduodénal, allergie à l'aspirine et aux AINS, hémorragie ou risque hémorragique, grossesse (surtout les 3 derniers mois), méthotrexate.

Utilisations déconseillées : anticoagulants, autres AINS, héparine, glucocorticoïdes, diurétiques et inhibiteurs de l'enzyme de conversion, ticlopidine, uricosuriques, goutte, allaitement, insuffisance rénale.

7 À savoir

Certaines recommandations doivent être connues lors de l'utilisation des médicaments. Elles sont variées et importantes :
- certains effets du médicament, souvent rares voire très rares, peuvent avoir des conséquences graves. De façon à utiliser le médicament avec la plus grande sécurité possible, les moyens de dépister les premiers signes d'apparition de ces symptômes sont indiqués afin de prévenir le médecin ou le pharmacien. C'est le cas, par exemple, pour les allergies ou les troubles cardio-vasculaires ;
- des règles hygiéno-diététiques simples à respecter vont compléter ou renforcer, quand cela est nécessaire, l'action du médicament. Seules les grandes lignes de ces mesures diététiques à mettre en place sont citées ;
- lorsque la prise d'alcool interfère avec le traitement, la raison pour laquelle le patient doit être prudent est indiquée. Il devra s'abstenir ou limiter la prise de boissons alcoolisées lorsqu'elle est peu recommandée, fortement déconseillée ou contre-indiquée ;
- dans certains cas, la prudence est demandée lors de la conduite de véhicules et l'utilisation de machines, en raison des risques d'effet secondaires ou d'altération de la vigilance dont le médicament peut être responsable ;
- d'autres conseils d'utilisation du médicament qui prolongent l'acte médical et permettent d'améliorer la réussite des traitements sont précisés ;
- il est également recommandé au patient de respecter un rythme régulier de visite chez le médecin, afin que celui-ci puisse évaluer la réussite du traitement et contrôler certains paramètres par des examens complémentaires et des prises de sang ;
- il faut tenir les médicaments hors de la portée des enfants.

8 Effets secondaires éventuels

Les effets secondaires d'un médicament sont des effets indésirables susceptibles d'apparaître lors de son utilisation. Ils entraînent des symptômes ou déclenchent des maladies. La plupart du temps, le médicament est bien toléré et possède peu ou pas d'effets secondaires. En général, les effets indésirables disparaissent à l'arrêt du traitement.
La fréquence d'apparition d'un effet secondaire dépend de la sensibilité de chacun à la substance administrée. Sa présence dépend aussi de la faculté que possède cette substance à se concentrer dans un organe donné ou à modifier un système de régulation.
Un effet secondaire n'est pas forcément systématique. Il possède un pourcentage moyen d'apparition, déterminé lors des essais avant l'autorisation de mise sur le marché (AMM). Les effets secondaires exceptionnels ont une incidence inférieure à 1/10 000. Les effets secondaires rares ou très rares sont rencontrés dans moins de 2 % des cas. Ils ont une très faible probabilité d'apparition, mais leur gravité potentielle impose de les citer.
Les différents types d'effets secondaires sont regroupés par organe ou par atteinte d'une fonction. Cette classification permet de les rechercher d'une manière rationnelle :
- troubles digestifs : nausées, vomissements, diarrhées, constipation, troubles hépatiques, etc. ;
- troubles neurosensoriels : céphalées, vertiges, troubles visuels, toux, etc. ;
- troubles cardio-vasculaires : hyper ou hypotension, troubles du rythme, troubles circulatoires etc. ;
- troubles psychiques : insomnie, somnolence, agitation, ébriété, confusion, dépendance, cauchemar, etc.

– Chez l'insuffisant respiratoire, l'effet dépresseur respiratoire des benzodiazépines peut générer une insuffisance respiratoire.

– Autres troubles : éruptions cutanées, modifications de la libido, hypotonie musculaire avec baisse du tonus musculaire et fatigabilité qui en découle.

Principales contre-indications

Absolues : insuffisance respiratoire, myasthénie, insuffisance hépatique, syndrome d'apnée du sommeil (arrêt de la respiration de durée variable, sans arrêt cardiaque).

Utilisations déconseillées : premier trimestre de grossesse, allaitement, association de plusieurs benzodiazépines.

Réglementation

La durée de la prescription est limitée à 12 semaines (3 mois) même si le reste de la prescription est indiqué pour une période supérieure à 3 mois. Le traitement sera réévalué par le médecin.

Liste I (sur ordonnance). Remboursé à 65 % par la Sécurité sociale.

Médicaments disponibles

Alprazolam 0,25 mg comprimé sécable
Médicament de référence :
XANAX® 0,25 mg

Génériques : ALPRAZOLAM EG® 0,25 mg • ALPRAZOLAM IREX® 0,25 mg • ALPRAZOLAM BIOGARAN® 0,25 mg • ALPRAZOLAM MERCK® 0,25 mg • ALPRAZOLAM RATIO-PHARM® 0,25 mg • ALPRAZOLAM G GAM® 0,25 mg • ALPRAZOLAM GNR® 0,25 mg • ALPRAZOLAM RPG® 0,25 mg

Alprazolam 0,50 mg comprimé sécable
Médicament de référence :
XANAX® 0,50 mg

Génériques : ALPRAZOLAM EG® 0,50 mg • ALPRAZOLAM IREX® 0,50 mg • ALPRAZOLAM BIOGARAN® 0,50 mg • ALPRAZOLAM MERCK® 0,50 mg • ALPRAZOLAM RATIO-PHARM® 0,50 mg • ALPRAZOLAM G GAM® 0,50 mg, 30 comp. sec. • ALPRAZOLAM GNR® 0,50 mg • ALPRAZOLAM RPG® 0,50 mg

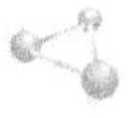

Altocel® Gé

voir Lopéramide

Ambroxol

SURBRONC® • MUXOL® GÉ • AMBROXOL®

Activité pharmacologique

Fluidifiant bronchique. Il est expectorant par la stimulation de la sécrétion bronchique et favorise l'élimination des mucoviscosités. Le mucus est une substance visqueuse fabriquée par les bronches pour emprisonner les substances étrangères (bactéries, virus, poussières) et les évacuer lors de l'expectoration. Le but des fluidifiants bronchiques est de diminuer cette viscosité et d'augmenter ainsi l'élimination. On les appelle « mucolytiques » ou « mucorégulateurs ».

Indications thérapeutiques

– Traitement des encombrements des bronches se manifestant par une toux grasse, présente dans la bron-

9 Principales contre-indications

On distinguera deux types de contre-indications : elles seront « absolues » ou leur utilisation sera « déconseillée ».

Les contre-indications absolues

Il s'agit de situations dans lesquelles le médicament ne doit absolument pas être pris. Lorsque le patient se trouve dans une des situations présentées, il doit immédiatement prévenir le médecin.

– L'allergie prouvée à la substance active est une contre-indication logique et systématique. Il a été choisi de ne pas le redire chaque fois. La contre-indication « allergie » est signalée si la substance allergisante a une forte probabilité d'apparition ou si elle appartient à une famille de médicaments à fort potentiel allergisant chez les patients allergiques.

– Certaines maladies non traitées, souvent rares, peuvent être aggravées ou générées par le médicament.

– Certains troubles fonctionnels imposent une contre-indication absolue. Il s'agit des insuffisances rénales et hépatiques sévères où le médicament est mal, peu ou pas éliminé. Il risque alors d'être responsable de troubles graves en se concentrant dans l'organisme.

– L'association de certains médicaments peut représenter une contre-indication absolue. Ces interactions médicamenteuses imposent de prendre contact avec le prescripteur qui modifiera le traitement. C'est souvent le cas de l'association, dans certaines situations, avec les anticoagulants.

Les utilisations déconseillées

– L'usage du médicament est fonction du choix thérapeutique pris par le médecin après évaluation du bénéfice apporté au patient dans une situation donnée et cela malgré les risques potentiels générés par ce médicament. Les utilisations déconseillées sont des contre-indications relatives.

– Il en est de même de l'association déconseillée entre deux médicaments qui est possible uniquement après décision du médecin.

– La décision prise alors par le médecin est pesée, individuelle et ne peut pas être étendue à d'autres personnes.

Grossesse et allaitement

– Le passage transplacentaire de certains médicaments pendant la grossesse est responsable de malformations chez le fœtus. C'est au cours du premier trimestre de la grossesse qu'elles se produisent. Plus tard, pendant les deux derniers trimestres, les médicaments qui passent la barrière placentaire sont susceptibles de créer des dysfonctionnements dans l'organisme du fœtus. Dans les deux cas, la prise de ces médicaments représente une contre-indication absolue pendant la grossesse.

– D'autres médicaments sont déconseillés par mesure de prudence en raison du peu d'informations actuellement rassemblées. Seul le médecin va juger de la nécessité de maintenir le traitement face aux éventuels, hypothétiques ou réels risques sur le fœtus ou l'embryon.

– Beaucoup de médicaments passent dans le lait maternel. Leur prise est donc souvent déconseillée pendant l'allaitement. Si un traitement est indispensable, le médecin proposera éventuellement d'arrêter l'allaitement.

Utilisations déconseillées : allaitement, grossesse, insuffisance rénale et hépatique (adaptation de posologie).

Réglementation

Liste I (sur ordonnance). Remboursé à 35 % par la Sécurité sociale.

Médicaments disponibles

Buflomédil 150 mg.comprimé
Médicament de référence :
FONZYLANE® 150 mg

Génériques : BUFLOMÉDIL EG® 150 mg • BUFLOMÉDIL G GAM® 150 mg • BUFLOMÉDIL BIOGARAN® 150 mg • BUFLOMÉDIL GNR® 150 mg • BUFLOMÉDIL MERCK® 150 mg • LOFTYL® 150 mg GÉ • BUFLOMÉDIL ARROW® 150 mg • BUFLOMÉDIL IREX® 150 mg • BUFLOMÉDIL TEVA® 150 mg • BUFLOMÉDIL IVAX® 150 mg

Buflomédil 300 mg comprimé
Médicament de référence :
FONZYLANE® 300 mg

Génériques : BUFLOMÉDIL EG® 300 mg • BUFLOMÉDIL G GAM® 300 mg • BUFLOMÉDIL BIOGARAN® 300 mg • BUFLOMÉDIL GNR® 300 mg • BUFLOMÉDIL MERCK® 300 mg • BUFLOMÉDIL ARROW® 300 mg • BUFLOMÉDIL IREX® 300 mg • BUFLOMÉDIL TEVA® 300 mg • BUFLOMÉDIL IVAX® 300 mg

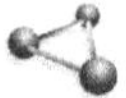

Buspar®

voir Buspirone

Buspirone

BUSPAR® • BUSPIRONE®

Activité pharmacologique
Anxiolytique. Il ne possède pas d'effet myorelaxant, ni sédatif et anticonvulsivant. Il n'appartient pas à la famille des benzodiazépines.

Indications thérapeutiques
– Traitement de l'anxiété réactionnelle, de l'anxiété de l'adaptation et de l'anxiété post-traumatique.
– Traitement d'appoint de l'anxiété au cours des névroses, notamment hystérie, hypocondrie et phobie. Traitement de l'anxiété généralisée.
– Traitement de l'anxiété associée à des troubles somatiques.

Présentation
Comprimés sécables dosés à 10 mg de buspirone.

Posologie
Dans tous les cas, la posologie est déterminée par le médecin en fonction de la maladie à traiter et des caractéristiques individuelles du patient.
Prendre le traitement en dehors des repas.

À savoir
Un délai de 15 jours est parfois nécessaire, lorsque la buspirone remplace une benzodiazépine, avant de commencer le sevrage de celle-ci. En cas de dépression, un traitement antidépressif est associé à la buspirone, qui ne traite que la composante anxieuse de la dépression. L'alcool potentialise l'effet sédatif. Prudence lors de la conduite de véhicules et l'utilisation de machines en raison des risques de vertiges et de sensation d'ébriété dont la buspirone est responsable.

Effets secondaires éventuels
La fréquence d'apparition d'un effet secondaire dépend de la sensibilité de chacun à la substance

⑩ Réglementation

- Les conditions d'obtention des médicaments délivrés par le pharmacien sont précisées à chaque fois (vente libre ou sur ordonnance). Les médicaments inscrits sur la liste I, II ou la liste des stupéfiants ne peuvent être délivrés que sur ordonnance. Pour les médicaments de la liste I, la prescription ne peut être renouvelée que si le médecin l'a expressément indiqué sur l'ordonnance. Le renouvellement est interdit pour la liste des stupéfiants. Le renouvellement d'un médicament de la liste II est possible durant toute la période de validité de la prescription.
- Si cela est nécessaire, les conditions de conservation particulières seront détaillées : conservation à la chaleur ambiante ou au froid, à l'abri de la lumière, de l'humidité, etc.
- Des textes réglementaires sont cités pour permettre au patient de comprendre les règles particulières de prescription par le médecin ou de délivrance par le pharmacien auxquelles sont soumis certains médicaments.
- L'attention des sportifs sera attirée lorsque le médicament contient une substance active pouvant induire une réaction positive des tests pratiqués lors des contrôles antidopage.
- Les taux de remboursement par la Sécurité sociale sont variables en fonction du médicament. Il peut être non remboursé, remboursé à 35 %, à 65 % ou à 100 %. Le taux de remboursement par la Sécurité sociale du générique est bien entendu strictement identique à celui du médicament original. Les génériques et les médicaments de référence sont remboursés de la même façon, qu'il s'agisse de la Sécurité sociale ou des mutuelles.
- Les prix ne sont pas indiqués ici car susceptibles de varier. En effet, plusieurs spécialités de référence ont récemment réajusté leur prix sur celui du générique lorsqu'ils ont été inscrits au tarif forfaitaire de responsabilité (TFR), une tarification basée sur le prix du générique. Si le patient désire prendre le médicament de référence présent sur l'ordonnance, il doit régler la différence de prix. Tous les génériques ne sont actuellement pas concernés par cette tarification. Elle est limitée à 30 molécules soit environ 72 génériques (dosages et formes).
- Le pharmacien doit inscrire sur l'ordonnance le nom du médicament délivré à la place du médicament prescrit, ainsi que le tampon de la pharmacie et la date de la délivrance. Il doit fournir un générique substituable et moins cher que le médicament de référence. Le pharmacien ne peut pas proposer des génériques si le médecin a apposé sur la prescription la mention manuscrite « Non substituable ».

⑪ Médicaments disponibles

À partir d'une substance active accompagnée de son dosage et de sa forme, on trouvera la ou les spécialités de référence et tous les génériques actuellement disponibles.

- La rubrique « Médicaments de référence » contient les noms de marque de ces médicaments.
- La rubrique appelée « Génériques » regroupe les médicaments génériques portant un nom de marque suivi de Gé, ainsi que les génériques portant le nom la dénomination commune internationale de leur substance active suivie du nom du laboratoire qui les commercialise.

Les risques de l'automédication

Les médicaments étant potentiellement dangereux, l'automédication doit se faire avec la plus grande prudence, dans le respect absolu des règles d'utilisation.

Les médicaments génériques décrits dans ce guide peuvent être obtenus soit en vente libre, soit sur ordonnance. Dans tous les cas, le patient doit se conformer strictement à la prescription du médecin ou aux conseils de son pharmacien. Le médicament est destiné à une personne donnée dans une situation précise et ne peut être ni adapté ni conseillé à une autre personne sans avis du médecin ou du pharmacien.

Faut-il avoir peur des excipients à effet notoire ?

Les excipients sont des substances inertes qui, associées à la substance active, constituent le médicament. Les excipients doivent être d'usage connu et toléré ou avoir démontré leur innocuité et leur inertie. Ils répondent aux normes en matière d'environnement, de toxicologie et de sécurité virale.

Les laboratoires de génériques ont la possibilité d'utiliser des excipients nouveaux par rapport à ceux de la spécialité de départ, mais la composition en excipients d'un générique est souvent similaire à celle du produit de référence. Un générique d'une spécialité de référence peut présenter un changement de forme, de couleur ou de goût sans modifier l'efficacité attendue et prouvée.

On entend par excipient à effet notoire tout excipient dont la présence peut nécessiter des précautions d'emploi pour certaines catégories particulières de patients. Les deux exemples les plus connus sont ceux du saccharose et du glucose qui sont déconseillés chez le diabétique insulino-dépendant, ou le sodium déconseillé en cas d'hypertension sévère. Une liste des excipients à effet notoire a été établie par l'Agence française de sécurité sanitaire des produits de santé (AFSSAPS) dépendant du ministère de la Santé. Elle précise pour chaque excipient à effet notoire la nature des effets pouvant survenir et leurs conditions de survenue.

En fait, un certain nombre d'excipients nouveaux ou plus anciens à effet notoire sont présents dans de nombreux médicaments de référence depuis longtemps déjà.

Liste
des principaux excipients*

SUBSTANCE et NUMÉRO E	VOIE[1] et DOSE SEUIL	INFORMATION
ACIDE BORIQUE ET SELS	Voie orale : si la dose administrée > 3 mg/kg/j. Voie parentérale : si la teneur dans le médicament > 100 µg/100 ml.	Contre-indiqué chez les enfants de moins de 3 ans.
ACIDE BENZOÏQUE ET BENZOATE E 210 À E 213	Topique. Pas de dose seuil. Parentérale.	Voie topique : peut causer de faibles irritations de la peau, des yeux et des muqueuses. Voie parentérale : peut augmenter le risque de jaunisse chez le nouveau-né.
ALCOOL BENZYLIQUE	Parentérale. Pas de dose seuil.	Contre-indiqué chez les enfants de moins de 3 ans.
ACIDE SORBIQUE ET SELS E 200 À E 203	Topique. Pas de dose seuil.	Peut provoquer une urticaire de contact.
AMIDON DE BLÉ	Systémique. Pas de dose seuil.	Peut provoquer des réactions allergiques chez les personnes allergiques au blé. Peut provoquer des intolérances chez les personnes souffrant de maladies cœliaques.
ASPARTAM E 951	Systémique. Pas de dose seuil.	Source de phénylalanine. Contre-indiqué chez les personnes souffrant de phénylcétonurie.

* Extrait du *Journal officiel* du 12 septembre 2003.

1. La voie systémique regroupe la voie orale, les voies injectables et toutes les autres voies permettant le passage de la substance active dans le sang, vers la circulation générale. La voie topique permet l'usage externe du médicament.

SUBSTANCE et NUMÉRO E	VOIE et DOSE SEUIL	INFORMATION
BRONOPOL	Systémique, topique. Pas de dose seuil pour la voie topique et à partir de 0,05 % dans le produit fini pour la voie systémique.	Source de formaldéhyde. Voie topique : peut provoquer un eczéma de contact. Voie systémique : peut provoquer des troubles digestifs et des diarrhées.
BUTYL-HYDROXYANISOLE E 320	Topique. Pas de dose seuil.	Risque d'eczéma de contact. Risque d'irritation pour la peau, les yeux et les muqueuses.
BUTYL-HYDROXYTOLUÈNE E 321	Topique. Pas de dose seuil.	Risque d'eczéma de contact. Risque d'irritation pour la peau, les yeux et les muqueuses.
CHLORURE DE BENZALKONIUM	Toutes les voies. Pas de dose seuil.	Risque d'irritation, d'eczéma de contact et de bronchospasme. Voie ophtalmique : risque d'altération des lentilles de contact.
COMPOSÉS ORGANOMERCURIELS	Toutes les voies. Pas de dose seuil.	Réaction d'hypersensibilité et eczéma de contact. Voie topique : risque d'irritation de la peau. Voie ophtalmique : risque de coloration du cristallin, kératite en bandes atypiques.
ÉTHANOL	Systémique. Si quantité d'éthanol dans dose journalière 0,05 g.	Si la quantité d'éthanol contenue dans la dose maximale journalière est comprise entre 50 mg et 3 g : dangereux chez les personnes souffrant d'une maladie du foie, d'alcoolisme, d'épilepsie, de même que chez les femmes enceintes et les enfants de moins de 12 ans. Peut modifier ou augmenter l'effet d'autres médicaments. Si la quantité d'éthanol contenue dans la dose maximale journalière dépasse 3 g : ne doit pas être pris par les enfants de moins de 12 ans, les femmes enceintes et les personnes souffrant d'une maladie du foie, d'alcoolisme, d'épilepsie. Les réactions au volant d'une voiture ou lors de

SUBSTANCE et NUMÉRO E	VOIE et DOSE SEUIL	INFORMATION
		l'utilisation de machines peuvent être diminuées. Peut modifier ou augmenter l'effet d'autres médicaments.
ÉTHANOL	Topique. Pas de dose seuil.	Les applications fréquentes sur la peau peuvent provoquer des irritations et une sécheresse de la peau.
FORMALDÉHYDE	Pas de dose seuil pour la voie topique et à partir de 0,05 % dans le produit fini pour la voie systémique.	Voie topique : peut provoquer un eczéma de contact. Voie systémique : peut provoquer des troubles digestifs et des diarrhées.
FRUCTOSE	Systémique. Pas de dose seuil.	Contre-indiqué chez les personnes souffrant d'une intolérance au fructose. Si la quantité de fructose dans la dose maximale journalière du médicament dépasse 5 g/jour, en tenir compte dans la ration journalière.
GALACTOSE	Systémique. Pas de dose seuil.	Voie orale : contre-indiqué chez les personnes souffrant d'une galactosémie ou d'un syndrome de malabsorption du glucose/galactose. Voie parentérale : contre-indiqué chez les personnes souffrant d'une galactosémie. Si la quantité de galactose dans la dose maximale journalière du médicament dépasse 5 g/jour : en tenir compte dans la ration journalière
GLUCOSE	Systémique. Pas de dose seuil.	Voie orale : contre-indiqué chez les personnes souffrant du syndrome de malabsorption glucose/galactose. Si la quantité de glucose dans la dose maximale journalière du médicament dépasse 5 g/jour : en tenir compte dans la ration journalière.

SUBSTANCE et NUMÉRO E	VOIE et DOSE SEUIL	INFORMATION
GLYCÉROL	Orale, rectale. Si quantité de glycérol 1 g/prise ou 3 g/24 heures	Peut provoquer des troubles digestifs et des diarrhées.
HUILE D'ARACHIDE	Toutes les voies. Pas de dose seuil.	Non recommandée chez l'enfant de moins de 3 ans. Risque de survenue de réactions d'hypersensibilité (choc anaphylactique, urticaire).
HUILE DE RICIN ET SES DÉRIVÉS	Toutes les voies. Pas de dose seuil.	Non recommandé chez l'enfant de moins de 3 ans. Voie injectable : risque d'hypersensibilité avec hypotension, dyspnée, bouffée de chaleur, troubles de la circulation. Voie orale : troubles digestifs (nausées, vomissements, coliques). Ne pas donner en cas d'occlusion intestinale. Voie topique : risque d'eczéma de contact.
HUILE DE SOJA ET SES DÉRIVÉS	Toutes les voies. Pas de dose seuil.	Risque de survenue de réactions d'hypersensibilité (choc anaphylactique et urticaire).
HUILE DE SÉSAME	Toutes les voies. Pas de dose seuil.	Risque de survenue de réactions d'hypersensibilité (choc anaphylactique et urticaire).
LACTOSE	Orale. Pas de dose seuil.	Contre-indiqué chez les personnes souffrant d'une galactosémie ou d'un syndrome de malabsorption du glucose/galactose ou d'un déficit en lactase. Si la quantité de lactose dans la dose maximale journalière du médicament dépasse 5 g/jour : en tenir compte dans la ration journalière.
LANOLINE	Topique. Pas de dose seuil.	Peut provoquer un eczéma de contact.

SUBSTANCE et NUMÉRO E	VOIE et DOSE SEUIL	INFORMATION
MALTITOL (SIROP DE)	Orale. Pas de dose seuil.	Source de sorbitol qui est métabolisé en fructose. Contre-indiqué chez les personnes souffrant d'une intolérance au fructose. Voie orale : si > 1 g de sirop de maltitol/prise ou > 3 g de sirop de maltitol/24 heures : peut provoquer des troubles digestifs et des diarrhées.
MANNITOL	Orale. Si quantité de mannitol > 1 g/prise ou > 3 g/24 heures	Peut provoquer des troubles digestifs et des diarrhées.
PARAFORMALDÉHYDE	Pas de dose seuil pour la voie topique et à partir de 0,5 % dans le produit fini pour la voie systémique.	Voie topique : peut provoquer un eczéma de contact. Voie systémique : peut provoquer des troubles digestifs et des diarrhées.
PARAHYDROXY-BENZOATES ET LEURS SELS E 214 À E 219	Topique, parentérale. Pas de dose seuil.	Dermatite de contact. Exceptionnellement, des réactions immédiates avec urticaire et bronchospasmes.
POLYÉTHYLÈNE-GLYCOL (MACROGOL)	Orale, rectale. Si quantité de PEG > 2 g/prise ou 6 g/24 heures.	Peut provoquer des troubles digestifs et des diarrhées.
PHÉNYLALANINE	Systémique. Pas de dose seuil.	Contre-indiqué chez les personnes souffrant de phénylcétonurie.
POTASSIUM	Systémique. Pas de dose seuil.	En tenir compte chez les personnes suivant un régime pauvre en potassium. Risque d'hyperkaliémie chez l'insuffisant rénal ou en cas d'association avec des médicaments hyperkaliémiants. Peut provoquer une douleur au point d'injection ou une phlébite.
PROPYLÈNE-GLYCOL + SEL + ESTERS	Topique, parentérale. Pas de dose seuil.	Peut provoquer un eczéma de contact.

SUBSTANCE et NUMÉRO E	VOIE et DOSE SEUIL	INFORMATION
SACCHAROSE	Orale. Pas de dose seuil.	Source de glucose et de fructose. Contre-indiqué chez les personnes souffrant d'une intolérance au fructose, d'un syndrome de malabsorption glucose/galactose ou d'un déficit en sucrase-isomaltase. Si la quantité de saccharose dans la dose maximale journalière du médicament > 5 g/jour : en tenir compte dans la ration journalière.
SODIUM	Systémique. Pas de dose seuil pour les formes pédiatriques et à partir de 200 mg de sodium/jour pour les formes destinées à l'adulte.	En tenir compte chez les personnes suivant un régime hyposodé strict.
SORBITOL	Systémique. Pas de dose seuil.	Métabolisé en fructose. Contre-indiqué chez les personnes souffrant d'une intolérance au fructose. Voie orale : si > 1 g de sorbitol/prise ou > 3 g de sorbitol/24 heures : peut provoquer des troubles digestifs et des diarrhées.
SUCRE INVERTI	Systémique. Pas de dose seuil.	Source de glucose et de fructose. Voie orale : contre-indiqué chez les personnes souffrant d'une intolérance au fructose ou d'un syndrome de malabsorption glucose/galactose. Voie parentérale : contre-indiqué chez les personnes souffrant d'une intolérance au fructose. Si la quantité de sucre inverti dans la dose maximale journalière > 5 g/jour : en tenir compte dans la ration journalière.
SULFITES (MÉTABISULFITES) E 220 À E 228	Toutes les voies. Pas de dose seuil.	Peut provoquer des réactions allergiques, y compris des symptômes anaphylactiques et des bronchospasmes.

SUBSTANCE et NUMÉRO E	VOIE et DOSE SEUIL	INFORMATION
TARTRAZINE ET COLORANTS AZOÏQUES E 102, E 110, E 122, E123, E 124, E151	Toutes les voies. Pas de dose seuil.	Peut provoquer des réactions allergiques.
XYLITOL	Orale. Si quantité de xylitol > 1 g/prise ou > 3 g/24 heures.	Peut provoquer des troubles digestifs et des diarrhées.

Liste des sigles et des abréviations

AINS	anti-inflammatoire non stéroïdien
AMM	autorisation de mise sur le marché
amp.	ampoule
AVC	accidents vasculaires cérébraux
BAV	bloc auriculo-ventriculaire
caps.	capsule
cm	centimètre
CNAM	caisse nationale d'assurance maladie
col.	collyre
comp. disp.	comprimé dispersible
comp. eff.	comprimé effervescent
comp. pellic.	comprimé pelliculé
comp. séc.	comprimé sécable
DCI	dénomination commune internationale
derm.	dermatologique
ECG	électrocardiogramme
EEG	électro-encéphalogramme
enf.	enfant
FIV	fécondation *in vitro*
fl.	flacon
g	gramme
Gé	générique
gél.	gélule
gran.	granulé
gyn.	gynécologique
G6PD	glucose-6-phosphate déshydrogénase
H	histamine
h	heure
HTA	hypertension artérielle
I.M.	intramusculaire
I.V.	intraveineuse
IEC	inhibiteur de l'enzyme de conversion

IgE	immunoglobuline E
IMAO	inhibiteur de la mono-amine-oxydase
inj.	injectable
kg	kilogramme
LP	libération prolongée
mg	milligramme
ml	millilitre
nas.	nasale
nour.	nourrisson
ORL	ortho-rhino-laryngologie
pom.	pommade
pulv.	pulvérisation
RGO	reflux gastro-œsophagien
S.C.	sous-cutané
SIDA	syndrome d'immunodéficience acquise
SNC	système nerveux central
sol. buv.	soluté buvable
suppo.	suppositoire
susp.	suspension
susp. buv.	suspension buvable
TFR	tarification forfaitaire de remboursement
TOC	troubles obsessionnels compulsifs
UI	unité internationale
UV	ultraviolet
VIH	virus de l'immunodéficience humaine
vit	vitamine
µg	10^{-6} gramme

Avertissement

Étant donné les évolutions rapides que connaissent aujourd'hui les domaines de la science et de la médecine, et la complexité du champ thérapeutique abordé ici, *Le Guide pratique des médicaments génériques* ne saurait être considéré comme responsable des conséquences préjudiciables qu'auraient pu occasionner une erreur ou un oubli.

A-Gram® Gé

voir Amoxicilline

Acébutolol

SECTRAL® • ACÉBUTOLOL®

Activité pharmacologique

Bêtabloquant cardiosélectif. Le cœur et les vaisseaux sont innervés par le système nerveux sympathique (système nerveux autonome) qui régularise leur fonctionnement. Le bêtabloquant freine l'activité du système sympathique en agissant sur des récepteurs cellulaires appelés « récepteurs bêta ». Ainsi, les artères sont moins réactives, donc plus souples.

Il en est de même du cœur qui diminue sa capacité de travail. Si le bêtabloquant agit spécifiquement sur les récepteurs bêta du cœur, il est dit « cardiosélectif ». Les autres récepteurs bêta situés ailleurs dans l'organisme ne seront donc pas activés, il y aura moins d'effets secondaires. L'acébutolol possède des effets antiarythmiques.

Indications thérapeutiques

– Traitement de l'hypertension artérielle.

– Prophylaxie des crises d'angor d'effort et des crises d'angor spontané.

Le cœur assure la circulation du sang destiné à irriguer les organes vitaux. Il est lui-même oxygéné grâce aux artères coronaires situées dans le muscle cardiaque (myocarde). Lorsqu'un effort supplémentaire est demandé au myocarde, les coronaires doivent apporter plus de sang. Avec une plaque d'athérome (dépôt de graisse) sur la paroi des artères coronaires, le sang passe mal. Le cœur est alors en souffrance, qui s'exprime par une crise d'angor avec douleur cardiaque caractéristique encore appelée angine de poitrine.

Sous bêtabloquant, le cœur ne répond pas à une demande de travail supplémentaire. Les efforts demandés par l'organisme (course, colère, effort physique) ne peuvent pas se réaliser. C'est le but recherché. En effet, ces efforts auraient demandé au cœur un travail supplémentaire, responsable potentiel d'obstruction des coronaires et de déclenchement de la crise d'angor.

L'angine de poitrine est une douleur rétrosternale (au niveau de la poitrine) intense et angoissante (angoisse, sueurs et pâleur), constrictive, avec sensation d'oppression et irradiant vers le bras gauche, la mâchoire ou le dos.

– Traitement de fond après infarctus du myocarde (mise au repos du cœur).

– Traitement de certains troubles du rythme (tachycardie, extrasystole, fibrillations auriculaires).

Présentation

Comprimés dosés à 200 mg et 400 mg d'acébutolol.

Posologie

Dans tous les cas, la posologie est déterminée par le médecin en fonction de la maladie à traiter et des caractéristiques individuelles du patient.

Prendre au cours ou en dehors des repas.

À savoir

Ne jamais interrompre brutalement le traitement chez les angineux. L'arrêt brusque peut entraîner de graves troubles du rythme, un infarctus du myocarde ou une mort subite. Devant toute aggravation d'un psoriasis, d'une réaction allergique, d'une bradycardie ou d'une claudication (c'est l'arrêt de la marche en raison du manque d'irrigation sanguine au niveau des mollets), il faut prévenir le médecin.

Effets secondaires éventuels

La fréquence d'apparition d'un effet secondaire dépend de la sensibilité de chacun à la substance administrée et de la faculté que possède cette substance à se concentrer dans un organe donné ou à modifier un système de régulation.

– Troubles cardio-vasculaires : bradycardie, douleur thoracique (risque au sevrage chez le coronarien), insuffisance cardiaque, chute tensionnelle, syncope.

– Aggravation d'une claudication intermittente existante, refroidissement des extrémités (syndrome de Raynaud). Signes d'hypoglycémie masqués par de l'hypotension chez le diabétique.

– Chez l'asthmatique, son usage n'est pas recommandé en raison des risques de bronchospasmes.

– Troubles dermatologiques : éruptions cutanées, aggravation de psoriasis, aggravation des réactions allergiques chez l'allergique.

– Troubles gastro-intestinaux : nausées, vomissements, gastralgies.

– Troubles psychiques : insomnie, cauchemars, impuissance.

Principales contre-indications

Absolues :

– Pathologies cardiaques : bradycardie inférieure à 45 battements par minute, BAV II et III non appareillés, hypotension, choc cardiogénique, maladies du sinus cardiaque, angor de Prinzmétal, allongement de l'espace QT, torsades de pointe, insuffisance cardiaque non contrôlée.

– Autres pathologies : asthme, bronchopneumopathies obstructives sévères, antécédents d'allergie, phénomène de Raynaud, phéochromocytome non traité.

– Association à différents médicaments : Floctafénine (Idarac®), antiarythmiques pouvant induire des torsades de pointe (quinidiniques, disopyramide, brétylium, amiodarone), autres médicaments pouvant induire des torsades de pointe (vincamine, érythromycine injectable, sultopride, bépridil).

Utilisations déconseillées : amiodarone, allaitement.

Réglementation

Liste I (sur ordonnance). Remboursé à 65 % par la Sécurité sociale.

Sportifs : l'acébutolol induit une réaction positive aux tests pratiqués lors des contrôles antidopage.

Médicaments disponibles

Acébutolol 200 mg comprimé
Médicament de référence :
SECTRAL® 200 mg

Génériques : ACÉBUTOLOL RPG® 200 mg • ACÉBUTOLOL BIOGARAN® 200 mg • ACÉBUTOLOL GNR® 200 mg • ACÉBUTOLOL MERCK® 200 mg • ACÉBUTOLOL RATIO-PHARM® 200 mg • ACÉBUTOLOL EG® 200 mg • ACÉBUTOLOL ARROW® 200 mg

ACÉBUTOLOL G GAM® 200 mg • ACÉBUTO-LOL QUALIMED® 200 mg • ACÉBUTOLOL IREX® 200 mg • ACÉBUTOLOL TEVA® 200 mg • ACÉBUTOLOL IVAX® 200 mg

Acébutolol 400 mg comprimé
Médicament de référence :
SECTRAL® 400 mg

Génériques : ACÉBUTOLOL BIOGARAN® 400 mg • ACÉBUTOLOL MERCK® 400 mg • ACÉBUTOLOL RATIOPHARM® 400 mg • ACÉ-BUTOLOL RPG® 400 mg • ACÉBUTOLOL GNR® 400 mg • ACÉBUTOLOL EG® 400 mg • ACÉBUTOLOL ARROW® 400 mg • ACÉBU-TOLOL G GAM® 400 mg • ACÉBUTOLOL QUALIMED® 400 mg • ACÉBUTOLOL IREX® 400 mg • ACÉBUTOLOL TEVA® 400 mg

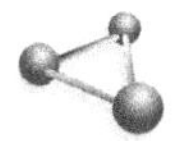

Acétylcystéine

MUCOMYST® • EXOMUC® • FLUIMUCIL® • SOLMUCOL® • TIXAIR® • MUCOLATOR® • MUCOSPIRE® • ACÉTYLCYSTÉINE®

Activité pharmacologique

Fluidifiant bronchique. Mucolyti-que. Il facilite les sécrétions bron-chiques (mucus) par la toux et favo-rise l'expectoration. Le mucus est une substance visqueuse fabriquée par les bronches pour emprisonner les substances étrangères (bactéries, virus, poussières), qui est ensuite évacuée lors de l'expectoration. Le but des fluidifiants bronchiques est de diminuer cette viscosité et d'améliorer ainsi l'élimination. On les appelle mucorégulateurs.

Indications thérapeutiques

– Traitement des encombrements des bronches lors des épisodes aigus de bronchite. Une bronchite est l'in-flammation aiguë ou chronique des bronches, se traduisant par une toux grasse et des expectorations.
– Bronchite aiguë : c'est une des af-fections respiratoires les plus fré-quentes, due à une infection virale des bronches (bronchite) ou des bronchioles (bronchiolite). D'appari-tion brutale et de durée brève, elle est favorisée par le tabagisme et la pollution atmosphérique et survient surtout en hiver.
– Bronchite chronique : elle se ca-ractérise par une hypersécrétion bronchique permanente ou récidi-vante. On parle de bronchite chro-nique lorsque les périodes de toux et d'expectoration durent 3 mois consécutifs et s'étendent sur au moins 2 ans.

Présentation

Comprimés et comprimés efferves-cents dosés à 200 mg de N-acétyl-cystéine.
Sachets et solution buvable dosés à 100 mg et 200 mg.
1 sachet = 1 cuillerée-mesure de solu-tion buvable aromatisée à l'orange.

Posologie

Dans tous les cas, la posologie est déterminée par le médecin en fonction de la maladie à traiter et des caractéristiques individuelles du patient.
Adulte et enfant de plus de 7 ans : 1 comprimé ou 1 sachet à 200 mg 3 fois par jour, soit 600 mg par jour.
Enfant de 2 à 7 ans : 1 comprimé ou 1 sachet à 200 mg 2 fois par jour, soit 400 mg par jour.
Enfant de moins de 2 ans : 1 cuillère-mesure de solution buvable à 100 mg 2 fois par jour, soit 200 mg par jour.

À savoir

Après 8 à 10 jours de traitement sans amélioration, il faut prévenir le médecin. Ne pas associer à un antitussif. En effet, les toux productives, qui représentent un élément fondamental de la défense broncho-pulmonaire, sont à respecter.

Éviter les facteurs irritants de la muqueuse bronchique (notamment le tabac et les médicaments asséchant les sécrétions) et lutter contre la sécheresse de l'air ambiant (humidification). Il faut apporter des boissons aqueuses abondantes et favoriser l'élimination des sécrétions bronchiques sous forme de crachats.

Effets secondaires éventuels

La fréquence d'apparition d'un effet secondaire dépend de la sensibilité de chacun à la substance administrée et de la faculté que possède cette substance à se concentrer dans un organe donné ou à modifier un système de régulation.

Gastralgies (douleurs d'estomac), nausées, diarrhées.

Principales contre-indications

Utilisations déconseillées : grossesse, allaitement, ulcères non traités.

Réglementation

Non inscrit sur une liste (en vente libre). Remboursé à 35 %.

Ne pas conserver plus de 12 jours la solution buvable après sa reconstitution.

Médicaments disponibles

Acétylcystéine 100 mg sachet et soluté buvable

Médicaments de référence :
MUCOMYST® sol. buv. • EXOMUC® sachet • FLUIMUCIL sachet • SOLMUCOL® sachet

Générique : ACÉTYLCYSTÉINE G GAM® sachet

Acétylcystéine 200 mg comprimé effervescent ou sachet

Médicaments de référence :
FLUIMUCIL® comp. eff. et sachet • EXOMUC® comp. eff. et sachet • MUCOMYST® comp. eff., sachet et sol. buv. • TIXAIR® comp. • MUCOLATOR® sachet • SOLMUCOL® sachet • MUCOSPIRE® sachet

Génériques : ACÉTYLCYSTÉINE BIOGARAN® comp. eff. et sachet • ACÉTYLCYSTÉINE MERCK® comp. eff. • ACÉTYLCYSTÉINE G GAM® sachet • ACÉTYLCYSTÉINE TEVA® sachet • ACÉTYLCYSTÉINE GNR® sachet

Acétylcystéine

Non remboursés : BRONCHOCLAR® sachet • CODOTUSSYL® expectorant adulte 200 mg sachet et susp. buv. • HUMEX® expectorant comp. à sucer

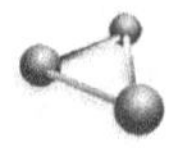

Aciclovir

ZOVIRAX® • ACICLOVIR®

Activité pharmacologique

Antiviral, actif sur les virus de l'herpès de types 1 et 2, ainsi que sur ceux de la varicelle et du zona.

Indications thérapeutiques

– Traitement des herpès cutanés sévères, de l'herpès génital et des herpès de la lèvre et de la bouche (gingivostomatites) aigus. L'herpès forme de petites vésicules remplies de liquide qui se déchirent pour laisser la place à des érosions de la peau sous forme de croûtes. Elles se développent au-dessus des lèvres, sur le visage, dans la bouche, sur les organes génitaux ou au niveau de l'anus.

– Traitement des récurrences d'herpès génital (épisode herpétique à répétition).

– Prévention des herpès chez les sujets immunodépendants et chez les sujets souffrant de récurrences d'herpès.

– Traitement de l'herpès ou du zona ophtalmique. Prévention des récidives des herpès oculaires (kératites, chirurgie de l'œil).

Présentation

Comprimés dosés à 200 mg et 800 mg d'aciclovir.

Suspension buvable avec bouchon doseur, dosée à 200 mg par 5 ml et à 800 mg par 10 ml.

La forme en comprimés est réservée à l'adulte et à l'enfant de plus de 6 ans.

Posologie

Dans tous les cas, la posologie est déterminée par le médecin en fonction de la maladie à traiter et des caractéristiques individuelles du patient.

À savoir

L'aciclovir n'éradique pas les virus latents. Après traitement, le malade reste donc exposé à la même fréquence de récidives qu'auparavant, d'où la nécessité d'une prévention dans certains cas.

Les facteurs favorisant les crises d'herpès sont la fièvre, les règles, la fatigue, le stress, l'exposition au soleil ou une émotion vive.

L'herpès buccal et l'herpès génital sont contagieux. Dès les premiers signes, il faut éviter d'embrasser sur la bouche ou sur la peau, de toucher les lésions avec les doigts et limiter les contacts avec les bébés, les enfants et les femmes enceintes, ou les personnes aux défenses immunitaires affaiblies. On ne doit pas partager serviettes et gants de toilette avec l'entourage.

Il est recommandé de laver les lésions à l'eau et au savon, puis de les sécher. Se laver soigneusement et régulièrement les mains. Ne pas toucher les yeux, ni humecter les lentilles avec sa salive. Il ne faut pas gratter les lésions ni les recouvrir d'un pansement. Dès l'apparition des premiers signes, il faut consulter son médecin, car la réussite du traitement est d'autant plus grande que celui-ci aura été administré précocement.

Effets secondaires éventuels

La fréquence d'apparition d'un effet secondaire dépend de la sensibilité de chacun à la substance administrée et de la faculté que possède cette substance à se concentrer dans un organe donné ou à modifier un système de régulation.

– Troubles digestifs bénins, éruptions cutanées et asthénie.

– Troubles neurologiques : céphalées, confusion.

– Troubles hépatiques et troubles rénaux (rares). Il est recommandé de boire beaucoup.

Principales contre-indications

Utilisations déconseillées : grossesse, allaitement, insuffisance rénale (ajustement du traitement).

Réglementation

Liste I (sur ordonnance). Remboursé à 65 % par la sécurité sociale.

Médicaments disponibles

Aciclovir 200 mg comprimé

Médicament de référence :

ZOVIRAX 200 mg

Génériques : ACICLOVIR GNR® 200 mg • ACICLOVIR MERCK® 200 mg • ACICLOVIR RPG® 200 mg • ACICLOVIR BIOGARAN® 200 mg • ACICLOVIR G GAM® 200 mg • ACICLOVIR EG® 200 mg • ACICLOVIR RATIO-PHARM® 200 mg • ACICLOVIR ARROW® 200 mg • ACICLOVIR TEVA® 200 mg

Aciclovir 800 mg comprimé

Médicament de référence :

ZOVIRAX® 800 mg

Génériques : ACICLOVIR BIOGARAN® 800 mg • ACICLOVIR MERCK® 800 mg • ACI-CLOVIR RPG® 800 mg • ACICLOVIR EG® 800 mg • ACICLOVIR RATIOPHARM® 800 mg • ACICLOVIR G GAM® 800 mg

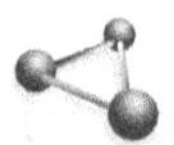

Aciclovir crème

ZOVIRAX® • ACICLOVIR® • ACTIVIR®

Activité pharmacologique

Antiviral, actif sur les virus de l'herpès de types 1 et 2.

Indications thérapeutiques

– Traitement de l'herpès cutané et labial sévère. L'herpès labial se développe au-dessus des lèvres en formant de petites vésicules remplies de liquide, qui se déchirent pour laisser la place à des érosions sous forme de croûtes.

– Traitement de l'herpès génital et de ses récurrences (herpès à répétition).

Présentation

Crème dosée à 5 % en tubes de 2 g et de 10 g.

Posologie

Dans tous les cas, la posologie est déterminée par le médecin en fonction de la maladie à traiter et des caractéristiques individuelles du patient.

Appliquer la crème 5 fois par jour sur les lésions en débordant autour, à intervalles réguliers pendant 5 à 10 jours. Moment de l'application indifférent. Elle peut être réalisée, par exemple :

– le matin après le petit déjeuner

– à midi après le repas

– vers 16-17 h

– le soir après dîner et le soir avant le coucher.

À savoir

L'aciclovir n'éradique pas les virus latents. Après traitement, le malade restera donc exposé à la même fréquence de récidives qu'auparavant. L'utilisation de la crème permet d'accélérer la guérison, d'où la nécessité de démarrer le traitement le plus tôt possible après l'apparition des premiers signes (picotement, rougeur, etc.).

Se laver soigneusement les mains avant et après chaque application. Ne pas associer à une autre crème par précaution.

Les facteurs favorisant les crises d'herpès sont la fièvre, les règles, la fatigue, le stress, l'exposition au soleil ou une émotion vive.

L'herpès buccal et l'herpès génital sont contagieux. Dès les premiers signes, il faut éviter d'embrasser sur la bouche ou sur la peau, de

toucher les lésions avec les doigts, et limiter les contacts avec les bébés, les enfants et les femmes enceintes ou les personnes aux défenses immunitaires affaiblies. On ne doit pas partager serviettes et gants de toilette avec l'entourage.

Il est recommandé de laver les lésions à l'eau et au savon puis de les sécher. Ne pas toucher les yeux, ni humecter les lentilles avec sa salive. Il ne faut pas gratter les lésions ni les recouvrir d'un pansement.

Effets secondaires éventuels

La fréquence d'apparition d'un effet secondaire dépend de la sensibilité de chacun à la substance administrée et de la faculté que possède cette substance à se concentrer dans un organe donné ou à modifier un système de régulation.

– Réactions cutanées de type brûlure ou picotement, rougeurs, sécheresse cutanée.

– Risque d'eczéma (rare).

Principales contre-indications

Absolue : application intrabuccale, intravaginale ou intraoculaire.

Utilisations déconseillées : grossesse, allaitement.

Réglementation

Ne pas réfrigérer.

– Crème dosée à 5 % en tube de 10 g. Inscrit sur la liste I (sur ordonnance). Remboursé à 65 % par la Sécurité sociale.

– Crème dosée à 5 % en tube de 2 g. Non inscrit sur une liste (en vente libre). Non remboursé par la Sécurité sociale.

Médicaments disponibles

Aciclovir crème dermique à 5 %

Médicament de référence :
ZOVIRAX® 5 % crème

Génériques : ACICLOVIR EG® 5 % à crème • ACICLOVIR ARROW® 5 % crème • ACICLOVIR RATIOPHARM® 5 % crème • ACICLOVIR BIOGARAN® 5 % crème • ACICLOVIR IVAX® 5 % crème

Non remboursés : ACTIVIR® 5 % tube de 2 g • ZOVIRAX 5 % tube de 2 g

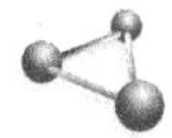

Aciclovir pommade ophtalmique

ZOVIRAX® • ACICLOVIR®

Activité pharmacologique

Antiviral, actif sur les virus de l'herpès.

Indications thérapeutiques

Traitement des kératites herpétiques (infections de la cornée dues au virus de l'herpès).

Présentation

Pommade ophtalmique dosée à 3 % en tube de 4,5 g.

Posologie

Dans tous les cas, la posologie est déterminée par le médecin en fonction de la maladie à traiter et des caractéristiques individuelles du patient.

Appliquer l'équivalent d'un grain de riz dans le cul-de-sac de l'œil atteint, 5 fois par jour, en tirant légèrement la paupière inférieure vers le bas. Garder la paupière fermée quelques instants. Reboucher le tube après application.

À savoir

Le traitement se poursuit 3 jours après la guérison pour confirmer l'éradication virale.

Éviter le contact de l'embout avec l'œil ou les paupières. Les applications peuvent être réalisées par exemple :

– le matin après le petit déjeuner

– à midi après le repas

– vers 16-17 h

– le soir après dîner

– le soir avant le coucher.

Effets secondaires éventuels

La fréquence d'apparition d'un effet secondaire dépend de la sensibilité de chacun à la substance administrée et de la faculté que possède cette substance à se concentrer dans un organe donné ou à modifier un système de régulation.

– Irritation passagère.

– Conjonctivite ou kératite (rares).

– Allergie palpébrale (atteinte de la paupière).

Principales contre-indications

Utilisations déconseillées : grossesse, allaitement, enfant de moins de 4 ans (par précaution).

Réglementation

Liste I (sur ordonnance). Remboursé à 65 % par la Sécurité sociale.

La pommade ne doit pas être employée au-delà de 30 jours après ouverture.

Médicaments disponibles

Aciclovir pommade ophtalmologique 3 %

Médicament de référence :
ZOVIRAX® 3 % pom. opht./tube

Génériques : ACICLOVIR MERCK® 3 % pom. opht./tube • ACICLOVIR RPG® 3 % pom. opht./tube

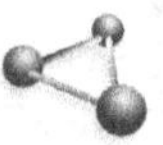

Acide acétylsalicylique (Aspirine)

ASPÉGIC® • CATALGINE® • ASPIRINE UPSA® • CLARAGINE® • ASPIRINE PH8® • ASPIRINE USINE DU RHÔNE® • ASPRO® • ASPIRINE OBERLIN® • ASPIRISUCRE®

Activité pharmacologique

L'acide acétylsalicylique est aussi appelé aspirine. L'aspirine est antalgique et antipyrétique. Elle est anti-inflammatoire à forte dose et anti-agrégant plaquettaire à faible dose. Une élévation de température de plus de 0,8 °C est considérée comme une fièvre (autour de 37,8-38 °C).

Indications thérapeutiques

– Traitement symptomatique des douleurs d'intensité légère à modérée et/ou des états fébriles : maux de tête, états grippaux, douleurs dentaires, courbatures et douleurs rhumatismales.

– Traitement des rhumatismes inflammatoires à forte dose.

– Prévention des thromboses chez l'angoreux, à faible dose.

Présentation

Comprimés effervescents dosés à 500 mg ou 1000 mg d'aspirine. Comprimés à croquer dosés à 400 mg ou 500 mg d'aspirine. Comprimés dosés à 250 mg, 320 mg, 500 mg d'aspirine.

Sachets dosés à 100 mg, 250 mg, 500 mg, 1000 mg d'aspirine.

Posologie

Dans tous les cas, la posologie est déterminée par le médecin en fonction de la maladie à traiter et des caractéristiques individuelles du patient.

– Adulte : 1 à 2 comprimés à 500 mg 1 à 3 fois par jour, prises espacées au minimum de 4 heures (maximum 1 g par prise et 3 g par jour).

– Enfant : la posologie maximale est de 50 mg par kg et par jour, en fonction du poids de l'enfant, en 6 prises espacées de 4 h au minimum. Le sachet dosé à 100 mg (nourrisson) est réservé à l'enfant de 8 à 12 kg (soit environ de 6 mois à 2 ans). Le sachet dosé à 250 mg (enfant) est réservé à l'enfant de 20 à 30 kg (soit environ de 6 à 10 ans).

– Antiagrégant plaquettaire : 1 sachet dosé à 100 mg ou 250 mg par jour. L'utilisation par l'adulte des dosages pédiatriques est fréquente.

– Douleurs rhumatismales : 1 comprimé effervescent ou sachet dosé à 1000 mg 3 à 4 fois par jour, prises espacées de 4 heures (maximum 6 g par jour).

– Prendre au cours des repas de préférence. Boire immédiatement après dissolution complète du comprimé effervescent dans un grand verre d'eau. Les comprimés effervescents doivent être tenus à l'abri de l'humidité, et les tubes refermés après usage.

À savoir

– Les comprimés sont pris au milieu des repas (avec un verre d'eau) pour protéger la paroi gastrique en raison du risque ulcéro-gène. Une hémorragie digestive se caractérise par des selles noires (méléna) et nécessite de contacter le médecin qui arrêtera le traitement. En cas de prises régulières, un saignement digestif peut ne pas se voir et créer une anémie ferriprive (carence en fer).

– Si les douleurs persistent plus de 5 jours ou la fièvre plus de 3 jours ou bien si elles s'aggravent, ne pas continuer le traitement ni augmenter les doses et consulter le médecin.

– L'aspirine peut s'utiliser en alternance avec le paracétamol pour limiter les effets secondaires de chacun. Les prises systématiques à heures régulières permettent d'éviter les oscillations de fièvre ou de douleur. Elles doivent être espacées d'au moins 4 heures.

– En cas d'allergie s'exprimant par une éruption cutanée, un prurit, un œdème, une crise d'asthme ou encore un brusque gonflement du visage et du cou avec sensation d'étouffement (œdème de Quincke), consulter immédiatement un médecin ou un service d'urgence. Les patients asthmatiques peuvent déclencher une crise d'asthme lors de la prise d'aspirine ou d'AINS.

– Lors des varicelles ou grippes, ne pas utiliser d'aspirine car elle augmente le risque de syndrome de Reye (rare) qui s'exprime par des vomissements persistants, des troubles de la conscience, de l'abattement, etc.

– La prise d'aspirine risque d'augmenter l'importance et la durée des règles. En raison de l'effet antiagrégant plaquettaire de l'aspirine, il convient de prévenir le dentiste en cas d'extraction dentaire. Avertir votre médecin en cas de douleurs abdominales, de saignements du nez ou des gencives.

– En cas d'administration à long terme et à fortes doses, la survenue de céphalées intenses, de troubles de la conscience (somnolence, confusion) ou d'un comportement anormal doit être signalée au médecin.

– L'alcool est gastronocif.

Effets secondaires éventuels

La fréquence d'apparition d'un effet secondaire dépend de la sensibilité de chacun à la substance administrée et de la faculté que possède cette substance à se concentrer dans un organe donné ou à modifier un système de régulation.

Ne pas augmenter les doses soi-même si les symptômes persistent, en raison des risques accrus d'effets secondaires dus au surdosage.

– Troubles neurosensoriels : bourdonnements d'oreille, baisse de l'acuité auditive et céphalées sont la marque d'un surdosage.

– Ulcères gastriques, hémorragies digestives (hématémèse qui se caractérise par des vomissements de sang ou méléna qui se caractérise par des selles noires), douleurs abdominales.

– Saignements : épistaxis (saignements de nez), gingivorragies (saignements des gencives), hématomes, augmentation du temps de saignement.

– Réactions allergiques : urticaire, œdèmes, œdème de Quincke (gonflement de la langue, de la glotte et du larynx avec risque d'étouffement), accident anaphylactique (malaise cardio-vasculaire grave d'origine allergique).

– Troubles rénaux : insuffisance rénale.

Principales contre-indications

Absolues :

– Allergie croisée à l'aspirine et aux AINS. Une personne allergique à l'aspirine l'est aussi aux AINS, car ces substances ont des points communs chimiques que l'immunité reconnaît (IgE).

– Asthme déclenché par l'aspirine ou les AINS.

– Ulcère gastro-duodénal.

– Hémorragie, maladie hémorragique ou risque hémorragique.

– Grossesse (troisième trimestre).

– Insuffisance hépatique, rénale et cardiaque.

– Méthotrexate, anticoagulants.

Utilisations déconseillées :

– Allaitement.

– Enfant de moins de 1 mois (réservé à certaines pathologies).

– En cas de goutte, asthme, antécédents d'ulcère, insuffisance rénale et maladie du foie, la surveillance est accrue.

– Chez une femme portant un stérilet, en raison des risques (controversés) de baisse de son efficacité.

– Les AINS ou plusieurs formes d'aspirine, antiagrégants plaquettaires, glucocorticoïdes, diurétiques et inhibiteurs de l'enzyme de conversion, héparine injectable, ticlopidine, uricosuriques.

Réglementation

Non inscrit sur une liste (en vente libre). Remboursé à 65 % par la Sécurité sociale.

Médicaments disponibles

Acide acétylsalicylique 100 mg ou 250 mg sachet

Médicaments de référence :
ASPÉGIC® 100 mg • CATALGINE® 100 mg • ASPÉGIC® 250 mg • CATALGINE® 250 mg

Acide acétylsalicylique 500 mg comprimé, sachet ou comprimé effervescent

Médicaments de référence :
ASPIRINE UPSA® 500 mg comp. eff. • CLARA-GINE® 500 mg comp. eff. • CLARAGINE® 500 mg comp. eff. • ASPIRINE PH 8® 500 mg, comp. • ASPÉGIC® 500 mg, sachet

Acide acétylsalicylique 1000 mg comprimé, comprimé effervescent ou sachet

Médicaments de référence :
ASPIRINE UPSA® 1000 mg comp. eff. • ASPE-GIC® 1000 mg sachet

Acide acétylsalicylique comprimé

Non remboursés : ASPIRINE USINE DU RHÔNE® 500 mg comp. • ASPRO® 500 mg comp. et comp. eff. • ASPIRISUCRE® 400 mg comp. à croquer • ASPRO 320 mg® comp. • ASIPIRINE USINE DU RHÔNE® 500 mg comp. à croquer

Acide acétylsalicylique + Vitamine C

Non remboursés :
ASPIRINE VIT C UPSA® • ASPIRINE VIT C OBERLIN® • ASPIRINE USINE DU RHÔNE® VIT C • ASPRO VIT C®

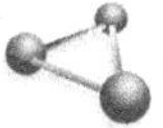

Acide acétylsalicylique en cardiologie

KARDÉGIC® • ASPIRINE PROTECT® • ASPIRINE UPSA®

Activités pharmacologiques

L'acide acétylsalicylique est aussi appelé aspirine. Antithrombotique et antiagrégant plaquettaire à faible dose. Il prévient la formation de thrombus (caillot) dans l'artère, qui se forme à partir des plaques d'athérome (graisse déposée sur les parois). Le patient à risque est ainsi protégé de l'accident vasculaire myocardique ou cérébral lié à l'athérosclérose (présence de plaques de graisse sur les parois de l'artère). En effet, ces accidents sont dus à l'obstruction d'une artère par un thrombus.

Indications thérapeutiques

– Prévention cardio-vasculaire de l'insuffisance coronarienne dans le cadre de l'angor stable (grave) ou après infarctus du myocarde.
– Prévention après accident vasculaire cérébral.
– Utilisé préventivement lors d'une angioplastie coronaire transluminale, intervention visant à réduire le calibre des vaisseaux obstrués sans opérer.
– Prévention des complications après un pontage aorto-coronaire, dérivation entre 2 artères pour contourner une zone obstruée.

Présentation

Sachets, comprimés et gélules dosés à 75 mg, 160 mg, 300 mg d'aspirine aromatisée à la mandarine.
Comprimés dosés à 325 mg.

Posologie

Dans tous les cas, la posologie est déterminée par le médecin en fonction de la maladie à traiter et des caractéristiques individuelles du patient.

– Prévention en traitement chronique : 1 sachet ou 1 comprimé ou 1 gélule dosé à 75 mg, 160 mg ou 300 mg par jour.

– En situation d'urgence, les quantités d'aspirine à administrer sont plus grandes. La prise de l'aspirine à ce dosage ne convient pas au traitement de la fièvre ou de la douleur. Les dosages pédiatriques de l'aspirine à 100 mg, 150 mg et 250 mg sont également utilisés.

À savoir

Prendre au cours des repas avec un grand verre d'eau en raison du risque d'agression de l'aspirine sur la paroi gastrique. Une hémorragie digestive se caractérise par des selles noires (méléna) ou des vomissements sanglants et nécessite de prévenir le médecin qui arrêtera le traitement.

En raison de l'effet antiagrégant plaquettaire de l'aspirine (anticoagulant), il convient de prévenir le dentiste avant une extraction dentaire.

La survenue de céphalées sévères, de troubles associés à la conscience ou d'un comportement anormal doit être signalée au médecin.

En cas d'allergie s'exprimant par une éruption cutanée, un prurit, un œdème, une crise d'asthme ou encore un brusque gonflement du visage et du cou avec sensation d'étouffement (œdème de Quincke), il faut consulter immédiatement un médecin ou un service d'urgence.

L'alcool est gastronocif.

Effets secondaires éventuels

La fréquence d'apparition d'un effet secondaire dépend de la sensibilité de chacun à la substance administrée et de la faculté que possède cette substance à se concentrer dans un organe donné ou à modifier un système de régulation.

– Troubles neurosensoriels : des bourdonnements d'oreille, une baisse de l'acuité auditive et des céphalées sont la marque d'un surdosage.

– Ulcères gastriques, hémorragies digestives (hématémèse, méléna), douleurs abdominales.

– Saignements : risque hémorragique, notamment digestif, lié à l'effet anti-inflammatoire et antiagrégant plaquettaire, épistaxis, gingivorragies, hématomes, augmentation du temps de saignement. Règles abondantes car l'aspirine risque d'augmenter l'importance et la durée des règles.

– Réactions allergiques : œdème, urticaire, accidents anaphylactiques. Les patients asthmatiques peuvent déclencher une crise d'asthme lors de la prise d'aspirine.

– Troubles rénaux : insuffisance rénale.

Principales contre-indications

Absolues : ulcère gastroduodénal, allergie à l'aspirine et aux AINS, hémorragie ou risque hémorragique, grossesse (surtout les 3 derniers mois), méthotrexate.

Utilisations déconseillées : anticoagulants, autres AINS, héparine, glucocorticoïdes, diurétiques et inhibiteurs de l'enzyme de conversion, ticlopidine, uricosuriques, goutte, allaitement, insuffisance rénale.

Réglementation

Ce médicament ne peut être administré en cardiologie que sur prescription médicale, bien qu'il soit en vente libre.

Non inscrit sur une liste (en vente libre). Remboursé à 65 % par la Sécurité sociale.

Médicaments disponibles

Acide acétylsalicylique 300 mg et 325 mg comprimé, gélule ou sachet

Médicaments de référence :
KARDÉGIC® 300 mg, 75 mg, 160 mg ou 300 mg sachet • ASPIRINE PROTECT® 300 mg comp. • ASPIRINE UPSA® 325 mg gél.

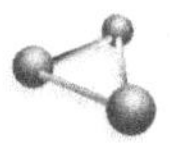

Acide acétylsalicylique (Aspirine) + métoclopramide

CÉPHALGAN® • MIGPRIV®

Activité pharmacologique

Antimigraineux et antivomitif. Association d'acide acétylsalicylique (aspirine) et d'antivomitif (métoclopramide) de la famille des benzamides rattachés aux neuroleptiques.

Indications thérapeutiques

Traitement des migraines et des nausées ou vomissements qui l'accompagnent.

Présentation

Sachets contenant 900 mg de carbasalate calcique + 10 mg de métoclopramide (Céphalgan®).

Sachets contenant 900 mg d'acétylsalicylate de lysine + 10 mg de métoclopramide (Migpriv®).
Le carbasalate calcique ou l'acétylsalicylate de lysine se transforment en aspirine dans l'organisme.

Posologie

Dans tous les cas, la posologie est déterminée par le médecin en fonction de la maladie à traiter et des caractéristiques individuelles du patient.

À savoir

Ne pas dépasser 3 sachets par 24 heures qui représentent la dose maximale d'aspirine par 24 heures. Bourdonnements d'oreille, sensation de baisse de l'audition, maux de tête, vertiges sont le reflet d'un surdosage. Une hémorragie digestive se caractérise par des selles noires (méléna), des vomissements sanglants (hématémèse) et nécessite de prévenir le médecin qui arrêtera le traitement.
Prudence lors de la conduite et l'utilisation de machines, en raison des risques de somnolence et de baisse de la vigilance dont ce médicament est responsable. Augmentation de l'effet sédatif avec l'alcool. Voir recommandations générales dans « Acide acétylsalicylique » voie orale.

Effets secondaires éventuels

La fréquence d'apparition d'un effet secondaire dépend de la sensibilité de chacun à la substance administrée et de la faculté que possède cette substance à se concentrer dans un organe donné ou à modifier un système de régulation.

Voir aspirine et métoclopramide.
– Bourdonnements d'oreille, fatigue, étourdissements, vertiges.

– Raideur des muscles, douleurs dans les muscles, somnolence, palpitations.
– Diarrhées, ulcères digestifs, maux d'estomac.
– Allongement de la durée des règles.

Principales contre-indications

Absolues : ulcère gastroduodénal, allergie à l'aspirine et aux AINS, risques hémorragiques et maladies hémorragiques, antécédents de dyskinésie (troubles du mouvement) tardive aux neuroleptiques, troisième trimestre de grossesse, allaitement, anticoagulants, méthotrexate, lévodopa, occlusion ou perforation digestives. Enfant de moins de 15 ans.
Utilisations déconseillées : ticlopidine, héparine injectable, AINS, uricosuriques (médicaments de la goutte), alcool, grossesse et allaitement.

Réglementation

Liste II (sur ordonnance). Remboursé à 35 % par la Sécurité sociale.

Médicaments disponibles

*Acide acétylsalicylique
+ métoclopramide sachet*
Médicaments de référence :
CÉPHALGAN® • MIGPRIV®

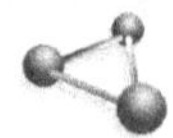

Acide Folique CCD®

voir Acide folique

SPÉCIAFOLDINE® • ACIDE FOLIQUE CCD®

Activité pharmacologique

Antianémique. L'acide folique appartient au groupe des vitamines B, c'est la vitamine B9.

Indications thérapeutiques

– Indiqué au cours des anémies par carence en acide folique. On retrouve ces carences dans les troubles de l'absorption intestinale, de la malnutrition, de l'éthylisme.
– Indiqué en prévention chez les femmes sans antécédent particulier qui désirent avoir un enfant et se prémunir contre des effets néfastes de la carence en vitamine B9 sur le fœtus, c'est-à-dire des anomalies embryonnaires de fermeture du tube neural (ébauche du cerveau et de la moelle épinière).
– Apport d'acide folique en quantité suffisante pour les besoins d'une grossesse. Parallèlement, il est apporté du fer en complément.
– Grossesse, en cas de carence prouvée en acide folique chez les femmes ayant déjà eu des enfants porteurs d'anomalies de la fermeture du tube neural (spina bifidae).

Présentation

Comprimés dosés à 5 mg d'acide folique ou vitamine B9.
Comprimés dosés à 0,4 mg d'acide folique ou vitamine B9.

Posologie

Dans tous les cas, la posologie est déterminée par le médecin en fonction de la maladie à traiter et des caractéristiques individuelles du patient.

– Prévention en prégrossesse : 1 comprimé par jour dosé à 0,4 mg d'acide folique.
– Carence en acide folique : 1 à 3 comprimés par jour, dosés à 5 mg d'acide folique.
– Grossesse, en cas de carence prouvée : 1 comprimé dosé à 5 mg par jour dans le mois qui précède et les trois mois qui suivent la conception.

À savoir

Dans le cadre de la grossesse, le traitement est débuté 4 semaines avant la conception puis continué pendant 2 à 3 mois de grossesse.

Effets secondaires éventuels

La fréquence d'apparition d'un effet secondaire dépend de la sensibilité de chacun à la substance administrée et de la faculté que possède cette substance à se concentrer dans un organe donné ou à modifier un système de régulation.
Réactions allergiques cutanées (rares) et possibilité de troubles gastro-intestinaux.

Principales contre-indications

Absolue : allergie à la vitamine B9.
Utilisations déconseillées : diminution de la concentration plasmatique des antiépileptiques (phénobarbital, phénytoïne, primidone).

Réglementation

Non inscrit sur une liste (en vente libre). Remboursé à 65 % par la Sécurité sociale.

Médicaments disponibles

Acide folique 0,4 mg comprimé
Médicament de référence :
SPECIAFOLDINE® 0,4 mg
Générique : ACIDE FOLIQUE CCD® 0,4 mg

Acide folique 5 mg comprimé
Médicament de référence :
SPÉCIAFOLDINE® 5 mg
Générique : ACIDE FOLIQUE CCD® 5 mg

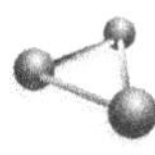

Actiskenan®

voir Morphine

Activir® 5 %

voir Aciclovir

Adalate®

voir Nifédipine

Adrexan®

voir Propanolol

Advil®

voir Ibuprofène

Aiglonyl® Gé

voir Sulpiride

Aldactazine®

voir Spironolactone + Altizide

Aldactone®

voir Spironolactone

Aldomet®

voir Methyldopa

Alève®

voir Naproxène

Alfa Amylase®

voir Alpha Amylase

Alfatil®

voir Céfaclor

Alfuzosine

XATRAL® • URION®

Activité pharmacologique

L'alfuzosine intervient au niveau de la prostate, de la vessie et de l'urètre par l'intermédiaire du système sympathique qui régule le fonctionnement musculaire lisse de ces organes. Il bloque les récepteurs de type alpha des cellules où aboutissent les terminaisons nerveuses de régulation et de contrôle du système sympathique. C'est un alpha-bloquant utilisé en cas d'hypertrophie de la prostate (glande sexuelle masculine située sous le col vésical, devant le rectum). L'hypertrophie de la prostate est due à son développement excessif (adénome) bénin et non cancéreux. Le traitement de référence est chirurgical.

Dans l'attente de l'intervention, les médicaments vont traiter les signes physiques dus à cet adénome. L'alfuzosine diminue l'obstruction de la vessie et augmente le flux urinaire et le volume éliminé en une fois. Ces effets conduisent à une amélioration des symptômes urinaires obstructifs de l'hypertrophie de la prostate, apparaissant chez l'homme entre 60 et 70 ans, et se caractérise par des troubles de la miction.

Indications thérapeutiques

Traitement des manifestations fonctionnelles de l'hypertrophie bénigne de la prostate. L'augmentation de la fréquence des mictions oblige le patient à se lever plusieurs fois pendant la nuit pour uriner. Ces signes associent impériosité des mictions (envies urgentes d'uriner) et gêne à la miction. Les symptômes augmentent avec l'âge du patient.

Présentation

Comprimés dosés à 2,5 mg d'alfuzosine.
Comprimés LP 5 mg et LP 10 mg d'alfuzosine.

Posologie

Dans tous les cas, la posologie est déterminée par le médecin en fonction de la maladie à traiter et des caractéristiques individuelles du patient.

Prendre les comprimés au cours ou en dehors des repas.

À savoir

En début de traitement, de fortes hypotensions s'exprimant par des vertiges, de la fatigue, des sueurs ou des malaises peuvent apparaître et nécessitent de prévenir le médecin, surtout si des antihypertenseurs sont associés au traitement. Il s'agit généralement de vertiges survenant lors d'un passage de la position allongée à la position debout. Le patient doit alors rester en position allongée un petit moment en cas de malaise. Chez le coronarien, l'apparition de douleurs cardiaques est possible

malgré la mise en place d'un trai-tement antiangoreux et nécessite de prévenir le médecin.
Prudence en début de traitement lors de la conduite de véhicules et l'utilisation de machines en raison des risques d'hypotension.
Pas d'effet sur les fonctions sexuelles.

Effets secondaires éventuels

La fréquence d'apparition d'un effet secondaire dépend de la sensibilité de chacun à la substance administrée et de la faculté que possède cette substance à se concentrer dans un organe donné ou à modifier un système de régulation.
– Hypotension orthostatique : étourdissements, vertiges, malaise ou syncope, asthénie, somnolence, céphalées.
– Troubles cardio-vasculaires : tachycardie, palpitations, douleurs thoraciques avec réapparition ou aggravation d'un angor chez le coronarien traité.
– Troubles digestifs : nausées, gastralgies, diarrhées, sécheresse buccale.
– Réactions allergiques : œdèmes, rougeurs, éruptions cutanées, prurit.

Principales contre-indications

Absolues : antécédents d'hypotension orthostatique, insuffisance hépatique ou rénale sévère.
Utilisations déconseillées : associé aux inhibiteurs calciques et autres alphabloquants (antihypertenseurs).

Réglementation

Liste I (sur ordonnance). Remboursé à 35 % par la Sécurité sociale.

Médicaments disponibles

Alfuzosine 2,5 mg comprimé
Médicaments de référence :
XATRAL® 2,5 mg • URION® 2,5 mg

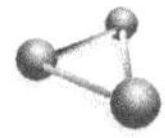

Algisedal®

voir Paracétamol + Codéine

Algosed® Gé

voir Dextropropoxyphène + Paracétamol

Allopurinol

ZYLORIC® • ALLOPURINOL®

Activité pharmacologique

Antigoutteux. L'allopurinol est un hypo-uricémiant, il s'oppose à la production et aux effets de l'acide urique en excès (précipitation en cristaux). L'acide urique est le résultat de la dégradation des constituants des protéines, généralement d'origine alimentaire. Le traitement doit être continu. La diminution maximale de l'uricémie est atteinte en 2 semaines mais remonte en 1 semaine à l'arrêt du traitement.

Indications thérapeutiques

– Traitement de la goutte : la goutte est le résultat de la précipitation dans les articulations de cristaux d'acide urique. Elle se manifeste par une inflammation douloureuse localisée généralement au gros orteil.
– Traitement et prévention des calculs rénaux (lithiase urique ou calci-

que). La précipitation peut se faire au niveau des reins avec formation de lithiase urique rénale (calcul). Elle sera alors responsable de coliques néphrétiques (violentes douleurs dorsales au niveau du rein, occasionnées par un calcul).

– Traitement des hyperuricémies secondaires à des hémopathies cancéreuses ou dues à certains traitements anticancéreux. L'élimination de l'acide urique se fait dans les urines. Si cette élimination est insuffisante ou si la production d'acide urique est excessive, l'hyperuricémie s'installe.

Présentation

Comprimés dosés à 100 mg, 200 mg, 300 mg d'allopurinol.

Posologie

Dans tous les cas, la posologie est déterminée par le médecin en fonction de la maladie à traiter et des caractéristiques individuelles du patient.

Prendre le traitement après les repas, en raison d'une meilleure tolérance digestive.

À savoir

Lors de l'initiation du traitement, une couverture par la colchicine est nécessaire pour éviter un accès de goutte. De plus, l'allopurinol ne doit pas être utilisé lors d'une crise de goutte aiguë.

Respecter les règles hygiéno-diététiques suivantes :

– réduire les apports en protéines et lipides : viandes, poissons, fromages gras, beurre, charcuterie ;

– boire abondamment : au moins 2 litres d'eau par jour, de préférence alcaline (Vichy Célestins) ;

– éviter les aliments riches en purines : abats, gibier, harengs, sardines (et tous les poissons gras), épinards, légumes secs ;

– éviter une prise importante de café, de thé ou de boissons à base de cola qui peuvent nuire à l'efficacité du traitement.

Des signes cutanés en début de traitement peuvent indiquer une réaction allergique (rare mais qui peut être grave) et nécessitent l'arrêt du traitement et l'avis du médecin.

Respecter la fréquence des bilans biologiques (uricémie et uraturie).

Prudence lors de la conduite de véhicules et l'utilisation de machines en raison des risques de vertiges.

Réduire la consommation d'alcool.

Effets secondaires éventuels

La fréquence d'apparition d'un effet secondaire dépend de la sensibilité de chacun à la substance administrée et de la faculté que possède cette substance à se concentrer dans un organe donné ou à modifier un système de régulation.

– Réactions cutanées : prurit (démangeaisons) et rougeurs, éruptions papuleuses (lésions cutanées sèches plus ou moins saillantes), éruptions bulleuses (bulles remplies de liquide).

– Réactions allergiques : hypersensibilité généralisée avec fièvre, éruption cutanée, adénopathie (augmentation du volume de ganglions) ou chocs anaphylactiques (malaise cardio-vasculaire grave d'origine allergique) (rares).

– Troubles hématologiques et hépatiques rares.

– Troubles digestifs : gastralgies, nausées, diarrhées. Ces troubles sont évi-

tés par la prise du médicament après les repas.
– Troubles neurosensoriels (rares) : vertiges, céphalées.
– Trouble hormonal : gynécomastie.

Principales contre-indications

Absolues : allaitement, grossesse.
Utilisations déconseillées : azathioprine et mercaptopurine (anticancéreux), pénicillines A (risque d'éruptions cutanées), vidarabine (Via-MP®). Prudence chez les insuffisants rénaux chez qui la fréquence des effets indésirables augmente.

Réglementation

Liste I (sur ordonnance). Remboursé à 65 % par la Sécurité sociale.
Tenir à l'abri de la chaleur et de l'humidité.

Médicaments disponibles

Allopurinol 100 mg
capsule ou comprimé
Médicament de référence :
ZYLORIC® 100 mg comp.
Génériques : ALLOPURINOL RATIO-PHARM® 100 mg • ALLOPURINOL EG® 100 mg comp. • ALLOPURINOL GNR® 100 mg comp. • ALLOPURINOL BIOGARAN® 100 mg comp. • ALLOPURINOL MERCK® 100 mg comp. • ALLOPURINOL RPG® 100 mg comp. • ALLOPURINOL ARROW® 100 mg comp. • ALLOPURINOL IVAX® 100 mg caps. • ALLOPURINOL TEVA® 100 mg caps.

Allopurinol 200 mg
capsule ou comprimé
Médicament de référence :
ZYLORIC® 200 mg comp.
Génériques : ALLOPURINOL RATIO-PHARM® 200 mg caps. • ALLOPURINOL EG® 200 mg comp. • ALLOPURINOL GNR® 200 mg comp. • ALLOPURINOL BIOGARAN® 200 mg comp. • ALLOPURINOL MERCK® 200 mg, comp. • ALLOPURINOL RPG® 200 mg comp. • ALLOPURINOL ARROW® 200 mg comp. • ALLOPURINOL IVAX® 200 mg caps. • ALLOPURINOL TEVA® 200 mg caps.

Allopurinol 300 mg
capsule ou comprimé
Médicament de référence :
ZYLORIC® 300 mg comp.
Génériques : ALLOPURINOL RATIO-PHARM® 300 mg caps. • ALLOPURINOL EG® 300 mg comp. • ALLOPURINOL MERCK® 300 mg comp. • ALLOPURINOL GNR® 300 mg comp. • ALLOPURINOL BIOGARAN® 300 mg comp. • ALLOPURINOL RPG® 300 mg comp. • ALLOPURINOL ARROW® 300 mg comp. • ALLOPURINOL IVAX® 300 mg caps. • ALLOPURINOL TEVA® 300 mg caps.

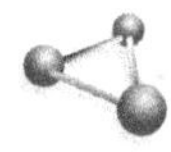

Alpha-amylase

MAXILASE® • MÉGAMYLASE ALPHA® • ALFA AMYLASE®

Activité pharmacologique

Enzyme à visée anti-inflammatoire modérée.

Indications thérapeutiques

Traitement d'appoint des maux de gorge avec difficulté à avaler et absence de fièvre.

Présentation

Comprimés dosés à 3 000 UI d'alpha-amylase.
Sirop dosé à 200 UI mg par ml d'alpha-amylase soit 3 000 UI par cuillère à soupe.

Posologie

Dans tous les cas, la posologie est déterminée par le médecin en fonction de la maladie à traiter et des caractéristiques individuelles du patient.

Adulte et enfant de plus de 6 ans : 1 comprimé ou 1 cuillerée à soupe 3 fois par jour.

Enfant de plus de 3 ans (plus de 15 kg) : 2 cuillerées à café 3 fois par jour.

Nourrisson et enfant de 6 mois à 3 ans (7 kg à 15 kg) : 1 cuillerée à café 3 fois par jour.

Prise du traitement au cours des repas.

À savoir

Ne pas poursuivre le traitement en cas d'échec au-delà de 5 jours. Devant les signes d'une infection bactérienne (fièvre, toux, maux de gorge plus importants, céphalées et fièvre), il faut consulter le médecin qui envisagera éventuellement une antibiothérapie.

Effets secondaires éventuels

La fréquence d'apparition d'un effet secondaire dépend de la sensibilité de chacun à la substance administrée et de la faculté que possède cette substance à se concentrer dans un organe donné ou à modifier un système de régulation.

Rares allergies à l'alpha-amylase.

Principales contre-indications

Utilisations déconseillées : grossesse, allaitement (par précaution).

Réglementation

Non inscrit sur une liste (en vente libre). Remboursé à 35 % par la Sécurité sociale.

Médicaments disponibles

Alpha-amylase 200 U CEIP/ml soluté buvable

Médicaments de référence :
MAXILASE® 200 U CEIP/ml • MÉGAMYLASE® 200 U CEIP/ml
Générique : ALFA AMYLASE TEVA® 200 U CEIP/ml

Alpha-amylase 3 000 U CEIP comprimé

Médicaments de référence :
MAXILASE® 3 000 • MÉGAMYLASE® 3 000 U CEIP
Générique : ALFA AMYLASE TEVA® 3 000 U CEIP

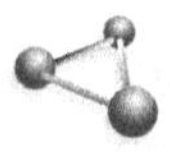

Alprazolam

XANAX® • ALPRAZOLAM®

Activité pharmacologique

Anxiolytique de la famille des benzodiazépines qui possède également des effets sédatifs (effet calmant), myorelaxants (relâchement musculaire), hypnotiques (somnifère), anticonvulsivants (prévention des convulsions) et amnésiants (perte de mémoire).

Indications thérapeutiques

Traitement anxiolytique. L'anxiété est un trouble émotionnel provoquant une sensation d'insécurité.
– Traitement de l'anxiété réactionnelle (décès, chômage, rupture), anxiété de l'adaptation (stress, conflits) et anxiété post-traumatique (accident, agression, attentat).
– Anxiété associée à des troubles somatiques (sévères ou douloureux).

– Traitement de la névrose d'angoisse et de l'anxiété au cours des névroses, notamment hystérie, hypocondrie et phobie.
– Traitement de l'anxiété généralisée ou névrose au long cours après avis d'un spécialiste.
– Traitement de la crise d'angoisse en urgence.
– Traitement de la crise d'angoisse et du *delirium tremens* (trouble grave dû au sevrage brutal d'une personne alcoolique).
– Aide au sevrage alcoolique (3 à 6 semaines).

Présentation

Comprimés dosés à 0,25 mg ou 0,50 mg d'alprazolam.

Posologie

Dans tous les cas, la posologie est déterminée par le médecin en fonction de la maladie à traiter et des caractéristiques individuelles du patient.
Le moment de la prise est indifférent par rapport aux repas.

À savoir

Il existe un risque de dépendance et de tolérance au traitement lié à l'administration prolongée ou aux antécédents d'alcoolisme et de dépendance médicamenteuse. Cette dépendance est responsable d'un syndrome de sevrage à l'arrêt du traitement qui s'exprime par de l'insomnie, des céphalées, de l'anxiété, des myalgies et tensions musculaires, de l'irritabilité. L'arrêt du traitement doit être progressif, ce qui permet d'éviter les phénomènes de rebond d'anxiété (réapparition exagérée des symptômes de l'anxiété).

Les benzodiazépines ne doivent pas être utilisées seules pour traiter l'anxiété associée à la dépression, dans la mesure où elles peuvent favoriser un passage à l'acte suicidaire. Un contrôle régulier par le médecin est nécessaire dès la survenue d'idées suicidaires. Elles ne constituent pas le traitement des psychoses, même dans le cas où l'anxiété y est importante.
On doit éviter la prise de boissons alcoolisées qui majorent l'effet sédatif et l'altération de la vigilance. Prudence lors de la conduite de véhicules et l'utilisation de machines en raison des risques de somnolence et d'altération de la vigilance.

Effets secondaires éventuels

La fréquence d'apparition d'un effet secondaire dépend de la sensibilité de chacun à la substance administrée et de la faculté que possède cette substance à se concentrer dans un organe donné ou à modifier un système de régulation.

– Troubles psychiques : baisse de la vigilance, sensation d'ébriété, asthénie, somnolence. Dépendance avec phénomène de rebond à l'arrêt du traitement. Amnésie dans les heures qui suivent la prise, troubles de la mémoire à long terme.
– Les benzodiazépines peuvent provoquer des réactions paradoxales (réactions contraires à celles recherchées par le médicament) : insomnie, nervosité, irritabilité, accès de colère, agressivité, cauchemars, idées délirantes, hallucinations. La poursuite du traitement s'avère alors néfaste.

– Chez l'insuffisant respiratoire, l'effet dépresseur respiratoire des benzodiazépines peut générer une insuffisance respiratoire.

– Autres troubles : éruptions cutanées, modifications de la libido, hypotonie musculaire avec baisse du tonus musculaire et fatigabilité qui en découle.

Principales contre-indications

Absolues : insuffisance respiratoire, myasthénie, insuffisance hépatique, syndrome d'apnée du sommeil (arrêt de la respiration de durée variable, sans arrêt cardiaque).

Utilisations déconseillées : premier trimestre de grossesse, allaitement, association de plusieurs benzodiazépines.

Réglementation

La durée de la prescription est limitée à 12 semaines (3 mois) même si le reste de la prescription est indiqué pour une période supérieure à 3 mois. Le traitement sera réévalué par le médecin.

Liste I (sur ordonnance). Remboursé à 65 % par la Sécurité sociale.

Médicaments disponibles

Alprazolam 0,25 mg comprimé sécable

Médicament de référence :
XANAX® 0,25 mg

Génériques : ALPRAZOLAM EG® 0,25 mg • ALPRAZOLAM IREX® 0,25 mg • ALPRAZOLAM BIOGARAN® 0,25 mg • ALPRAZOLAM MERCK® 0,25 mg • ALPRAZOLAM RATIO-PHARM® 0,25 mg • ALPRAZOLAM G GAM® 0,25 mg • ALPRAZOLAM GNR® 0,25 mg • ALPRAZOLAM RPG® 0,25 mg

Alprazolam 0,50 mg comprimé sécable

Médicament de référence :
XANAX® 0,50 mg

Génériques : ALPRAZOLAM EG® 0,50 mg • ALPRAZOLAM IREX® 0,50 mg • ALPRAZOLAM BIOGARAN® 0,50 mg • ALPRAZOLAM MERCK® 0,50 mg • ALPRAZOLAM RATIO-PHARM® 0,50 mg • ALPRAZOLAM G GAM® 0,50 mg, 30 comp. sec. • ALPRAZOLAM GNR® 0,50 mg • ALPRAZOLAM RPG® 0,50 mg

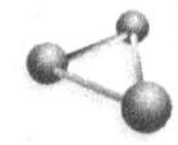

Altocel® Gé

voir Lopéramide

Ambroxol

SURBRONC® • MUXOL® GÉ • AMBROXOL®

Activité pharmacologique

Fluidifiant bronchique. Il est expectorant par la stimulation de la sécrétion bronchique et favorise l'élimination des mucoviscosités. Le mucus est une substance visqueuse fabriquée par les bronches pour emprisonner les substances étrangères (bactéries, virus, poussières) et les évacuer lors de l'expectoration. Le but des fluidifiants bronchiques est de diminuer cette viscosité et d'augmenter ainsi l'élimination. On les appelle « mucolytiques » ou « mucorégulateurs ».

Indications thérapeutiques

– Traitement des encombrements des bronches se manifestant par une toux grasse, présente dans la bronchite aiguë ou l'épisode aigu de pneumopathie chronique.

– Traitement en injectable des épisodes d'encombrement bronchique aigu chez l'enfant atteint de mucoviscidose.

Présentation

Comprimés dosés à 30 mg d'ambroxol.

Sachets dosés à 30 mg ou 60 mg d'ambroxol.

Solution buvable dosée à 0,6 % d'ambroxol, 1 cuillerée à café égale 30 mg (réservé à l'adulte).

Ampoules injectables dosées à 15 mg ou 30 mg d'ambroxol.

Posologie

Dans tous les cas, la posologie est déterminée par le médecin en fonction de la maladie à traiter et des caractéristiques individuelles du patient.

À savoir

Après 8 à 10 jours de traitement sans amélioration, il faut prévenir le médecin.

Ne pas associer avec un antitussif ou avec un médicament asséchant les sécrétions. En effet, les toux productives, qui représentent un élément fondamental de la défense bronchopulmonaire, sont à respecter.

Eviter les facteurs irritants de la muqueuse bronchique (notamment le tabac) et lutter contre la sécheresse de l'air ambiant (humidification). Il faut apporter des boissons aqueuses abondantes et favoriser l'élimination des sécrétions bronchiques sous forme de crachats.

Il est conseillé de diminuer la posologie en cas de nausées, vomissements, brûlures d'estomac ne nécessitant pas l'arrêt du traitement, après avis du médecin.

Effets secondaires éventuels

La fréquence d'apparition d'un effet secondaire dépend de la sensibilité de chacun à la substance administrée et de la faculté que possède cette substance à se concentrer dans un organe donné ou à modifier un système de régulation.

– Troubles digestifs : gastralgies, nausées, vomissements, diarrhées.

– Risques d'allergie : éruption cutanée, prurit, urticaire.

– Troubles neurosensoriels : maux de tête ou vertiges (rares).

– Ampoule injectable : irritation, douleur et rougeur au point d'injection.

Principales contre-indications

Utilisations déconseillées : grossesse, allaitement (par précaution).

Réglementation

Liste II (sur ordonnance). Remboursé à 35 % par la Sécurité sociale.

Médicaments disponibles

Ambroxol 30 mg comprimé

Médicament de référence : SURBRONC® 30 mg

Génériques : AMBROXOL MERCK® 30 mg • MUXOL® 30 mg GÉ • AMBROXOL BIOGARAN® 30 mg • AMBROXOL GNR® 30 mg • AMBROXOL EG® 30 mg • AMBROXOL RATIOPHARM® 30 mg • AMBROXOL G GAM® 30 mg • AMBROXOL ARROW® 30 mg • AMBROXOL TEVA® 30 mg

Ambroxol 30 mg/5 ml, soluté buvable à 0,6 %

Médicament de référence : SURBRONC®

Génériques : AMBROXOL GNR® • AMBROXOL G GAM® • AMBROXOL ARROW® • AMBROXOL BIOGARAN® • AMBROXOL EG® • AMBROXOL IVAX® • AMBROXOL RATIOPHARM® • AMBROXOL TEVA®

Ambroxol 45 mg/15 ml, soluté buvable à 0,3 %
Médicament de référence :
MUXOL®
Génériques : AMBROXOL EG® • AMBROXOL RATIOPHARM® • AMBROXOL BIOGARAN® • AMBROXOL MERCK® • AMBROXOL TEVA®

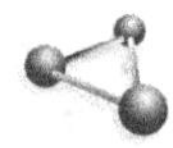

Amiloride
+ Hydrochlorothiazide

voir Hydrochlorothiazide + amiloride

Amiodarone

CORDARONE® • CORBIONAX® • AMIODARONE®

Activité pharmacologique

Antiarythmique et antiangoreux. Il possède un puissant effet antiarythmique par une action stabilisatrice sur l'onde cardioélectrique. Il agit par effet bradycardisant. Il est antiangoreux par dilatation directe des coronaires. L'amiodarone contient de l'iode.

Indications thérapeutiques

Traitement et prévention des tachycardies diagnostiquées et identifiées par l'ECG (électrocardiogramme). Il s'agit d'un examen permettant de visualiser l'activité cardioélectrique du cœur.

Présentation

Comprimés dosés à 200 mg d'amiodarone.

Posologie

Dans tous les cas, la posologie est déterminée par le médecin en fonction de la maladie à traiter et des caractéristiques individuelles du patient.
Le moment de la prise est indifférent par rapport aux repas.

À savoir
En cas de bradycardie (ralentissement des battements du cœur) inférieure à 50 battements par minute, il est préférable de prévenir le médecin.
Ne pas s'exposer au soleil ou appliquer une crème solaire protectrice avant l'exposition, pour éviter la survenue d'une réaction excessive de type coup de soleil. La monothérapie antiarythmique est de règle, sauf avis contraire du cardiologue. La surveillance médicale doit être régulière et comporte un ECG, un bilan sanguin avec recherche du potassium (troubles du rythme), des hormones thyroïdiennes (présence d'iode dans la molécule) et un dosage des transaminases (souffrance du foie).
La présence de marques sur le blanc de l'œil est normale et disparaîtra à l'arrêt du traitement. L'apparition de dyspnée ou de toux doit être signalée et le médecin sera amené à prescrire un examen radiologique de contrôle.

Effets secondaires éventuels

La fréquence d'apparition d'un effet secondaire dépend de la sensibilité de chacun à la substance administrée et de la faculté que possède cette substance à se concentrer dans un organe donné ou à modifier un système de régulation.

– Troubles cardiaques : aggravation des troubles du rythme due à la création d'arythmies supplémentaires (effets arythmogènes), bradycardie modérée et hypotension orthostatique.
– Troubles oculaires : microdépôts cornéens sous-pupillaires, halos colorés (vision auréolée sur les côtés), sensations de brouillard, flou visuel et baisse de la vision (rare).
– Maladie de la thyroïde (hypo ou hyperthyroïdie), du fait de sa richesse en iode : prise de poids et fatigue, ou au contraire amaigrissement excessif et diarrhée. La surveillance biologique permet de suivre l'évolution du trouble.
– Troubles cutanés : photosensibilisation (éviter l'exposition au soleil), pigmentation grise (rare) de la peau qui disparaît lentement après l'arrêt du traitement.
– Troubles digestifs : nausées, diarrhées, vomissements.
– Troubles pulmonaires : pneumopathies (rares) avec dyspnée et toux.
– Troubles neurologiques et hépatiques (rares).

Principales contre-indications

Absolues :
– Troubles du rythme (bradycardie sinusale, bloc sino-auriculaire, maladie du sinus non appareillé, troubles conductifs non appareillés).
– Hyperthyroïdie, allergie à l'iode.
– Grossesse (deuxième trimestre), allaitement.

– Sparfloxacine (Zagam®, etc.), érythromycine injectable, cisapride, mizolastine, sultopride, vincamine, antiarythmiques donnant des torsades de pointe (bépridil, cibenzoline, disopyramide, hydroquinidine, quinidine, sotalol).
Utilisations déconseillées : diltiazem injectable, bêtabloquants, laxatifs irritants.

Réglementation

Liste I (sur ordonnance). Remboursé à 65 % par la Sécurité sociale.

Médicaments disponibles

Amiodarone 200 mg comprimé sécable
Médicament de référence : CORDARONE® 200 mg
Génériques : AMIODARONE IREX® 200 mg • AMIODARONE IVAX® 200 mg • AMIODARONE EG® 200 mg • AMIODARONE BIOGARAN® 200 mg • AMIODARONE MERCK® 200 mg • CORBIONAX® 200 mg GÉ • AMIODARONE RATIOPHARM® 200 mg • AMIODARONE GNR® 200 mg • AMIODARONE ARROW® 200 mg • AMIODARONE QUALIMED® 200 mg • AMIODARONE RPG® 200 mg • AMIODARONE G GAM® 200 mg • AMIODARONE TEVA® 200 mg

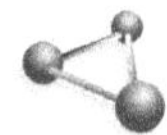

Amitriptyline

LAROXYL® • ÉLAVIL®

Activité pharmacologique

Antidépresseur de la famille des imipraminiques. L'amélioration de l'humeur est recherchée par l'antidépresseur qui va corriger, dans un premier temps, les trois autres éléments de la dépression : le ralentissement psychomoteur, les troubles somatiques (insomnie, anorexie) et l'anxiété. Il y aura ultérieurement amélioration de l'humeur, environ 15 à 20 jours après le début du traitement, avec une diminution de la tristesse et de la dévalorisation de soi et un retour à des activités de plaisir.

Indications thérapeutiques

– Traitement des épisodes dépressifs.
– Traitement des douleurs rebelles non sensibles aux autres antalgiques classiques (aspirine, paracétamol, codéine, etc.).
– Traitement de l'énurésie (incontinence d'urine chez un enfant ne présentant pas de lésion des voies urinaires).

Présentation

Comprimés dosés à 25 mg ou 50 mg d'amitriptyline.
Solution buvable dosée à 1 mg d'amitriptyline par goutte. (Ne jamais laisser le flacon à la portée des enfants.)
Ampoules injectables de 2 ml dosées à 50 mg d'amitriptyline.

Posologie

Dans tous les cas, la posologie est déterminée par le médecin en fonction de la maladie à traiter et des caractéristiques individuelles du patient.
Prendre pendant les repas ou le soir en une prise pour faciliter le sommeil.

À savoir

Chez les patients en dépression confirmée, un traitement est nécessaire voire indispensable. Il existe un risque suicidaire chez le dépressif, dû à sa dépression. Ce risque augmente en début de traitement, en raison de la levée de l'inhibition psychomotrice qui précède l'action antidépressive de l'humeur.

En effet, l'action de l'antidépresseur pour faire cesser l'humeur négative ne se manifeste qu'au bout de plusieurs jours, mais le patient n'est plus inhibé.

S'il constate après 1 semaine à 10 jours de traitement des modifications dans son comportement ou son état psychique, il devra en référer à son médecin ou son psychiatre. Celui-ci modifiera alors le traitement ou le complétera pour permettre sa poursuite et la guérison de l'épisode dépressif. Le traitement est long : au minimun 6 mois pour éviter les rechutes.

Signaler au médecin la présence de constipation, de fatigue ou de problèmes de prostate qui seront facilement traités.

L'arrêt brutal entraîne un syndrome de sevrage (manque) s'exprimant par des vertiges, des insomnies, de l'agitation, de l'anxiété, des maux de tête, des nausées.

L'alcool est déconseillé car il majore l'effet sédatif. Prudence lors de la conduite de véhicules et de l'utilisation de machines en raison des risques de perturbation des facultés physiques et mentales dont l'amitriptyline est responsable.

Effets secondaires éventuels

La fréquence d'apparition d'un effet secondaire dépend de la sensibilité de chacun à la substance administrée et de la faculté que possède cette substance à se concentrer dans un organe donné ou à modifier un système de régulation.

– Troubles psychiques :
• somnolence ou sédation, surtout en début de traitement ;
• levée de l'inhibition psychomotrice avec risque suicidaire. Les anxiolytiques prescrits pour traiter l'anxiété qui accompagne la dépression ne protègent pas forcément de la levée de l'inhibition ;
• inversion de l'humeur avec apparition d'épisodes d'euphorie et d'excitation s'exprimant par de l'agitation et de l'insomnie ;
• réactivation d'un délire chez les sujets psychotiques.
– Troubles digestifs : sécheresse de la bouche, constipation.
– Troubles métaboliques : prise de poids, galactorrhée et hypertrophie mammaire, impuissance.
– Troubles rénaux : rétention urinaire et troubles de la miction.
– Troubles neurosensoriels : vision trouble, bouffées de chaleur, sueurs, tremblements, rigidité, hyperactivité.
– Troubles cardiaques : hypotension orthostatique, tachycardie, cardiotoxicité (en cas de surdosage ou d'intoxication).
– Troubles hématologiques et hépatiques (rares).

Principales contre-indications

Absolues :
– Glaucome à angle fermé.
– Hypertrophie de la prostate.
– Infarctus du myocarde récent.
– Sultopride, IMAO (Marsilid®), autres antidépresseurs.

Utilisations déconseillées :
– Alcool.
– Grossesse, allaitement.
– En cas d'antécédents d'épilepsie, d'insuffisance rénale ou hépatique, surveillance accrue.
– Clonidine, sympathomimétiques (adrénaline, etc.) par voie injectable.

Réglementation

Liste I (sur ordonnance). Remboursé à 65 % par la Sécurité sociale.
Tenir à l'abri de l'humidité.

Médicaments disponibles

Amitriptyline 25 mg comprimé
Médicaments de référence :
LAROXYL® 25 mg • ÉLAVIL® 25 mg

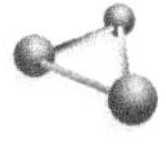

Amodex® Gé

voir Amoxicilline

Amophar® Gé

voir Amoxicilline

Amoxicilline

CLAMOXYL® • **HICONCIL®** • FLÉMOXINE® GÉ • A-GRAM GÉ® • BRISTAMOX GÉ® • GRAMIDIL® GÉ • AMOXICILLINE® • AMODEX® GÉ • AMOPHAR® GÉ

Activité pharmacologique

Antibiotique. Pénicilline A.
Si la maladie a pour origine un virus, les antibiotiques n'auront aucun effet. Ils sont efficaces contre les infections d'origine bactérienne.

Indications thérapeutiques

– Traitements usuels :
• infections bronchopulmonaires : pneumopathies aiguës, bronchites aiguës ou chroniques infectieuses ;
• infections ORL : otite, sinusite, angine ;
• infections bucco-dentaires : abcès, gingivites, caries ;
• infections urinaires, génitales masculines et infections gynécologiques ;
• infections spécifiques : digestives et biliaires, maladie de Lyme (maladie infectieuse transmise à l'homme par une piqûre de tique), etc.
– Traitement de relais de la voie injectable après endocardites et septicémies.
– Prévention des endocardites.
– Éradication d'*Helicobacter pylori* dans l'ulcère associé à un autre antibiotique (clarithromycine ou imidazolé) et à un antisécrétoire d'acidité gastrique (Mopral®, etc.). L'*Helicobacter pylori* est une bactérie qui intervient dans le processus ulcérogène menant à la formation et à l'entretien des ulcères.

Présentation

Gélules dosées à 500 mg d'amoxicilline et comprimés dispersibles dosés à 1 g.
Sachets dosés à 1 g, 250 mg et 125 mg.
Suspension buvable dosée à 500 mg, 250 mg et 125 mg par cuillerée-mesure de 5 ml. Le flacon contient 12 cuillerées-mesures de 5 ml de suspension reconstituée (arômes citron, pêche, fraise).

Posologie

Dans tous les cas, la posologie est déterminée par le médecin en fonction de la maladie à traiter et des caractéristiques individuelles du patient.

Prendre au cours des repas pour une meilleure tolérance digestive. Avaler les gélules avec un grand verre d'eau. Le sirop doit être préparé au moment de l'utilisation, en ajoutant à la poudre de l'eau minérale non gazeuse jusqu'au trait gravé sur la bouteille. Agiter le flacon avant chaque usage. Peut être introduit dans un biberon d'eau ou de lait.

À savoir

En raison du risque d'allergie à la pénicilline, la survenue de signes d'allergie tels que fièvre, urticaire, visage enflé, œdème de Quincke (difficultés à respirer, gorge et langue enflées) ou malaise cardiovasculaire doit conduire à arrêter le traitement et à prévenir immédiatement le médecin.

Administration possible pendant l'allaitement et la grossesse.

Le non-respect de la posologie et de la durée du traitement prescrit peut être responsable de la sélection de germes résistants. En effet, chaque fois que l'on prend un antibiotique, celui-ci élimine certaines bactéries, mais en renforce également d'autres.

Il ne faut jamais prendre d'antibiotiques sans l'avis du médecin.

Effets secondaires éventuels

La fréquence d'apparition d'un effet secondaire dépend de la sensibilité de chacun à la substance administrée et de la faculté que possède cette substance à se concentrer dans un organe donné ou à modifier un système de régulation.

– Réactions allergiques : urticaire, prurit, œdème de Quincke, choc anaphylactique.
– Troubles digestifs : nausées, vomissements, gastralgies, candidoses, douleurs abdominales, diarrhées prévenues par la prise de levure prescrite par le médecin (Ultralevure®, etc.) ou par la consommation de yaourts. Généralement sans gravité, sauf cas exceptionnel. La survenue de diarrhées avec fièvre nécessite de prévenir le médecin.
– Troubles hématologiques (éosinophilie, neutropénie) et hépatiques rares.
– À forte dose, risque de néphrotoxicité nécessitant un apport hydrique suffisant.
– Troubles gynécologiques : vaginite et mycose vaginale à candida.

Principales contre-indications

Absolues :
– Allergie aux pénicillines et allergie croisée avec les céphalosporines. Une personne allergique aux céphalosporines l'est aussi aux pénicillines, car les deux familles ont des points communs chimiques que l'immunité reconnaît (IgE).
– Mononucléose infectieuse (augmentation des troubles cutanés).
Utilisations déconseillées : méthotrexate, allopurinol (Zyloric®), allaitement.

Réglementation

Liste I (sur ordonnance). Remboursé à 65 % par la Sécurité sociale.
Les suspensions buvables sont à conserver au maximum 7 jours après reconstitution.

Médicaments disponibles

Amoxicilline 125 mg comprimé dispersible, sachet, soluté buvable
Médicaments de référence :
CLAMOXYL® 125 mg sol. buv., sachet • HICONCIL® 125 mg sol. buv.
Génériques : FLÉMOXINE® 125 mg comp. disp. • A-GRAM® 125 mg GÉ, sol. buv. • AMOXICILLINE BIOGARAN® 125 mg sol. buv. • AMOXICILLINE GNR® 125 mg sol. buv. • AMOXICILLINE MERCK® 125 mg sol. buv. • AMOXICILLINE RPG® 125 mg sol. buv. • AMOXICILLINE EG® 125 mg buv. • AMOXICILLINE RATIOPHARM® 125 mg sol. buv. • BRISTAMOX® 125 mg GÉ sol. buv. • AMOXICILLINE QUALIMED® 125 mg sol. buv. • AMOXICILLINE ARROW® 125 mg susp. buv. • AMOXICILLINE TEVA® 125 mg sol. buv.

Amoxicilline 250 mg, comprimé dispersible, gélule, sachet, soluté buvable
Médicaments de référence :
CLAMOXYL® 250 mg sol. buv., sachet • HICONCIL® 250 mg sol. buv.
Génériques : FLEMOXINE® 250 mg GÉ comp. disp., sol. buv. • CLAMOXYL® 250 mg, sachet • AMOXICILLINE EG® 250 mg sol. buv. • AMOXICILLINE RATIOPHARM® 250 mg sol. buv. • AMOXICILLINE BIOGARAN® 250 mg sol. buv. • AMOXICILLINE GNR® 250 mg sol. buv. • AMOXICILLINE RPG® 250 mg sol. buv. • AMOXICILLINE IREX® 250 mg sol. buv. • AMODEX® 250 mg GÉ sol. buv. • AMOXICILLINE MERCK® 250 mg sol. buv. • GRAMIDIL® 250 mg GÉ sol. buv. • A-GRAM® 250 mg GÉ sol. buv. • AMOPHAR® 250 mg GÉ sol. buv. • BRISTAMOX® 250 mg GÉ sol. buv. • AMOXICILLINE HEXAL® 250 mg sol. buv. • AMOXICILLINE QUALIMED® 250 mg susp. buv. • AMOXICILLINE ARROW® 250 mg susp. buv. • AMOXICILLINE TEVA® 250 mg sol. buv.

Amoxicilline 500 mg, comprimé dispersible, comprimé effervescent, soluté buvable, gélule

Médicaments de référence :

CLAMOXYL® 500 mg gél. et sol. buv. • HICONCIL® 500 mg gél. et sol. buv.

Génériques : FLEMOXINE® 500 mg GÉ gél., sol. buv. et comp. disp. • AMOXICILLINE EG® 500 mg gél. et sol. buv. • AMOXICILLINE RPG® 500 mg gél. et sol. buv. • AMOXICILLINE IREX 500 mg gél. et sol. buv. • GRAMIDIL® 500 mg GÉ gél. et sol. buv. • AMOPHAR® 500 mg GÉ gél. et sol. buv. • AMOXICILLINE MERCK® 500 mg gél. et sol. buv. • AMODEX 500 mg GÉ gél. et sol. buv. • AMOXICILLINE BIOGARAN® 500 mg gél. et sol. buv. • AMOXICILLINE RATIOPHARM® 500 mg gél. et sol. buv. • AMOXICILLINE GNR® 500 mg gél. et sol. buv. • A-GRAM® 500 mg GÉ comp. eff., gél. et sol. buv. • BRISTAMOX® 500 mg GÉ gél. et sol. buv. • AMOXICILLINE HEXAL® 500 mg gél. et sol. buv. • AMOXICILLINE QUALIMED® 500 mg gél. et sol. buv. • AMOXICILLINE ARROW® 500 mg gél. et sol. buv. • AMOXICILLINE TEVA® 500 mg gél et sol. buv

Amoxicilline 1 000 mg comprimé dispersible et sachet

Médicament de référence :

CLAMOXYL® 1 g comp. disp. et sachet

Génériques : AMODEX® 1 g GÉ comp. disp. • AMOXICILLINE RPG® 1 g comp. disp. • AMOXICILLINE IREX® 1 g comp. disp. • AMOPHAR® 1 g GÉ sachet • GRAMIDIL® 1 g GÉ sachet • A-GRAM® 1 g GÉ comp. disp. • FLEMOXINE® 1 g GÉ comp. disp. • BRISTAMOX® 1 g GÉ comp. disp. • AMOXICILLINE RATIOPHARM® 1 g comp. disp. • AMOXICILLINE HEXAL® 1 g comp. disp. • AMOXICILLINE GNR® 1 g comp. disp. • AMOXICILLINE EG® 1 g comp. disp. et sachet • AMOXICILLINE BIOGARAN® 1 g comp. disp. et sachet • AMOXICILLINE MERCK® 1 g comp. disp. • AMOXICILLINE ARROW® 1 g comp. disp. • AMOXICILLINE QUALIMED® 1 g comp. disp. • AMOXICILLINE TEVA® 1 g comp. disp. et sachet

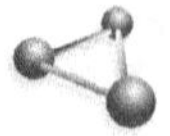

Amoxicilline + acide clavulanique

AUGMENTIN® • **CIBLOR®** • AMOXICILLINE + ACIDE CLAVULANIQUE®

Activité pharmacologique

Antibiotique constitué par l'association d'amoxicilline et d'acide clavulanique.

L'amoxicilline est un antibiotique de la famille des pénicillines.

L'acide clavulanique est un inhibiteur des pénicillinases. Les pénicillinases sont des substances (enzymes) bactériennes capables de détruire l'amoxicilline. Les bactéries qui possèdent cette enzyme sont résistantes à l'amoxicilline.

L'acide clavulanique, inhibiteur de ces enzymes bactériennes, détruit cette pénicillinase produite par la bactérie. Ainsi l'amoxicilline agira contre la bactérie puisque l'acide clavulanique a bloqué l'enzyme.

L'amoxicilline + acide clavulanique agit sur les bactéries résistantes productrices de pénicillinases et trouve son emploi dans les affections à germes résistants à l'amoxicilline.

Indications thérapeutiques

On retrouve les mêmes indications que l'amoxicilline avec, en plus, les infections résistantes à une première prescription d'amoxicilline ou récidivantes.

Néanmoins l'amoxicilline + acide clavulanique peut être utilisée d'emblée en première intention, dans un contexte d'infection à germes résistants.

– ORL : otites moyennes aiguës, sinusites aiguës, angines récidivantes.
– Infections bronchopulmonaires : pneumopathies aiguës du patient à risque de complications, épisodes infectieux des bronchites aiguës et chroniques.
– Infections urinaires (cystite et pyélonéphrite).
– Infections gynécologiques hautes (endométrites et salpingites).
– Infections stomatologiques et dentaires : parodontie, phlegmon, abcès dentaire.
– Enfant de moins de 30 mois : otites moyennes, otites récidivantes et infections respiratoires basses, infections urinaires.

Présentation

Sachets dosés à 1 g d'amoxicilline + 125 mg d'acide clavulanique.
Comprimés dosés à 500 mg d'amoxicilline + 62,5 mg d'acide clavulanique.
Solution buvable dosée à 100 mg d'amoxicilline + 12,5 mg d'acide clavulanique par ml (arôme fraise).

Posologie

Dans tous les cas, la posologie est déterminée par le médecin en fonction de la maladie à traiter et des caractéristiques individuelles du patient.
Prendre au début des repas.

À savoir

En raison du risque d'allergie à la pénicilline, la survenue de signes d'allergie tels que fièvre, urticaire, visage enflé, œdème de Quincke (difficultés à respirer, langue et gorge enflées) ou malaise cardio-vasculaire doit conduire à arrêter le traitement et à prévenir le médecin. L'apparition d'une coloration jaune de la peau et des muqueuses ou des douleurs abdominales gauches avec nausées sont des signes de souffrance hépatique et doivent être signalées au médecin.
En raison du risque de rechute, le traitement ne doit pas être arrêté avant la date recommandée par le médecin, même si les symptômes ont disparu. La guérison des signes d'infection ne correspond pas toujours à la guérison bactériologique avec disparition de tous les germes pathogènes.
De même, il ne faut pas modifier le traitement prescrit par le médecin. Le changement de durée ou de posologie peut rendre les bactéries résistantes à cet antibiotique et les traitements ultérieurs ne seront plus efficaces sur ces bactéries.
Reconstituer la suspension buvable avec de l'eau minérale non gazeuse jusqu'au trait gravé sur la bouteille. Agiter le flacon avant chaque usage. L'administration se fait à l'aide de la pipette-dose.

Effets secondaires éventuels

La fréquence d'apparition d'un effet secondaire dépend de la sensibilité de chacun à la substance administrée et de la faculté que possède cette substance à se concentrer dans un organe donné ou à modifier un système de régulation.

– Réactions allergiques : urticaire et éruption cutanée, prurit, œdème de Quincke, choc anaphylactique.
– Troubles digestifs : nausées, vomissements, gastralgies, candidoses, douleurs abdominales, diarrhées. La survenue de la diarrhée est prévenue par la prise de levure prescrite par le médecin (Ultralevure®, etc.)

ou par la consommation de yaourts. Elle est généralement sans gravité, sauf cas exceptionnel. La survenue de diarrhée avec fièvre nécessite de prévenir le médecin.

– Troubles hématologiques (éosinophilie, neutropénie) rares.

– Troubles hépatiques rares : hépatites, ictère (jaunisse), augmentation des transaminases (enzymes du foie). Leur taux augmente lorsque des cellules du foie sont détruites. Le risque augmente avec la durée du traitement (à partir de 15 jours).

– À forte dose, risque de néphrotoxicité nécessitant un apport hydrique suffisant.

– Troubles gynécologiques : vaginite et mycose vaginale à candida.

Principales contre-indications

Absolues :

– Allergie aux pénicillines et allergie croisée avec les céphalosporines. Une personne allergique aux céphalosporines l'est aussi aux pénicillines, car les deux familles ont des points communs chimiques que l'immunité reconnaît (IgE).

– Mononucléose infectieuse (augmentation des troubles cutanés).

Utilisations déconseillées : méthotrexate, allopurinol, risque accru d'éruptions cutanées (Zyloric®), grossesse et allaitement (risque de diarrhées chez le bébé), insuffisance rénale (ajustement de posologie), insuffisance hépatique (surveillance accrue).

Réglementation

Liste I (sur ordonnance). Remboursé à 65 % par la Sécurité sociale.

Conserver au maximum 7 jours après reconstitution, au réfrigérateur.

Médicaments disponibles

Amoxicilline 100 mg + acide clavulanique 12,5 mg suspension buvable nourrisson, enfant

Médicaments de référence :
AUGMENTIN® 100 mg + 12,5 mg • CIBLOR® 100 mg + 12,5 mg

Génériques : AMOXICILLINE-ACIDE CLAVULANIQUE BIOGARAN® 100 mg + 12,5 mg • AMOXICILLINE-ACIDE CLAVULANIQUE RPG® 100 mg + 12,5 mg • AMOXICILLINE-ACIDE CLAVULANIQUE GNR® 100 mg + 12,5 mg • AMOXICILLINE-ACIDE CLAVULANIQUE MERCK® 100 mg + 12,5 mg • AMOXICILLINE-ACIDE CLAVULANIQUE ARROW® 100 mg + 12,5 mg • AMOXICILLINE-ACIDE CLAVULANIQUE G GAM® 100 mg + 12,5 mg • AMOXICILLINE-ACIDE CLAVULANIQUE G RATIOPHARM® 100 mg + 12,5 mg

Amoxicilline 500 mg + acide clavulanique 62,5 mg comprimé

Médicaments de référence :
AUGMENTIN® 500 mg + 62,5 mg • CIBLOR® 500 mg + 62,5 mg

Génériques : AMOXICILLINE • ACIDE CLAVULANIQUE BIOGARAN® 500 mg + 62,5 mg • AMOXICILLINE-ACIDE CLAVULANIQUE GNR® 500 mg + 62,5 mg

Amoxicilline 1 g + acide clavulanique 125 mg sachet

Médicaments de référence :
AUGMENTIN® 1 g + 125 mg • CIBLOR® 1 g + 125 mg

Génériques : AMOXICILLINE + ACIDE CLAVULANIQUE BIOGARAN® 1 g + 125 mg • AMOXICILLINE-ACIDE CLAVULANIQUE GNR® 1 g + 125 mg • AMOXICILLINE • ACIDE CLAVULANIQUE EG® 1 g + 125 mg AMOXICILLINE-ACIDE CLAVULANIQUE TEVA® 1 g + 125 mg

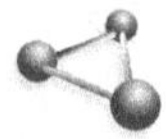

Amoxicilline injectable

CLAMOXYL® • AMODEX® GÉ •
AMOXICILLINE®

Activités pharmacologiques
Antibiotique. Pénicilline A.

Indications thérapeutiques
– Indications de l'amoxicilline dans les formes sévères ou graves.
– Septicémie, endocardite, méningite.

Présentation
Flacon de poudre contenant 500 mg ou 1 g d'amoxicilline à reconstituer avec l'ampoule de solvant (alcool benzylique) pour injection intramusculaire (IM). Le solvant des ampoules pour injection intramusculaire contient un anesthésique local.
Flacon de poudre contenant 500 mg, 1 g ou 2 g d'amoxicilline pour injection intraveineuse.

Posologie
Dans tous les cas, la posologie est déterminée par le médecin en fonction de la maladie à traiter et des caractéristiques individuelles du patient.

Avant 3 ans, ne pas utiliser le solvant pour IM, mais 5 ml d'eau pour préparation injectable.

À savoir
En intramusculaire, le solvant utilisé rend l'injection indolore. Ne pas utiliser par voie intraveineuse le solvant intramusculaire.
Il ne faut pas mélanger un autre produit dans la même seringue ou le même flacon de perfusion en raison de risques d'incompatibilité.
Une légère coloration rose ou jaune pâle est possible.

Voir les recommandations générales de l'amoxicilline par voie orale.

Effets secondaires éventuels
Voir Amoxicilline par voie orale.

Principales contre-indications
Voir Amoxicilline par voie orale.

Réglementation
Liste I (sur ordonnance). Remboursé à 65 % par la Sécurité sociale.

Médicaments disponibles
Amoxicilline 1 g/5 ml ampoule intramusculaire
Médicament de référence :
CLAMOXYL® 1 g/5 ml amp. I.M.
Génériques : AMODEX® 1 g/5 ml GÉ amp. I.M. • AMOXICILLINE GNR® 1 g/5 ml amp. I.M. • AMOXICILLINE RPG® 1 g/5 ml amp. I.M.

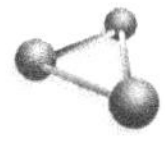

Anadvil®
voir Ibuprofène

Anafranil®
voir Clomipramine

Antadys®
voir Flurbiprofène

Antarène® Gé
voir Ibuprofène

Antidiar® Gé
voir Lopéramide

Anxyrex® Gé

voir Bromazépam

Aparoxal®

voir Phénobarbital

Apranax®

voir Naproxène

Artane®

voir Trihexyphénidyle

Aspégic®

voir Acide acétylsalicylique

Aspirine Vit. C®

voir Acide acétylsalicylique

Aspirine

voir Acide acétylsalicylique

Aspirisucre®

voir Aspirine

Aspro Vit. C®

voir Acide acétylsalicylique
+ 500 mg Vit C

Aspro®

voir Acide acétylsalicylique

Aténolol

TÉNORMINE® • BÉTATOP® GÉ • XATEN® • ATÉNOLOL®

Activité pharmacologique

Bêtabloquant cardiosélectif. Le cœur et les vaisseaux sont innervés par le système nerveux sympathique (système nerveux autonome) qui permet leur régulation. Le bêtabloquant freine l'activité du système sympathique en agissant sur des récepteurs cellulaires appelés récepteurs bêta, d'où son nom. Ainsi, les artères sont moins réactives, donc plus souples.

Il en est de même du cœur qui diminue sa capacité de travail. Si le bêtabloquant agit spécifiquement sur les récepteurs bêta du cœur, il est dit « cardiosélectif ». Les autres récepteurs bêta situés ailleurs dans l'organisme ne seront donc pas activés, et il y aura donc moins d'effets secondaires. Il possède également des effets antiarythmiques.

Indications thérapeutiques

– Traitement de l'hypertension.
– Prophylaxie des crises d'angor d'effort. Le cœur assure la circulation du sang destiné à irriguer les organes vitaux. Il est lui-même oxygéné grâce aux artères coronaires situées dans le muscle cardiaque (myocarde). Lorsqu'un effort supplémentaire est demandé au myocarde, les coronaires doivent apporter plus de sang. Avec une plaque d'athérome (dépôt de graisse) sur la paroi des artères coronaires, le sang passe mal. Le cœur est alors en souffrance, ce qui s'exprime par une crise d'angor avec douleur

cardiaque caractéristique, encore appelée angine de poitrine. C'est une douleur rétrosternale (derrière la poitrine) intense et angoissante (angoisse, sueurs et pâleur), constrictive, avec sensation d'oppression et irradiant vers le bras gauche, la mâchoire ou le dos. Sous bêtabloquant le cœur ne répondra pas à une demande de travail supplémentaire. Les efforts demandés par l'organisme (course, colère, effort physique) ne pourront pas se réaliser et c'est le but recherché. En effet, ces efforts auraient demandé au cœur un travail supplémentaire, responsable potentiel d'obstruction des coronaires et de déclenchement de la crise d'angor.
– Traitement de certains troubles du rythme (tachycardie, extrasystole, fibrillation auriculaire).

Présentation

Comprimés sécables dosés à 50 mg et 100 mg d'aténolol.

Posologie

Dans tous les cas, la posologie est déterminée par le médecin en fonction de la maladie à traiter et des caractéristiques individuelles du patient.

Prendre à distance des repas pour une meilleure absorption intestinale.

À savoir

Ne jamais interrompre brutalement le traitement chez les angineux. L'arrêt brusque peut entraîner de graves troubles du rythme, un infarctus du myocarde ou une mort subite. Si la fréquence cardiaque baisse au-dessous de 50 à 55 battements par minute, il faut prévenir le médecin.

Il en est de même devant toute aggravation d'un psoriasis (maladie de peau dont la cause est encore inconnue, caractérisée par des taches rouges avec squames, localisée à la face postérieure des coudes, aux genoux, dans le dos et les cheveux), d'une réaction allergique, d'une claudication (c'est l'arrêt de la marche en raison du manque d'irrigation sanguine au niveau des mollets).
En cas de besoin, ce médicament peut être pris par une femme enceinte.

Effets secondaires éventuels

La fréquence d'apparition d'un effet secondaire dépend de la sensibilité de chacun à la substance administrée et de la faculté que possède cette substance à se concentrer dans un organe donné ou à modifier un système de régulation.

– Troubles cardio-vasculaires : bradycardie, douleur thoracique (risque au sevrage chez le coronarien), insuffisance cardiaque, chute tensionnelle, syncope (rare).
– Aggravation d'une claudication intermittente existante, refroidissement des extrémités (syndrome de Raynaud).
– Signes d'hypoglycémie masqués par de l'hypotension chez le diabétique.
– Chez l'asthmatique son usage n'est pas recommandé en raison des risques de bronchospasmes.
– Troubles dermatologiques : éruptions cutanées, aggravation du psoriasis, aggravation des réactions allergiques chez l'allergique.
– Troubles gastro-intestinaux : nausées, vomissements, gastralgies.

– Troubles psychiques : insomnie, cauchemars, impuissance.

Principales contre-indications

Absolues : asthme et bronchopneumopathies chroniques obstructives sévères, insuffisance cardiaque non contrôlée, choc cardiogénique, hypotension, troubles du rythme (bradycardie inférieure à 45 à 50 battements par minute, BAV II et III non pourvus de pacemaker, choc cardiogénique, maladies du sinus cardiaque, allongement de l'espace QT, torsades de pointe), angor de Prinzmétal, phénomène de Raynaud, phéochromocytome non traité (tumeur bénigne dans la glande médullosurrénale, responsable d'hypertension sévère et de troubles du rythme cardiaque). Floctafénine (Idarac®), antiarythmiques pouvant induire des torsades de pointe (quinidiniques, disopyramide, brétylium, amiodarone), autres médicaments pouvant induire des torsades de pointe (vincamine, érythromycine injectable, sultopride, bépridil).

Utilisations déconseillées : amiodarone, allaitement, grossesse, insuffisance rénale (surveillance accrue).

Réglementation

Liste I (sur ordonnance). Remboursé à 65 % par la Sécurité sociale.

Sportifs : l'aténolol induit une réaction positive aux tests pratiqués lors des contrôles antidopage.

Médicaments disponibles

Aténolol 50 mg comprimé
Médicament de référence :
TÉNORMINE® 50 mg

Génériques : ATÉNOLOL RPG® 50 mg • ATÉNOLOL MERCK® 50 mg • ATÉNOLOL GNR® 50 mg • ATÉNOLOL G GAM® 50 mg • ATÉNOLOL RATIOPHARM® 50 mg • BETATOP® 50 mg GÉ • ATÉNOLOL EG® 50 mg • ATÉNOLOL BIOGARAN® 50 mg • ATÉNOLOL IREX® 50 mg • ATÉNOLOL ARROW® 50 mg • ATÉNOLOL QUALIMED® 50 mg • ATÉNOLOL TEVA® 50 mg

Aténolol 100 mg comprimé
Médicament de référence :
TÉNORMINE® 100 mg

Génériques : ATÉNOLOL BIOGARAN® 100 mg • ATÉNOLOL GNR® 100 mg • ATÉNOLOL MERCK® 100 mg • ATÉNOLOL G GAM® 100 mg • ATÉNOLOL RATIOPHARM® 100 mg • ATÉNOLOL RPG® 100 mg • BÉTATOP® 100 mg GÉ • ATÉNOLOL EG® 100 mg • ATÉNOLOL IREX® 100 mg • ATÉNOLOL ARROW® 100 mg • ATÉNOLOL QUALIMED® 100 mg • ATÉNOLOL IVAX® 100 mg • ATÉNOLOL TÉVA® 100 mg

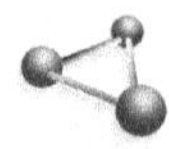

Athymil®

voir Mansérine

Augmentin®

voir Amoxicilline + Acide clavulanique

Avlocardyl®

voir Propranolol

Axonyl® Gé

voir Piracétam

Azantac®

voir Ranitidine

Azathioprine

IMUREL® • AZATHIOPRINE

Activité pharmacologique

Immunosuppresseur. L'azathioprine diminue la réponse immunitaire de l'organisme lorsque celui-ci s'oppose à l'introduction d'une greffe ou lorsqu'il fabrique des anticorps contre lui-même (maladie auto-immune).

Indications thérapeutiques

– Prévention des rejets de greffes lors des transplantations d'organes.
– Traitement des maladies immunitaires lorsque le traitement par les corticoïdes apparaît insuffisant.

Présentation

Azathioprine.

Posologie

Dans tous les cas, la posologie est déterminée par le médecin en fonction de la maladie à traiter et des caractéristiques individuelles du patient.

À savoir

Les comprimés doivent être manipulés avec précaution (cytotoxiques) et rester le moins longtemps possible en contact avec les mains. La surveillance doit être régulière et comporte un bilan hématologique toutes les semaines pendant les 2 premiers mois puis tous les 3 mois. En cas de troubles infectieux dus à la diminution des défenses immunitaires, il faut contacter le médecin. Il s'agit de fièvre, sueurs, frissons et altération de l'état général.

Effets secondaires éventuels

La fréquence d'apparition d'un effet secondaire dépend de la sensibilité de chacun à la substance administrée et de la faculté que possède cette substance à se concentrer dans un organe donné ou à modifier un système de régulation.
– Troubles hématologiques : aplasie médullaire avec leucopénie (diminution des globules blancs), thrombopénie (diminution du nombre des plaquettes au-dessous de la normale) et anémie (diminution des globules rouges).
– Troubles liés à des perturbations métaboliques : fièvre, myalgie, alopécie, troubles du rythme, insuffisance rénale (diminution de la capacité des reins à filtrer et éliminer les déchets sanguins), pneumopathies, etc.
– Troubles digestifs : nausées, vomissements, diarrhées.
– Troubles hépatiques (hépatites) et réactions allergiques (éruptions cutanées) rares…

Principales contre-indications

Absolues : allergie croisée avec la 6 mercaptopurine (Purinéthol® anticancéreux), car les deux molécules ont des points communs chimiques que l'immunité reconnaît (IgE anticorps). Allaitement et grossesse.
Utilisations déconseillées : insuffisance hépatique et rénale (ajustement de posologie).

Réglementation

Liste I (sur ordonnance). Remboursé à 100 % par la Sécurité sociale.

Médicaments disponibles

Azathioprine 50 mg
comprimé sécable

Médicament de référence :
IMUREL® 50 mg
Générique : AZATHIOPRINE MERCK® 50 mg

Bacampicilline

PENGLOBE®

Activité pharmacologique

Antibiotique de la famille des pénicillines A. La bacampicilline se transforme dans l'organisme en ampicilline, il s'agit d'une pénicilline proche de l'amoxicilline.

Indications thérapeutiques.

– Traitement des infections buccodentaires, bronchopulmonaires, ORL (otites et sinusites), des infections rénales et urogénitales aiguës.
– Relais après le traitement injectable des endocardites, des septicémies et des méningites.

Présentation

Comprimés dosés à 400 mg ou 600 mg de bacampicilline.

Posologie

Dans tous les cas, la posologie est déterminée par le médecin en fonction de la maladie à traiter et des caractéristiques individuelles du patient.

Prendre avec un verre d'eau pendant ou entre les repas.

À savoir

En raison du risque d'allergie à la pénicilline, la survenue de signes tels que fièvre, urticaire, visage enflé ou œdème de Quincke (difficultés à respirer, langue et gorge enflées) ou malaise cardio-vasculaire nécessite d'arrêter le traitement et de contacter le médecin ou un service d'urgence.

Il ne faut pas modifier le traitement prescrit par le médecin. Le changement de durée ou de dose peut rendre les bactéries résistantes à cet antibiotique et les traitements ultérieurs ne seront plus efficaces sur ces germes.

En raison du risque de rechute, le traitement ne doit pas être arrêté avant la date recommandée par le médecin, même si les symptômes ont disparu. La guérison des signes d'infection ne correspond pas toujours à la guérison bactériologique avec disparition de tous les germes pathogènes.

Il ne faut pas réutiliser un antibiotique sans avis du médecin, même si les symptômes sont semblables à ceux pour lesquels il a été prescrit.

Effets secondaires éventuels

La fréquence d'apparition d'un effet secondaire dépend de la sensibilité de chacun à la substance administrée et de la faculté que possède cette substance à se concentrer dans un organe donné ou à modifier un système de régulation.

– Réactions allergiques : éruptions cutanées, urticaire, prurit, œdème de Quincke, gêne respiratoire, choc anaphylactique.
– Troubles digestifs : nausées, diarrhées, vomissements, candidoses. La survenue de diarrhée est prévenue par la prise de levure prescrite par le médecin (Ultralevure®, etc.) ou par la consommation de yaourts. Elle est généralement sans gravité, sauf cas exceptionnel. Si elle est accompagnée de fièvre, elle nécessite de prévenir le médecin.
– Troubles hématologiques (éosinophilie, neutropénie) et hépatiques rares.
– Risque de néphrotoxicité à forte dose, nécessitant un apport hydrique suffisant.

– Troubles gynécologiques : vaginite et mycose vaginale à candida.

Principales contre-indications

Absolues : allergie aux pénicillines et allergie croisée avec les céphalosporines : une personne allergique aux céphalosporines l'est aussi aux pénicillines, car les deux familles ont des points communs chimiques que l'immunité reconnaît (IgE anticorps). Mononucléose infectieuse en raison du risque accru de troubles cutanés. Méthotrexate.

Utilisations déconseillés : allopurinol (Zyloric®, etc.), allaitement, grossesse, insuffisance rénale (ajustement de la posologie).

Réglementation

Liste I (sur ordonnance). Remboursé à 65 % par la Sécurité sociale.

Médicaments disponibles

Bacampicilline 400 mg comprimé
Médicament de référence :
PENGLOBE® 400 mg

Bacampicilline 600 mg comprimé
Médicament de référence :
PENGLOBE® 600 mg

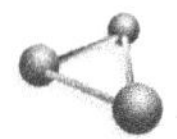

Baclofène

LIORÉSAL® • BACLOFÈNE®

Activité pharmacologique

Myorelaxant antispastique. La spasticité ou hypertonie musculaire est l'augmentation et la résistance du tonus musculaire. Le baclofène provoque un relâchement des muscles contractés et limite les spasmes musculaires.

Indications thérapeutiques

– Traitement des contractures musculaires de la sclérose en plaques (dégénérescence cérébrale des centres moteurs et sensitifs, évoluant par poussées).
– Traitement des contractures d'origine traumatique, infectieuse, cérébrale ou cancéreuse.

Présentation

Comprimés dosés à 10 mg de baclofène.

Posologie

Dans tous les cas, la posologie est déterminée par le médecin en fonction de la maladie à traiter et des caractéristiques individuelles du patient.
Prendre les comprimés au cours des repas.

À savoir

Ne pas arrêter brutalement le traitement car des troubles psychiques pourraient survenir.

En cas d'association avec des dépresseurs du système nerveux central, des troubles respiratoires sont possibles, comme une difficulté à respirer ou des étouffements ; il est nécessaire de prévenir le médecin.

Prudence lors de la conduite de véhicules et l'utilisation de machines en raison des risques de somnolence. L'alcool est déconseillé pour les mêmes raisons.

Effets secondaires éventuels

La fréquence d'apparition d'un effet secondaire dépend de la sensibilité de chacun à la substance administrée et de la faculté que possède cette substance à se concentrer dans un organe donné ou à modifier un système de régulation.

– Troubles neurologiques : somnolence, asthénie, vertiges, confusion, céphalées.
– Troubles neurosensoriels : acouphènes, paresthésies, troubles de l'accommodation.
– Troubles neuromusculaires : hypotonie, tremblements, crises d'épilepsie chez l'épileptique.
– Troubles digestifs : nausées, vomissements, constipation, sécheresse buccale.
– Troubles cardiaques : hypotension, bradycardie.
– Troubles respiratoires : dépression respiratoire.
– Troubles rénaux : risque de rétention urinaire.
– Troubles cutanés : éruption et sueurs.

Principales contre-indications

Absolues : grossesse et allaitement, porphyrie (maladie grave du foie avec accumulation de pigments dans l'organisme).
Utilisations déconseillées : association avec les dépresseurs du système nerveux central (SNC) (morphine, anxiolytique, etc.) qui accentuent la dépression respiratoire et la sédation. En cas d'affection cardio-vasculaire, respiratoire, psychiatrique, rénale ou hépatique, la surveillance est accrue.

Réglementation

Liste I (sur ordonnance). Remboursé à 35 % par la Sécurité sociale.

Médicaments disponibles

Baclofène 10 mg, comprimé
Médicament de référence :
LIORÉSAL® 10 mg
Générique : BACLOFÈNE IREX® 10 mg

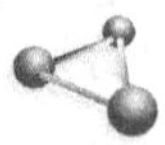

Bactrim®

voir Sulfaméthoxazole + Triméthoprime

Baypress®

voir Nitrendipine

Béclo-Rhino®

voir Béclométhasone

Béclométhasone

BÉCONASE® • BÉCLORHINO®

Activité pharmacologique

Anti-inflammatoire corticoïde dérivé de la cortisone, à usage externe.

Indications thérapeutiques

Traitement des rhinites allergiques d'apparition saisonnière (rhume des foins) ou apparaissant durant l'année, sans rythme particulier.

Présentation

Pulvérisateur nasal délivrant 50 µg de béclométasone par pulvérisation nasale.

Posologie

Dans tous les cas, la posologie est déterminée par le médecin en fonction de la maladie à traiter et des caractéristiques individuelles du patient.
Boucher une narine et pulvériser une fois dans l'autre narine tout en inspirant. Il est préférable de se moucher avant les pulvérisations.

À savoir

Il est recommandé de ne pas dépasser 10 pulvérisations dans chaque narine par jour. L'usage abusif est responsable de phénomènes de rebond à l'arrêt du traitement (réapparition exagérée des symptômes caractéristiques de la maladie). En cas de rhinite allergique, il est souhaitable d'éviter l'allergène responsable quand il est connu. Il faut pratiquer des lavages des fosses nasales à l'aide de dosettes de sérum physiologique ou d'eau de mer pulvérisée 2 à 3 fois par jour.

Le traitement doit être le plus bref possible en raison de l'atrophie de la muqueuse nasale qui pourrait se créer à long terme. Les doses sont diminuées progressivement dès l'amélioration des symptômes. Dès l'apparition de fièvre ou d'infection bronchopulmonaire, il faut prévenir le médecin.

Effets secondaires éventuels

La fréquence d'apparition d'un effet secondaire dépend de la sensibilité de chacun à la substance administrée et de la faculté que possède cette substance à se concentrer dans un organe donné ou à modifier un système de régulation.

– Troubles locaux : épistaxis (saignements de nez, rares), irritations ou éternuements, nez qui coule ou sécheresse nasale, infection nasale ou mycose.

– Troubles généraux : ils sont rares mais l'administration prolongée majore les effets de la corticothérapie à long terme.

Principales contre-indications

Absolues : tendance ou risque d'épistaxis, herpès. Ne pas utiliser en cas de tuberculose non traitée ou d'ulcère en évolution.

Utilisations déconseillées : grossesse et allaitement (par précaution).

Réglementation

Liste I (sur ordonnance). Remboursé à 35 % par la Sécurité sociale.

Sportifs : la béclométasone induit une réaction positive aux tests pratiqués lors des contrôles antidopage.

Médicaments disponibles

Béclométhasone suspension nasale (pulvérisation) 50 µg 200 doses

Médicaments de référence :
BÉCONASE® 50 µg susp. nas./pulv. • BÉCLORHINO® 50 µg susp. nas./pulv.

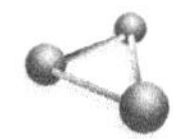

Béconase®

voir Béclométhasone

Benzoyle peroxyde

EFFACNÉ® • CUTACNYL® • PANOGEL® • PANOXYL® • ÉCLARAN®

Activités pharmacologiques

Antiacnéique agissant comme antibactérien sur les germes responsables de la surinfection de l'acné (points blancs). Il possède également des propriétés kératolytiques (décapage partiel de la peau) et sébostatiques (stabilisation de la sécrétion de sébum). Le peroxyde de benzoyle est un dérivé solide de l'eau oxygénée.

Indication thérapeutique

Traitement local de l'acné.

Présentation

Gel dosé à 2,5 %, 5 %, 10 % de benzoyle peroxyde.

Posologie

Dans tous les cas, la posologie est déterminée par le médecin en fonction de la maladie à traiter et des caractéristiques individuelles du patient.

Faire une application le soir avec l'équivalent d'un petit pois de gel sur les lésions à traiter et masser légèrement jusqu'à pénétration. Après amélioration des signes, la posologie est ramenée à une application tous les 2 ou 3 jours en entretien.

À savoir

Bien se laver les mains avant et après l'application.
L'irritation qui est constatée surtout en début de traitement n'est pas une réaction allergique et ne justifie pas l'arrêt du traitement. En cas d'irritation, les applications seront espacées ou rincées à l'eau. Si elle persiste, le médecin sera prévenu.
Par prudence, le traitement peut être précédé d'une période de plusieurs jours d'application sur la peau d'une dose d'essai pour écarter le risque allergique chez l'allergique. En cas d'application accidentelle dans l'œil, sur les paupières ou dans la bouche, il faut rincer à l'eau.
Il ne faut pas appliquer le gel après un traitement irritant, comme les kératolytiques, ou sur une peau irritée. La peau sera lavée préalablement au savon doux. Ne pas s'exposer au soleil. Le gel de peroxyde peut décolorer certains textiles.

Effets secondaires éventuels

La fréquence d'apparition d'un effet secondaire dépend de la sensibilité de chacun à la substance administrée et de la faculté que possède cette substance à se concentrer dans un organe donné ou à modifier un système de régulation.

– Photosensibilisation : ne pas s'exposer de manière prolongée au soleil, ni utiliser de lampe à UV (brûlures).
– Troubles cutanés : rougeurs, desquamation, sécheresse, sensation de chaleur (échauffements).

Principal contre-indication

Utilisations déconseillées : ne pas appliquer sur une lésion ou une plaie.

Réglementation

Liste II (sur ordonnance). Remboursé à 65 % par la Sécurité sociale.
Tenir à l'abri de la chaleur et éviter la proximité d'une flamme.

Médicaments disponibles

Benzoyle peroxyde 2,5 % gel/tube
Médicaments de référence :
EFFACNÉ® 2,5 % gel/tube • CUTACNYL® 2,5 % gel/tube

Benzoyle peroxyde 5 % gel/tube
Médicaments de référence :
EFFACNÉ® 5 % gel/tube • CUTACNYL® 5 % gel/tube • PANOGEL® 5 % gel/tube • PANOXYL® 5 % gel/tube • ÉCLARAN® 5 % gel/tube

Benzoyle peroxyde 10 % gel/tube
Médicaments de référence :
ÉCLARAN® 10 % gel/tube • PANOGEL® 10 % gel/tube • CUTACNYL® 10 % gel/tube • PANOXYL® 10 % gel/tube

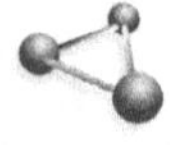

Bétadine®

voir Polyvidone Iodée

Bétahistine

SERC® • ÉVOLIS® GÉ • LECTIL® GÉ •
BÉTAHISTINE®

Activité pharmacologique

Antivertigineux. Les vertiges sont liés à un dérèglement de l'équilibre. Ils s'expriment par une sensation de tournoiement et de dérobement des jambes. C'est dans l'oreille interne que se situe le centre de l'équilibre. Par ailleurs, les vertiges peuvent être dus à une atteinte cérébrale, une cause traumatique ou une mauvaise vascularisation. Ils sont également induits par certaines catégories de médicaments. Dans ce cas, le médicament en cause sera supprimé par le médecin.

Indication thérapeutique

Traitement des vertiges en cas d'atteinte de l'oreille interne.

Présentation

Comprimés dosés à 8 mg de bétahistine.

Posologie

Dans tous les cas, la posologie est déterminée par le médecin en fonction de la maladie à traiter et des caractéristiques individuelles du patient.

Prendre le traitement au cours des repas pour protéger la paroi gastrique et prévenir les brûlures d'estomac.

À savoir

Certains vertiges ne sont pas du domaine de la bétahistine, ce qui peut expliquer l'échec d'un traitement. Il peut s'agir de vertiges d'apparition brutale et d'expression très intense, ou de vertiges dont la cause est d'origine cérébrale. Le traitement peut nécessiter plusieurs cures de 2 à 3 mois pendant l'année.

Effets secondaires éventuels

La fréquence d'apparition d'un effet secondaire dépend de la sensibilité de chacun à la substance administrée et de la faculté que possède cette substance à se concentrer dans un organe donné ou à modifier un système de régulation.

– Troubles digestifs : gastralgies (brûlures et douleurs à l'estomac), nausées, vomissements, diarrhées, sécheresse buccale.
– Troubles neurosensoriels : céphalées, asthénie, somnolence.

Principales contre-indications

Absolues : ulcère gastroduodénal, phéochromocytome (tumeur des surrénales responsable d'hypertension artérielle).
Utilisations déconseillées : grossesse et allaitement. Utiliser avec prudence chez l'asthmatique (risque de bronchoconstriction).

Réglementation

Liste I (sur ordonnance). Remboursé à 35 % par la Sécurité sociale.

Médicaments disponibles

Bétahistine 8 mg comprimé
Médicament de référence :
SERC® 8 mg
Génériques : EVOLIS® GÉ 8 mg • LECTIL® GÉ 8 mg • BÉTAHISTINE BIOGARAN® 8 mg • BÉTAHISTINE BIPHAR® 8 mg • BÉTAHISTINE EG® 8 mg • BÉTAHISTINE G GAM® 8 mg • BÉTAHISTINE MERCK® 8 mg • BÉTAHISTINE

GNR® 8 mg • BÉTAHISTINE RATIOPHARM® 8 mg • BÉTAHISTINE QUALIMED® 8 mg • BÉTAHISTINE IREX® 8 mg • BÉTAHISTINE RPG® 8 mg • BÉTAHISTINE GNR® 8 mg • BÉTAHISTINE TEVA® 8 mg • BÉTAHISTINE ARROW® 8 mg • BÉTAHISTINE IVAX® 8 mg

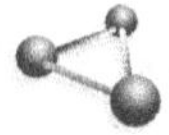

Bétaméthasone

CÉLESTÈNE® • BETNÉSOL®

Activité pharmacologique

Anti-inflammatoire. Corticoïde de synthèse, dérivé de la cortisone. La cortisone est la substance anti-inflammatoire naturelle qui contrôle les réactions inflammatoires de l'organisme. Les corticoïdes sont utilisés pour leurs propriétés anti-inflammatoires. Ils agissent sur la douleur, la chaleur, la tuméfaction et la rougeur, qui sont les quatre signes de l'inflammation. Néanmoins, ces signes ne sont par forcément présents en même temps. À forte dose, le corticoïde diminue la réponse immunitaire.

Indications thérapeutiques

– Traitement de courte durée ou traitement d'entretien des affections ou maladies inflammatoires dermatologiques, digestives, endocriniennes, hématologiques, infectieuses, néoplasiques, néphrologiques, neurologiques, ophtalmologiques, ORL, respiratoires, rhumatologiques.
– Immunodépresseur dans la transplantation d'organe et la greffe de moelle, en prévention du rejet de greffe par l'organisme ou de la réaction du greffon contre l'hôte.

Présentation

Comprimés dosés à 0,5 mg de béta-méthasone.
Comprimés dispersibles dosés à 2 mg. Solution buvable dosée à 0,05 %, réservée à l'enfant et au nourrisson, soit 40 gouttes pour 1 ml. Noter la date de l'ouverture du flacon sur l'étiquette.

Posologie

Dans tous les cas, la posologie est déterminée par le médecin en fonction de la maladie à traiter et des caractéristiques individuelles du patient.
En une prise le matin (traitement au long cours) vers 8 h, mais il faut fractionner les prises si les doses sont élevées.

À savoir

Ne pas interrompre brutalement une corticothérapie prolongée, en raison d'une insuffisance surrénalienne. Les surrénales, qui produisent la cortisone, cessent leur production puisque l'organisme reçoit des dérivés de la cortisone de l'extérieur (voie orale). Cette insuffisance progressivement installée s'exprime alors brutalement en l'absence de corticoïdes. L'obtention d'un sevrage est nécessaire grâce à la décroissance par paliers, en cas d'usage prolongé.
La corticothérapie à long terme peut favoriser la survenue d'infections (immunodépresseur), ce qui nécessite de prévenir le médecin dès l'apparition de signes d'infection, fièvre, fatigue, toux, etc. De plus, certaines pathologies parasitaires tropicales (anguillules) peuvent se compliquer. Les patients doivent éviter le contact avec des sujets

atteints de varicelle ou de rougeole. Lors d'un traitement prolongé ou à fortes doses, un régime pauvre en sodium et lipides, riche en potassium et protéines, est recommandé. En effet, la cortisone crée une rétention hydrosodée avec risque d'hypertension. Un apport en calcium et en vitamine D est systématique. La bétaméthasone peut être utilisée pendant la grossesse, si besoin.

Les visites régulières permettent la surveillance du traitement et la prescription par le médecin d'examens complémentaires, tels que bilans sanguin, radiologique, oculaire, hépatique et rénal.

Effets secondaires éventuels

La fréquence d'apparition d'un effet secondaire dépend de la sensibilité de chacun à la substance administrée et de la faculté que possède cette substance à se concentrer dans un organe donné ou à modifier un système de régulation.

Traitement de courte durée

– Les effets secondaires sont quasiment inexistants : pas de troubles osseux ni musculaires, pas de modification hydrosodée (pas de régime sans sel), pas de modification du métabolisme glucidique. La tolérance digestive est bonne en l'absence d'antécédents ulcéreux.

– Insomnie justifiant la prise du traitement le matin, accompagnée d'euphorie et d'excitation dans la journée. Elle est souvent associée à une antibiothérapie.

– Poussée hypertensive rare.

Traitement prolongé sur plusieurs mois

Les effets secondaires à long terme apparaissent lors d'un traitement prolongé sur plusieurs mois.

– Risques infectieux : la sensibilité aux infections (bactéries, levures et parasites) est augmentée, en raison de l'effet immunosuppresseur de la cortisone. La mise à jour des vaccinations est nécessaire.

– Troubles métaboliques : rétention hydrosodée avec prise de poids et rondeur du visage, hypokaliémie (diminution du potassium dans le sang). Hyperglycémie et révélation d'un diabète latent.

– Troubles cardio-vasculaires : hypertension artérielle, insuffisance cardiaque congestive.

– Troubles endocriniens : syndrome de Cushing dû à la présence excessive de corticoïdes dans l'organisme et se caractérisant par une obésité localisée à la face, au cou et au tronc.

– Troubles musculosquelettiques : faiblesse musculaire, atrophie musculaire (augmentation du catabolisme protidique), faiblesse osseuse responsable de fractures, myasthénie (maladie neurologique caractérisée par un affaiblissement musculaire, rare), ostéoporose (altération de l'os avec diminution de la densité osseuse, et risque de fractures spontanées ou après une chute), tassements vertébraux, ostéonécrose rare (destruction de l'os), arrêt de la croissance chez l'enfant.

– Troubles digestifs : ulcère et ulcération gastroduodénale, perforation et hémorragie digestive (rares). En cas d'ulcère gastroduodénal, la corticothérapie n'est pas contre-indiquée si un traitement antiulcéreux lui est associé.

– Troubles cutanés : acné, hématomes fréquents, retard de cicatrisation, purpura (apparition sur la peau de taches rouges provenant du passage des globules rouges dans le derme), hypertrichose (augmentation de la pilosité à des endroits normalement pourvus de poils).

– Troubles neuropsychiques : insomnie, euphorie, excitation, états confusionnels et convulsions. Dépression avec accès d'allure maniaque. État dépressif à l'arrêt du traitement.

– Troubles oculaires : certaines formes de glaucome (augmentation de la pression artérielle à l'intérieur de l'œil) et de cataracte (opacification du cristallin).

Principales contre-indications

Absolues : infection ou mycose non contrôlées (en raison de son effet immunodépresseur), virose en évolution (hépatite virale, herpès, varicelle ou zona), vaccination par les vaccins vivants, psychose.

Utilisations déconseillées : ulcère, diabète, hypertension non traitée, cirrhose alcoolique, médicaments donnant des troubles du rythme (érythromycine injectable, sultopride, vincamine, etc.), allaitement, grossesse.

Réglementation

Liste I (sur ordonnance). Remboursé à 65 % par la Sécurité sociale.

La solution se conserve 2 mois après l'ouverture du flacon.

Sportifs : la bétamétasone induit une réaction positive des tests pratiqués lors des contrôles antidopage.

Médicaments disponibles

Bétaméthane 0,5 mg comp.

Médicaments de référence

Celestène® - Betnésol

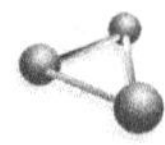

Bétaméthasone crème

BETNÉVAL® • CÉLESTODERM®

Activités pharmacologiques

Anti-inflammatoire à usage externe. Dermocorticoïde dérivé de la cortisone d'activité forte. Il agit sur les inflammations situées au niveau de la peau, qui s'expriment par douleur, rougeur, chaleur et œdème ou tuméfaction. La bétaméthasone permet également de calmer les démangeaisons. Elle est immunodépressive et diminue localement les défenses immunitaires.

Indications thérapeutiques

– Traitement de l'eczéma de contact et de la dermatite atopique.

– Traitement des dermatoses inflammatoires : lichen (formation de plaques saillantes de couleur violine, avec démangeaisons), lichénification, dermite, dysidrose (sorte d'eczéma apparaissant sur les mains et les pieds), psoriasis à plaques peu étendues (taches rouges avec squames localisées à la face postérieure des coudes et aux genoux, dans le dos et les cheveux), etc.

– Traitement des piqûres d'insectes et prurigo parasitaire (éruption cutanée accompagnée de vives démangeaisons).

– Traitement des dermatoses du cuir chevelu : psoriasis, dermite séborrhéique, etc.

Présentation

Trois formes sont adaptées à des types différents de dermatose. La crème est en principe destinée aux lésions aiguës, suintantes, tandis que la pommade est souvent employée pour traiter les lésions sèches, squameuses. L'émulsion ou la lotion permettent le traitement des lésions des régions pileuses ou du cuir chevelu.

Posologie

Dans tous les cas, la posologie est déterminée par le médecin en fonction de la maladie à traiter et des caractéristiques individuelles du patient.

L'application est suivie d'un massage léger jusqu'à absorption complète. Se laver les mains avant et après l'application.

L'émulsion destinée au cuir chevelu doit être appliquée raie par raie, en petite quantité, directement sur le cuir chevelu, en évitant tout contact avec les yeux.

À savoir

Une augmentation du nombre d'applications quotidiennes par soi-même risque de créer une corticodépendance et d'aggraver les effets indésirables.

En cas d'intolérance locale (irritation, infection, etc.), le traitement doit être interrompu et le médecin prévenu.

L'abus de corticoïde induit une dermite avec rebond après chaque arrêt. Le sevrage progressif qui doit alors être mis en place est difficile à réaliser. La fréquence des applications est diminuée et le corticoïde est remplacé par un autre, moins fort ou moins dosé.

L'application sur le visage est en principe exceptionnelle, à très faible dose et pendant une durée très brève. Le traitement sur de grandes surfaces peut entraîner le passage du corticoïde dans le sang et les effets secondaires généraux de la corticothérapie. Chez le nourrisson, l'application sous les couches ou l'accumulation dans les plis favorise le passage dans le sang et les surdosages.

L'utilisation pendant la grossesse est possible, si nécessaire.

Effets secondaires éventuels

La fréquence d'apparition d'un effet secondaire dépend de la sensibilité de chacun à la substance administrée et de la faculté que possède cette substance à se concentrer dans un organe donné ou à modifier un système de régulation.

– Atrophie cutanée, dépigmentation et vergetures lors de l'utilisation prolongée.

Au niveau du visage, il se crée une dermatite péri-orale ou une rosacée.

La fragilité cutanée s'accompagne d'une dilatation des petits vaisseaux et de poussées d'acné ou d'hypertrichose (augmentation de la pilosité à des endroits normalement pourvus de poils).

– Retard de cicatrisation des plaies, des escarres ou des ulcères de jambe. En cas d'infection, un traitement spécifique précède l'utilisation du corticoïde.

– Possibilité de passage dans le sang avec syndrome de Cushing

(surdosage en cortisone dans le sang).
– Lotion : irritation du cuir chevelu.
– L'arrêt brutal est suivi d'une insuffisance surrénale aiguë (absence de production de cortisone par l'organisme). L'arrêt du traitement doit se faire de manière progressive.

Principales contre-indications

Absolues : infections bactériennes, virales, fongiques ou parasitaires non traitées, lésions ulcérées, acné, rosacée (dermite due à l'excès de corticoïdes) et applications sur les paupières (risque de glaucome).

Réglementation

Liste I (sur ordonnance). Remboursé à 65 % par la Sécurité sociale.
Sportifs : la bétaméthasone en application locale (anale, auriculaire, dermatologique, nasale ou ophtalmique) est autorisée sans notification vis-à-vis des tests pratiqués lors des contrôles antidopage.

Médicaments disponibles

Bétaméthasone 0,1 % crème/tube
Médicaments de référence :
BETNÉVAL® 0,1 % crème/tube • CÉLESTO-DERM® 0,1 % crème/tube • DIPROSONE 0,1 % crème/tube • DIPROLÈNE 0,1 % crème/tube

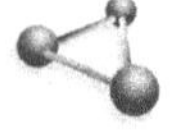

Bétaméthasone injectable

CÉLESTÈNE® • BETNÉSOL®

Activités pharmacologiques

Anti-inflammatoire. Corticoïde injectable. Il possède, en plus de ses activités anti-inflammatoires, la faculté de diminuer la réponse immunitaire.

Indications thérapeutiques

– Traitement anti-inflammatoire dans les indications de la corticothérapie, lorsque la voie injectable est nécessaire.
– En ORL : traitement des rhinites allergiques en injectable, après échec des autres thérapeutiques antihistaminiques.
– Traitement rhumatologique en injection intra-articulaire (infiltration) : arthrite, arthrose en poussée, tendinite, syndrome du canal carpien, maladie de Dupuytren (affection de la main caractérisée par une flexion irréductible des doigts vers la paume).
– Traitement dermatologique : injection dans les cicatrices chéloïdes (bourrelet fibreux développé sur une cicatrice).
– Traitement antiallergique préventif ou curatif des œdèmes de Quincke et des chocs anaphylactiques.
– Traitement de la confusion mentale, du choc ou coma dus à la fièvre typhoïde *(Salmonella Typhy)* généralement prévenue par la vaccination.
– Traitement de l'œdème cérébral des tumeurs ou de l'hématome intracérébral.

Présentation

Ampoules injectables intraveineuses et intramusculaires de 1 ml dosées à 4 mg par ml de bétaméthasone.

Posologie

Dans tous les cas, la posologie est déterminée par le médecin en fonction de la maladie à traiter et des caractéristiques individuelles du patient.

À savoir

En raison du risque infectieux immunodépresseur, toute présence de fièvre après injection doit être signalée au médecin. Le relais par la voie orale est entrepris dès que possible. L'hygiène et l'asepsie doivent être rigoureuses.
Déséquilibre possible du diabète, d'une psychose ou d'une hypotension.

Effets secondaires éventuels

La fréquence d'apparition d'un effet secondaire dépend de la sensibilité de chacun à la substance administrée et de la faculté que possède cette substance à se concentrer dans un organe donné ou à modifier un système de régulation.

Voir Bétaméthasone voie orale.

– Troubles locaux : risque d'infection sur le site d'injection.

– Arthrite aiguë, rupture tendineuse en cas d'injection dans les tendons, calcification locale en cas d'infiltrations abusives.

Principales contre-indications

Voir Bétaméthasone voie orale.

Absolues : fièvre ou suspicion d'infection. Traitement aux anticoagulants en cours ou troubles de la coagulation (risque d'hématome sur le site d'injection).

Réglementation

Liste I (sur ordonnance). Remboursé à 65 % par la Sécurité sociale.
Tenir à l'abri de la lumière.
Sportifs : la bétaméthasone induit une réaction positive aux tests pratiqués lors des contrôles anti-dopage.

Médicaments disponibles

Bétaméthasone ampoule injectable 4 mg/ml intramusculaire et intraveineuse
Médicaments de référence :
CÉLESTÈNE® 4 mg/ml • BETNÉSOL® 4 mg/ml

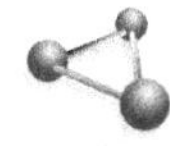

Bétaseptic

voir Polyvidone iodée

Bétatop® Gé

voir Aténolol

Bétnesol®

voir Bétamétasone

Bétnéval®

voir Bétamétasone

Bi-Tildiem®

voir Diltiazem

Bifix®

voir Nifuroxazide

Biodalgic® Gé

voir Tramadol

Bisoprolol

SOPROL® • **DÉTENSIEL®** • CARDIOCOR® • CARDENSIEL® • BISOPROLOL®

Activité pharmacologique

Bêtabloquant cardiosélectif. Le cœur et les vaisseaux sont innervés par le système nerveux sympathique (système nerveux autonome) qui régularise leur fonctionnement.

Le bêtabloquant freine l'activité du système sympathique en agissant sur des récepteurs cellulaires appelés récepteurs bêta. Ainsi, les artères sont moins réactives, donc plus souples (action antihypertensive). Il en est de même du cœur dont la capacité de travail diminue (prévention des crises d'angor). Si le bêtabloquant agit spécifiquement sur les récepteurs bêta du cœur, il est dit *cardiosélectif*. Les autres récepteurs bêta situés ailleurs dans l'organisme ne sont pas activés, et il y aura donc moins d'effets secondaires. Le bisoprosol possède des effets antiarythmiques.

Indications thérapeutiques

– Traitement de l'hypertension artérielle.

– Les artères étant plus souples, le tonus artériel est diminué et il en résulte une vasodilatation avec une augmentation du diamètre artériel. Cette vasodilatation se traduit par une baisse de la pression intra-artérielle et l'hypertension sera maintenue dans la limite des chiffres tensionnels normaux en fonction de l'âge.

– Prophylaxie des crises d'angor d'effort et spontanées.

Le cœur assure la circulation du sang destiné à irriguer les organes vitaux. Il est lui-même oxygéné grâce aux artères coronaires situées dans le muscle cardiaque (myocarde). Lorsqu'un effort supplémentaire est demandé au myocarde, les coronaires doivent apporter plus de sang. Quand une plaque d'athérome tapisse la paroi des artères coronaires, le sang passe mal. Le cœur est alors en souffrance, ce qui s'exprime par une crise d'angor avec douleur cardiaque caractéristique, encore appelée *angine de poitrine*. Tandis que sous bêtabloquant, le cœur ne répond pas à une demande de travail supplémentaire.

– Traitement de l'insuffisance cardiaque en association avec les autres traitements de cette pathologie.

Présentation

Comprimés sécables dosés à 5 mg et 10 mg de bisoprolol.

Posologie

Dans tous les cas, la posologie est déterminée par le médecin en fonction de la maladie à traiter et des caractéristiques individuelles du patient.

Prendre le médicament au milieu des repas.

À savoir

Ne jamais interrompre brutalement le traitement chez les angineux. L'arrêt brusque peut entraîner de graves troubles du rythme, un infarctus du myocarde ou une mort subite.

Si la fréquence cardiaque baisse au-dessous de 50 à 55 battements par minute, il faut prévenir le médecin. Devant toute aggravation d'un psoriasis, d'une réaction allergique, d'une bradycardie ou d'une claudication (c'est l'arrêt de la marche, en raison du manque d'irrigation sanguine au niveau des mollets), il faut prévenir le médecin.

En cas de besoin, ce médicament peut être pris par une femme enceinte.

Des visites médicales régulières permettent la surveillance du traitement, avec mesure de la tension artérielle et prescription par le médecin d'examens complémentaires et de bilan sanguin (cholestérol, triglycérides et enzymes, bilan hépatique et rénal, etc.).

Effets secondaires éventuels

La fréquence d'apparition d'un effet secondaire dépend de la sensibilité de chacun à la substance administrée et de la faculté que possède cette substance à se concentrer dans un organe donné ou à modifier un système de régulation.

– Troubles cardio-vasculaires : asthénie, bradycardie, douleur thoracique (risque au sevrage chez le coronarien), aggravation de l'insuffisance cardiaque, chute tensionnelle.
– Aggravation d'une claudication intermittente existante, refroidissement des extrémités (syndrome de Raynaud).
– Fatigue, vertiges, céphalées, essoufflement.
– Signes d'hypoglycémie masqués par de l'hypotension chez le diabétique.
– Chez l'asthmatique, son usage n'est pas recommandé en raison des risques de bronchospasmes.
– Troubles dermatologiques : éruptions cutanées, aggravation du psoriasis, aggravation des réactions allergiques chez l'allergique.
– Troubles gastro-intestinaux : nausées, vomissements, gastralgies.
– Troubles psychiques : insomnie, cauchemars, impuissance.

Principales contre-indications

Absolues : asthme et bronchopneumopathies chroniques obstructives sévères, insuffisance cardiaque non contrôlée, hypotension, choc cardiogénique, troubles du rythme (BAV et bradycardie inférieure à 45 battements par minute, maladies du sinus cardiaque, allongement de l'espace QT, torsades de pointe), angor de Prinzmétal, phénomène de Raynaud, phéochromocytome non traité, insuffisance rénale ou hépatique.

Association avec les médicaments suivants : floctafénine (Idarac®), sultopride (Barnetil®), antiarythmiques pouvant induire des torsades de pointe (quinidiniques, disopyramide, brétylium, amiodarone), autres médicaments pouvant induire des torsades de pointe (vincamine, érythromycine injectable, sultopride, bépridil).

Utilisations déconseillées : amiodarone, allaitement, grossesse.

Réglementation

Liste I (sur ordonnance). Remboursé à 65 % par la Sécurité sociale.
Sportifs : le bisoprolol induit une réaction positive aux tests pratiqués lors des contrôles antidopage.

Médicaments disponibles

*Bisoprolol 10 mg
comprimé sécable*

Médicaments de référence :
SOPROL® 10 mg • DÉTENSIEL® 10 mg

Génériques : CARDIOCOR® 10 mg • CARDENSIEL® 10 mg • BISOPROLOL BIOGARAN® 10 mg • BISOPROLOL G GAM® 10 mg • BISOPROLOL GNR® 10 mg • BISOPROLOL MERCK® 10 mg • BISOPROLOL RATIOPHARM® 10 mg • BISOPROLOL ARROW® 10 mg • BISOPROLOL QUALIMED® 10 mg • BISOPROLOL TEVA® 10 mg

Bisoprolol 5 mg comprimé

Génériques : BISOPROLOL GNR® 5 mg • CARDIOCOR® 5 mg • CARDENSIEL® 5 mg • BISOPROLOL TEVA® 5 mg

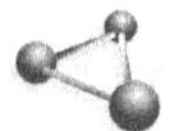

Bristamox®

voir Amoxicilline

Bromazépam

LEXOMIL® 6 MG • QUIÉTILINE® GÉ • ANXYREX® GÉ • BROMAZÉPAM®

Activité pharmacologique

Anxiolytique de la famille des benzodiazépines qui possèdent également des effets sédatifs (effet calmant), myorelaxants (relâchement musculaire), hypnotiques (somnifère), anticonvulsivants (prévention des convulsions) et amnésiants (pertes de mémoire).

Indications thérapeutiques

Traitement anxiolytique.

L'anxiété est un trouble émotionnel provoquant une sensation d'insécurité.

– Traitement de l'anxiété réactionnelle (décès, chômage, rupture), anxiété de l'adaptation (stress, conflits) et anxiété post-traumatique (accident, agression, attentat).

– Anxiété associée à des troubles somatiques (sévères ou douloureux).

– Traitement de la névrose d'angoisse et de l'anxiété au cours des névroses, notamment hystérie, hypocondrie et phobie.

– Traitement de l'anxiété généralisée ou névrose au long cours, après avis d'un spécialiste.

– Traitement de la crise d'angoisse en urgence.

*Aide au sevrage alcoolique
(3 à 6 semaines).*

Traitement du *delirium tremens* (trouble grave dû au sevrage brutal d'une personne alcoolique).

Présentation

Comprimés quadrisécables dosés à 6 mg de bromazépam.

Posologie

Dans tous les cas, la posologie est déterminée par le médecin en fonction de la maladie à traiter et des caractéristiques individuelles du patient.

À savoir

Il y a un risque de dépendance et de tolérance au traitement lié à l'administration prolongée ou aux antécédents de dépendance médi-

camenteuse ou d'alcoolisme. Cette dépendance est responsable d'un syndrome de sevrage à l'arrêt du traitement, qui s'exprime par de l'insomnie, des céphalées, de l'anxiété, des myalgies (douleurs musculaires) et des tensions musculaires, de l'irritabilité. L'arrêt du traitement doit être progressif, ce qui permet également d'éviter les phénomènes de rebond de l'anxiété (réapparition exagérée des symptômes de l'anxiété).

Les benzodiazépines ne doivent pas être utilisées seules pour traiter l'anxiété associée à la dépression, dans la mesure où elles peuvent favoriser un passage à l'acte suicidaire. Un contrôle régulier par le médecin est nécessaire dès la survenue d'idées suicidaires. Elles ne constituent pas le traitement des psychoses, même dans le cas où l'anxiété est importante.

On doit éviter la prise de boissons alcoolisées qui augmentent l'effet sédatif et abaissent la vigilance. Prudence lors de la conduite de véhicules et l'utilisation de machines en raison des risques de somnolence et d'altération de la vigilance.

Effets secondaires éventuels

La fréquence d'apparition d'un effet secondaire dépend de la sensibilité de chacun à la substance administrée et de la faculté que possède cette substance à se concentrer dans un organe donné ou à modifier un système de régulation.

– Troubles psychiques : baisse de la vigilance, sensation d'ébriété, asthénie, somnolence. Dépendance avec phénomène de rebond à l'arrêt du traitement. Amnésie dans les heures qui suivent la prise, troubles de la mémoire à long terme.

– Les benzodiazépines peuvent provoquer des réactions paradoxales (réactions contraires à celles recherchées par le médicament) : insomnie, nervosité, irritabilité, accès de colère, agressivité, cauchemars, idées délirantes, hallucinations. La poursuite du traitement s'avère alors néfaste.

– Chez l'insuffisant respiratoire, l'effet dépresseur des benzodiazépines peut générer une insuffisance respiratoire.

– Autres troubles : éruptions cutanées, modifications de la libido, hypotonie musculaire avec baisse du tonus musculaire et fatigabilité qui en découle.

Principales contre-indications

Absolues : insuffisance respiratoire sévère, insuffisance hépatique grave, syndrome d'apnée du sommeil.

Utilisations déconseillées : grossesse, allaitement, myasthénie, association de plusieurs benzodiazépines.

Réglementation

La durée de la prescription du bromazépam est limitée à 12 semaines, même si le reste de la prescription est indiqué pour une période supérieure à 3 mois.

Liste I (sur ordonnance). Remboursé à 65 % par la Sécurité sociale.

Médicaments disponibles

Bromazépam 6 mg comprimé quadri sécable ou sécable
Médicament de référence :
LEXOMIL® 6 mg

Génériques : QUIÉTILINE® Ge 6 mg • BROMAZÉPAM BIOGARAN® 6 mg • BROMAZÉPAM GNR® 6 mg • BROMAZÉPAM MERCK® 6 mg • BROMAZÉPAM RATIOPHARM® 6 mg • ANXYREX® 6 mg GÉ • BROMAZÉPAM EG® 6 mg • BROMAZÉPAM RPG® 6 mg • BROMAZÉPAM G GAM® 6 mg • BROMAZÉPAM QUALIMED® 6 mg • BROMAZÉPAM TEVA® 6 mg

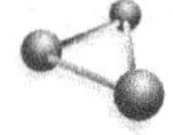

Bromo-Kin® Gé

voir Bromocriptine

Bromocriptine

PARLODEL® • BROMO-KIN®

Activité pharmacologique

Antiparkinsonien et inhibiteur de la prolactine. La bromocriptine est une substance dérivée de l'ergot de seigle (parasite des graminés). Elle stimule le fonctionnement des cellules cérébrales lorsque les taux en dopamine sont faibles. La dopamine (médiateur chimique) assure la transmission de l'information dans les zones cérébrales de la coordination des mouvements. C'est la diminution des taux de dopamine qui est responsable de la maladie de Parkinson. La bromocriptine est donc un antiparkinsonien.

De plus, la dopamine régule la production de prolactine (hormone de la sécrétion lactée). Lorsque les taux de dopamine chutent, il y a hyperprolactinémie. La bromocriptine corrige donc les effets de cette hyperproduction de prolactine.

Indications thérapeutiques

– Traitement de la maladie de Parkinson, généralement associé à la lévodopa (traitement de référence de la maladie de Parkinson), lorsque des fluctuations d'activité apparaissent, c'est-à-dire après un usage prolongé de la lévodopa.
– Prévention ou inhibition de la montée laiteuse soit immédiatement après l'accouchement, soit dans le cadre du sevrage du bébé.
– Traitement de l'hyperprolactinémie, responsable chez la femme de galactorrhée (écoulement de lait en dehors des périodes d'allaitement), de troubles du cycle et de stérilité. Chez l'homme, la production excessive de prolactine conduit à une gynécomastie (augmentation du volume de la glande mammaire chez l'homme) et à l'impuissance.

Présentation

Comprimés sécables dosés à 2,5 mg de bromocriptine.
Gélules dosées à 5 mg et 10 mg de bromocriptine.

Posologie

Dans tous les cas, la posologie est déterminée par le médecin en fonction de la maladie à traiter et des caractéristiques individuelles du patient.
Prendre au milieu des repas pour améliorer la tolérance digestive.

> **À savoir**
> *En raison des risques d'hypertension brutale, la survenue de céphalées persistantes impose de contacter le médecin pour vérifier les chiffres tensionnels. L'apparition de perturbations psychiques impose également de consulter le médecin.*

Prudence lors de la conduite de véhicules et l'utilisation de machines, en raison des risques de vertige dont la bromocriptine est responsable. La surveillance médicale régulière permet le contrôle de la tension artérielle et l'évolution de la pathologie.
La prise d'alcool accroît les effets indésirables et diminue la tolérance au traitement.
La bromocriptine peut restaurer le fonctionnement ovarien avec ovulation, comme c'est le cas à l'arrêt de la lactation, et occasionner une éventuelle grossesse.

Effets secondaires éventuels

La fréquence d'apparition d'un effet secondaire dépend de la sensibilité de chacun à la substance administrée et de la faculté que possède cette substance à se concentrer dans un organe donné ou à modifier un système de régulation.

– Troubles digestifs : nausées, vomissements, sécheresse de la bouche et constipation.
– Hypotension orthostatique (surtout en début de traitement) avec fatigue, céphalées, vertiges.
– Troubles psychiques dose-dépendants : confusion, délire, hallucinations, baisse de la vigilance. Excitation en cas de surdosage.
– Vasospasmes des extrémités déclenchés par le froid chez le sujet prédisposé (phénomène de Raynaud), œdème des membres inférieurs.
– Troubles cardiaques (rares) : infarctus, hypertension (rare).

Principales contre-indications

Absolues : hypertension après accouchement ou ayant débuté pendant la grossesse, neuroleptiques et antiémétiques antagonistes dopaminergiques, troubles coronariens.
Utilisations déconseillées : alcaloïdes de l'ergot de seigle (ergotamine utilisée dans le traitement de la migraine, dihydroergotamine, etc.), macrolides (sauf spiramycine), vasoconstricteurs de type sympathomimétique.

Réglementation

Liste I (sur ordonnance). Remboursé à 65 % par la Sécurité sociale.

Médicaments disponibles

Bromocriptine 2,5 mg comprimé
Médicament de référence :
PARLODEL® 2,5 mg
Générique : BROMO-KIN® 2,5 mg GÉ

Bromocriptine 5 mg gélule
Médicament de référence :
PARLODEL® 5 mg
Générique : BROMO-KIN® 5 mg GÉ

Bromocriptine 10 mg gélule
Médicament de référence :
PARLODEL® 10 mg
Générique : BROMO-KIN® 10 mg GÉ

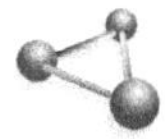

Bronchoclar®

voir Acétylcystéine

Bronchokod® Gé

voir Carbocistéine

Bronkirex® Gé

voir Carbocistéine

Brufen®

voir Ibuprofène

Buflomédil

FONZYLANE® 150 MG • LOFTYL® GÉ •
BUFLOMÉDIL®

Activité pharmacologique

Vasodilatateur artériolaire périphérique. Il améliore la microcirculation au niveau des muscles et de la peau mal irrigués. C'est un anti-ischémique, car il restaure une oxygénation correcte dans ces zones. Il s'oppose aux effets vasoconstricteurs du stress et du froid. Il augmente le périmètre de marche.

Indications thérapeutiques

– Traitement des artériopathies chroniques des membres inférieurs avec claudication intermittente. L'artériopathie oblitérante des membres inférieurs est due à l'obstruction des grosses artères périphériques par des plaques d'athérome fixées sur leurs parois. Elle entraîne à long terme, en raison du sang qui n'arrive plus (ischémie), une altération des tissus avec formation de plaies (ulcères de la peau) pouvant évoluer vers une gangrène et une amputation.

Le principal symptôme de l'artériopathie est la claudication intermittente. C'est l'arrêt de la marche en raison du manque d'irrigation sanguine au niveau des mollets, qui limite le périmètre de marche du patient. C'est seulement après un repos de quelques minutes, qu'il peut reprendre sa marche. Sous traitement, le périmètre de marche est augmenté.

– Traitement du phénomène de Raynaud qui se caractérise par une vasoconstriction des artérioles des doigts et des orteils sous l'effet du froid, entraînant pâleur, refroidissement et douleurs de ces extrémités (bien garder au chaud, porter des gants).

Présentation

Comprimés dosés à 150 mg et 300 mg de buflomédil.

Posologie

Dans tous les cas, la posologie est déterminée par le médecin en fonction de la maladie à traiter et des caractéristiques individuelles du patient.

Prendre avant ou pendant les repas.

À savoir

L'arrêt du tabac, l'exercice physique (la marche) ainsi que les soins d'hygiène des pieds sont les mesures thérapeutiques prioritaires.
Un régime alimentaire pauvre en graisses est recommandé.

Effets secondaires éventuels

La fréquence d'apparition d'un effet secondaire dépend de la sensibilité de chacun à la substance administrée et de la faculté que possède cette substance à se concentrer dans un organe donné ou à modifier un système de régulation.

– Nausées, vomissements.

– Céphalées, vertiges, tremblements, convulsions à fortes doses.

– Picotements des extrémités, sensation de chaleur.

– Troubles cutanés, urticaire.

Principales contre-indications

Absolue : sujet épileptique.

Utilisations déconseillées : allaitement, grossesse, insuffisance rénale et hépatique (adaptation de posologie).

Réglementation

Liste I (sur ordonnance). Remboursé à 35 % par la Sécurité sociale.

Médicaments disponibles

Buflomédil 150 mg comprimé

Médicament de référence :
FONZYLANE® 150 mg

Génériques : BUFLOMÉDIL EG® 150 mg • BUFLOMÉDIL G GAM® 150 mg • BUFLOMÉDIL BIOGARAN® 150 mg • BUFLOMÉDIL GNR® 150 mg • BUFLOMÉDIL MERCK® 150 mg • LOFTYL® 150 mg GÉ • BUFLOMÉDIL ARROW® 150 mg • BUFLOMÉDIL IREX® 150 mg • BUFLOMÉDIL TEVA® 150 mg • BUFLOMÉDIL IVAX® 150 mg

Buflomédil 300 mg comprimé

Médicament de référence :
FONZYLANE® 300 mg

Génériques : BUFLOMÉDIL EG® 300 mg • BUFLOMÉDIL G GAM® 300 mg • BUFLOMÉDIL BIOGARAN® 300 mg • BUFLOMÉDIL GNR® 300 mg • BUFLOMÉDIL MERCK® 300 mg • BUFLOMÉDIL ARROW® 300 mg • BUFLOMÉDIL IREX® 300 mg • BUFLOMÉDIL TEVA® 300 mg • BUFLOMÉDIL IVAX® 300 mg

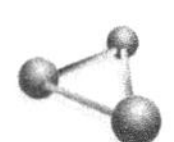

Buspar®

voir Buspirone

Buspirone

BUSPAR® • BUSPIRONE®

Activité pharmacologique

Anxiolytique. Il ne possède pas d'effet myorelaxant, ni sédatif et anticonvulsivant. Il n'appartient pas à la famille des benzodiazépines.

Indications thérapeutiques

– Traitement de l'anxiété réactionnelle, de l'anxiété de l'adaptation et de l'anxiété post-traumatique.
– Traitement d'appoint de l'anxiété au cours des névroses, notamment hystérie, hypocondrie et phobie. Traitement de l'anxiété généralisée.
– Traitement de l'anxiété associée à des troubles somatiques.

Présentation

Comprimés sécables dosés à 10 mg de buspirone.

Posologie

Dans tous les cas, la posologie est déterminée par le médecin en fonction de la maladie à traiter et des caractéristiques individuelles du patient.
Prendre le traitement en dehors des repas.

À savoir

Un délai de 15 jours est parfois nécessaire, lorsque la buspirone remplace une benzodiazépine, avant de commencer le sevrage de celle-ci. En cas de dépression, un traitement antidépressif est associé à la buspirone, qui ne traite que la composante anxieuse de la dépression. L'alcool potentialise l'effet sédatif. Prudence lors de la conduite de véhicules et l'utilisation de machines en raison des risques de vertiges et de sensation d'ébriété dont la buspirone est responsable.

Effets secondaires éventuels

La fréquence d'apparition d'un effet secondaire dépend de la sensibilité de chacun à la substance

administrée et de la faculté que possède cette substance à se concentrer dans un organe donné ou à modifier un système de régulation.

– Agitation, vertiges, céphalées, sensation d'ébriété, nervosité.
– Sueurs, moiteur ou transpiration.
– Nausées, gastralgies.
– Le risque de dépendance est faible.

Principales contre-indications

Absolue : insuffisance rénale et hépatique sévère.
Utilisations déconseillées : grossesse et allaitement.

Réglementation

La durée de prescription ne peut dépasser 12 semaines (3 mois), même si le reste de la prescription est indiqué pour une durée supérieure.
Liste I (sur ordonnance). Remboursé à 65 % par la Sécurité sociale.

Médicaments disponibles

Buspirone 10 mg comprimé

Médicament de référence :
BUSPAR® 10 mg

Génériques : BUSPIRONE G GAM® 10 mg • BUSPIRONE MERCK® 10 mg

Cacit®

voir Calcium

Cacit® Vitamine D3

voir Calcium + cholécalciférol

Cadens®

voir Calcitonine
(synthétique de saumon)

Calcidose®

voir Calcium

Calcidose® Vitamine D3

voir Calcium + vit. D3

Calciforte®

voir Calcium

Calciforte® Vitamine D3

voir Calcium + vit.

Calciprat®

voir Calcium

Calciprat® D3

voir Calcium + cholécalciférol

Calcitonine

MIACALCIC® • CALCITONINE® • CADENS®

Activité pharmacologique

La calcitonine est une hormone qui agit au niveau de l'os. Elle diminue le départ de calcium et limite la dégradation de la trame osseuse. Elle possède également des propriétés antalgiques et vasomotrices.

Indications thérapeutiques

– Maladie osseuse de Paget, en poussée évolutive. Il s'agit d'une maladie dégénérative caractérisée par la production d'un tissu osseux de structure épaisse et peu résistante. Elle se traduit par des douleurs osseuses, des sciatiques, des névralgies et des déformations (tibia arqué).
– Hypercalcémies d'origines diverses.
– Prévention de la perte osseuse lors d'une immobilisation prolongée, notamment au cours des paraplégies.
– Traitement du tassement vertébral dû à l'ostéoporose, aigu, récent et douloureux.
– Algodystrophies. C'est une déminéralisation localisée à la main ou au pied, à la suite d'un traumatisme. Elle est due à un dysfonctionnement vasomoteur et s'exprime par des douleurs et une raideur des articulations.

Présentation

Ampoules injectables de 1 ml dosées à 50 UI par ml de calcitonine synthétique de saumon.
Ampoules injectables de 0,8 ml dosées à 80 UI par 0,8 ml, soit 100 UI par ml (UI = unité internationale).

Posologie

Dans tous les cas, la posologie est déterminée par le médecin en fonction de la maladie à traiter et des caractéristiques individuelles du patient.
La posologie est variable selon le poids des malades, l'indication, la sévérité de la maladie et la réponse au traitement.

À savoir

Prudence lors de la conduite de véhicules et l'utilisation de machines en raison des risques de vertige dont la calcitonine est responsable.

Effets secondaires éventuels

La fréquence d'apparition d'un effet secondaire dépend de la sensibilité de chacun à la substance administrée et de la faculté que possède cette substance à se concentrer dans un organe donné ou à modifier un système de régulation.

– Troubles digestifs : nausées, vomissements, douleurs abdominales, diarrhées.

– Bouffées vasomotrices avec congestion du visage (bouffées de chaleur) et des extrémités.

– Réactions allergiques rares.

Principales contre-indications

Absolues : allergie à la calcitonine de saumon ou à l'un des excipients, grossesse et allaitement.

Utilisations déconseillées : chez l'enfant en pleine croissance (traitement bref).

Réglementation

Liste II (sur ordonnance). Remboursé à 65 % par la Sécurité sociale.

À conserver au réfrigérateur (entre - 4 °C et + 8 °C)

Médicaments disponibles

Calcitonine ampoule injectable 50 UI/ml ampoule intramusculaire, intraveineuse et sous-cutanée
Médicament de référence :
MIACALCIC® 50 UI/ml amp. I.M./I.V./S.C.
Génériques : CALCITONINE PHARMY II® 50 UI/ml amp. I.M./I.V./S.C. • CADENS® 50 UI/ml GÉ amp. I.M./I.V./S.C. • CALCITONINE GNR® 50 UI/ml amp. I.M./I.V./S.C.

Calcitonine ampoule injectable 80 UI/0,8 ml ampoule intramusculaire, intraveineuse et sous-cutanée
Médicament de référence :
MIACALCIC® 80 UI/0,8 ml amp. I.M./I.V./S.C.
Génériques : CALCITONINE GNR® 80 UI/0,8 ml amp. I.M./I.V./S.C. • CADENS® 80 UI/0,8 ml GÉ amp. I.M./I.V./S.C.

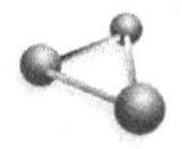

Calcium

OROCAL® • CALCIUM® • CALTRATE® • CALPRIMUM® • FIXICAL® • CALCIPRAT® • CACIT® • CALCIUM SANDOZ FORTE® • SANDOCAL® • ÉFICAL® • CALCIFORTE® • CALCIDOSE® DENSICAL® • PÉRICAL® • OSTRAM®

Activité pharmacologique

Le calcium est un minéral utile à la croissance et au maintien de l'ossification. Les besoins journaliers sont de 1 g à 1,5 g par jour.

Indications thérapeutiques

– Traitement des carences calciques en période de croissance, de grossesse ou d'allaitement.

– Traitement d'appoint des ostéoporoses séniles ou postménopausiques, ainsi que de celles induites par la corticothérapie ou l'immobilisation. L'ostéoporose, maladie essentiellement féminine, se définit comme une altération de l'architecture interne de l'os avec déminéralisation. En raison de la diminution de la densité osseuse, il y a risque de fractures spontanées ou après une chute.

Présentation

Comprimés, comprimés sécables, comprimés effervescents dosés à 500 mg, 1000 mg de calcium.
Sachets dosés à 500 mg, 600 mg, ou 1200 mg de calcium.

Posologie

Dans tous les cas, la posologie est déterminée par le médecin en fonction de la maladie à traiter et des caractéristiques individuelles du patient.

Adulte : traitement d'appoint des ostéoporoses ou carences calciques en général : 1 g à 1,5 g de calcium élément par jour.

Enfant : carences calciques en période de croissance de l'enfant :

– Enfant de 6 à 10 ans : 500 mg de calcium par jour.

– Enfant de plus de 10 ans : 1 g de calcium par jour.

À savoir

Prendre à distance d'au moins 2 heures des digitaliques, cyclines et diphosphonates, du magnésium, du zinc, du fer et du fluorure de sodium.

Prescrit pendant la grossesse et l'allaitement sans dépasser 1500 mg par jour de calcium.

L'apport recommandé autour de la ménopause est de 1,2 g de calcium par jour.

Les aliments qui apportent 0,3 g de calcium sont :

– un bol de lait ou 2 yaourts.

– 300 g de fromage blanc, 50 g de fromage à pâte pressée, 80 g de camembert.

– 30 g de fromage à pâte cuite de type emmenthal, gruyère ou comté.

– 300 g de chocolat.

– 200 g de légumes secs, type haricots ou fèves, 150 g d'amandes ou de figues sèches.

Effets secondaires éventuels

La fréquence d'apparition d'un effet secondaire dépend de la sensibilité de chacun à la substance administrée et de la faculté que possède cette substance à se concentrer dans un organe donné ou à modifier un système de régulation.

– Troubles digestifs : constipation, flatulences ou nausées, éructation (rot).

– Rarement : hypercalciurie et hypercalcémie.

Principales contre-indications

Hypercalcémie (concentration élevée du calcium dans le sang), hypercalciurie (élimination excessive de calcium dans les urines), lithiase (formation de calculs dans les reins), immobilisation prolongée en raison du risque de calcification en cas d'hypercalcémie, digitaliques injectables.

Réglementation

Non inscrit sur une liste (en vente libre). Remboursé à 65 % par la Sécurité sociale.

Médicaments disponibles

Calcium 500 mg comprimé, comprimé effervescent, sachet

Médicaments de référence :
OROCAL® 500 mg comp. • FIXICAL® 500 mg comp. • CACIT® 500 mg comp. eff. • SANDOCAL® 500 mg sachet • ÉFICAL® 500 mg sachet • CALCIFORTE® 500 mg sachet •

CALCIDOSE® 500 mg sachet • CALTRATE® 500 mg comp. • CALPRIMUM® 500 mg comp. • CALCIPRAT® 500 mg comp.
Génériques : CALCIUM MERCK® 500 mg comp. • CALCIUM TEVA® 500 mg comp. • CALCIUM SANDOZ FORTE® 500 mg comp. eff. • CALCIUM SANDOZ® 500 mg sachet

Calcium 600 mg comprimé, sachet

Médicaments de référence :
DENSICAL® 600 mg comp. • OSTRAM® 600 mg sachet • CALTRATE® 600 mg comp.

Calcium 1000 mg comprimé, sachet

Médicaments de référence :
CALCIPRAT® 1000 mg comp. • PERICAL® 1000 mg comp. • CACIT® 1000 mg comp. • CALCIUM GNR® 1000 mg comp.

Calcium 1200 mg sachet

Médicament de référence :
OSTRAM® 1200 mg sachet

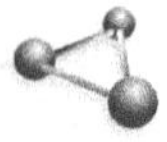

Calcium + vitamine D3 (cholécalciférol)

OROCAL® VIT D3 • CALTRALTE® VIT D3 • CALPÉROS® D3 • DENSICAL® VIT D3. • FIXICAL® VIT D3 • CALCIPRAT D3® • IDÉOS® • CALCIDOSE® VIT D3 • CALTRATE® D3 • CACIT® VIT D3 • OSTRAM® VIT D3 • CALCIUM VIT D3® • OSSÉANS® VIT D3 • METOCALCIUM® VIT D3 • CALCOS® VIT D3 • OSTÉOCAL® VIT D3

Activité pharmacologique

Apport de calcium et de vitamine D3. La vitamine D augmente l'absorption intestinale du calcium et favorise sa fixation sur la trame osseuse.
Les besoins chez les personnes âgées sont estimés à 1,5 g par jour de calcium et 500 à 1 000 UI par jour de vitamine D (UI = unité internationale).

Indications thérapeutiques

– Correction des carences vitamino-calciques chez le sujet âgé. La vitamine D et le calcium corrigent l'hyperparathyroïdie de la personne âgée.
– Apport vitamino-calcique en complément du traitement spécifique de l'ostéoporose (maladie essentiellement féminine se définissant comme une altération de l'architecture interne de l'os, avec déminéralisation. Il y a risque de fractures spontanées ou après une chute en raison de la diminution de la densité osseuse).

Présentation

Comprimés, sachets dosés à 500 mg de calcium + 400 UI de vitamine D3 ou 600 mg de calcium + 400 UI de vitamine D3.
Sachets dosés à 1000 mg de calcium + 880 UI de vitamine D3 ou 1200 mg de calcium + 800 UI de vitamine D3.

Posologie :

Dans tous les cas, la posologie est déterminée par le médecin en fonction de la maladie à traiter et des caractéristiques individuelles du patient.
Réservé à l'adulte et l'enfant de plus de 6 ans : 1 comprimé ou sachet dosé à 500 mg de calcium + 400 UI de vitamine D3, matin et soir.

À savoir

Prendre à distance des digitaliques, cyclines et diphosphonates, du magnésium, du zinc, du fluorure de sodium.

Effets secondaires éventuels

La fréquence d'apparition d'un effet secondaire dépend de la sensibilité de chacun à la substance administrée et de la faculté que possède cette substance à se concentrer dans un organe donné ou à modifier un système de régulation.

– Constipation, flatulences, éructation (rot), nausées.

– Rarement : hypercalciurie et hypercalcémie.

Principales contre-indications

Absolues : hypercalcémie (taux de calcium élevé dans le sang), hypercalciurie (élimination excessive du calcium), lithiase calcique (formation de calculs dans les reins), immobilisation prolongée en cas d'hypercalcémie, calcification.

Utilisations déconseillées : digitaliques (risque de troubles du rythme), phénytoïnes, barbituriques, corticoïdes (diminution de l'effet de la vitamine D3).

Réglementation

Non inscrit sur une liste (en vente libre). Remboursé à 65 % par la Sécurité sociale.

Médicaments disponibles

Calcium + vitamine D3 (cholécalciférol) comprimé et sachet

Médicaments de référence :
OROCAL® VITAMINE D3 comp. • CALTRALTE® VITAMINE D3 comp. • CALPEROS® D3 comp. • DENSICAL® VITAMINE D3 comp. • FIXICAL® VITAMINE D3 comp. • CALCIPRAT D3® comp. • IDÉOS® comp. • CALCIDOSE® VITAMINE D3 sachet • CALTRATE® D3 comp. • CACIT® VITAMINE D3 sachet • OSTRAM® VITAMINE D3 sachet • CALCOS® VITAMINE D3 comp. • MÉTOCALCIUM® VITAMINE D3 comp. • OSTÉOCAL® VITAMINE D3 comp. • CALCIFORTE® VITAMINE D3 comp. • OSSÉANS® VITAMINE D3 comp.

Génériques : CALCIUM VITAMINE D3 TEVA® comp. • CALCIUM VITAMINE D3 IVAX® comp. • CALCIUM VITAMINE D3 SANDOZ® comp. • CALCIUM VITAMINE D3 GNR® comp. • CALCIUM VITAMINE D3 MERCK® comp.

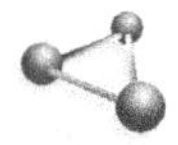

Calcos Vitamine D3®

voir Calcium + cholécalciférol

Calperos®

voir Calcium

Calperos® D3

voir Calcium + cholécalciférol

Calprimum®

voir Calcium

Caltrate®

voir Calcium

Caltrate® D3

voir Calcium + cholécalciférol

Capergyl®

voir Dihydroergotoxine

Captolane®

voir Captopril

Captopril

LOPRIL® • CAPTOLANE® • CAPTIREX® GÉ • OLTENS® GÉ • CAPTOPRIL®

Activité pharmacologique

Antihypertenseur vasodilatateur de la famille des inhibiteurs de l'enzyme de conversion (IEC).

L'énalapril bloque l'enzyme qui assure la transformation (conversion) de l'angiotensine I en angiotensine II active. L'angiotensine est une substance vasoconstrictrice et hypertensive. Si on bloque sa transformation, les taux d'angiotensine hypertensive active seront faibles ; celle-ci jouera un rôle moindre et la tension sera abaissée. Par ce mécanisme, les inhibiteurs de l'enzyme de conversion sont antihypertenseurs.

Dans l'insuffisance cardiaque, le captopril réduit le travail du cœur par un effet vasodilatateur veineux.

Indications thérapeutiques

– Traitement de l'hypertension légère, modérée ou sévère, sans modification du rythme cardiaque. L'antihypertenseur normalise et stabilise la pression artérielle qui doit être abaissée en permanence pour limiter l'élévation de tension lors des poussées d'hypertension.

– Traitement de l'insuffisance cardiaque congestive. L'insuffisance cardiaque est l'impossibilité pour le cœur d'assurer correctement sa fonction d'irrigation des organes. La force contractile n'est pas assez élevée, ce qui entraîne des œdèmes des membres inférieurs, de l'hypertension, l'hypertrophie du ventricule gauche, de la tachycardie et des œdèmes pulmonaires avec difficultés respiratoires.

– Cardioprotection vasculaire du postinfarctus du myocarde.

– Traitement de la néphropathie diabétique insulinodépendante grâce à la diminution de la pression artérielle rénale. La néphropathie diabétique est l'atteinte des néphrons qui sont les unités de filtration du rein. C'est le sucre qui les détruit à long terme en stagnant dans la microcirculation rénale.

Présentation

Comprimés dosés à 12,5 mg, 25 mg, 50 mg de captopril.

Posologie

Dans tous les cas, la posologie est déterminée par le médecin en fonction de la maladie à traiter et des caractéristiques individuelles du patient.

Les comprimés ne se prennent pas obligatoirement au moment des repas.

À savoir

La tension se normalise en 15 jours à 1 mois, puis se maintient. L'arrêt du traitement ne s'accompagne pas d'un rebond de l'hypertension artérielle.

En début de traitement, c'est-à-dire lors de la première prise et pendant les 2 premières semaines, l'hypotension peut provoquer une brusque chute tensionnelle avec syncope et une insuffisance rénale aiguë.

En raison des risques rares d'œdème, il faut prévenir le médecin dès que la face, les extrémités, les lèvres se mettent à enfler. Si la langue, la glotte ou le larynx enflent, c'est un œdème de Quincke avec risque d'étouffement.

Le captopril provoque une toux sèche persistante, non sensible aux antitussifs. Cette toux est réversible à l'arrêt du traitement. Le captopril peut être associé aux autres traitements du postinfarctus (bêtabloquant et aspirine).

Prudence lors de la conduite de véhicules et l'utilisation de machines en raison des risques de malaises et de vertiges dont le captopril est responsable. La surveillance médicale doit être régulière – contrôle de la tension artérielle et réalisation d'examens biologiques.

Effets secondaires éventuels

La fréquence d'apparition d'un effet secondaire dépend de la sensibilité de chacun à la substance administrée et de la faculté que possède cette substance à se concentrer dans un organe donné ou à modifier un système de régulation.

– Troubles cardio-vasculaires : hypotension, asthénie, fatigue, vertiges, malaises.

– Troubles digestifs : nausées, douleurs abdominales, dysgueusie (troubles du goût), troubles hépatiques avec jaunisse (rare).

– Troubles allergiques : éruption cutanée, prurit, œdème.

– Troubles neurosensoriels : céphalées, toux sèche et persistante.

Principales contre-indications

Absolues : insuffisance rénale sévère, hyperkaliémie (augmentation du potassium dans le sang), allergie aux IEC, grossesse, allaitement.

Utilisations déconseillées : potassium, lithium, diurétiques hyperkaliémiants.

Réglementation

Liste I (sur ordonnance). Remboursé à 65 % par la Sécurité sociale.

Médicaments disponibles

*Captopril 12,5 mg
comprimé sécable*

Génériques : CAPTOPRIL BIOGARAN® 12,5 mg • CAPTOPRIL IREX® 12,5 mg

*Captopril 25 mg
comprimé sécable*

Médicaments de référence :
LOPRIL® 25 mg • CAPTOLANE® 25 mg

Génériques : CAPTOPRIL EG® 25 mg • CAPTOPRIL RPG® 25 mg • CAPTOPRIL BIOGARAN® 25 mg • CAPTOPRIL G GAM® 25 mg • CAPTOPRIL MERCK® 25 mg • CAPTOPRIL GNR® 25 mg • CAPTOPRIL RATIOPHARM® 25 mg • CAPTOPRIL ARROW® 25 mg • CAPTOPRIL IREX® 25 mg • CAPTOPRIL QUALIMED® 25 mg • CAPTOPRIL TEVA® 25 mg

*Captopril 50 mg
comprimé sécable*

Médicaments de référence :
LOPRIL® 50 mg • CAPTOLANE® 50 mg

Génériques : CAPTOPRIL G GAM® 50 mg • CAPTOPRIL EG® 50 mg • CAPTOPRIL RPG® 50 mg • CAPTOPRIL BIOGARAN® 50 mg • CAPTOPRIL GNR® 50 mg • CAPTOPRIL MERCK® 50 mg • CAPTOPRIL RATIOPHARM® 50 mg • CAPTOPRIL ARROW® 50 mg • CAP-

TOPRIL IREX® 50 mg • CAPTOPRIL QUALI-MED® 50 mg • CAPTOPRIL TEVA® 50 mg

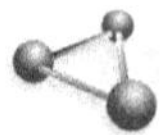

Carbamazépine

TÉGRÉTOL® • CARBAMAZÉPINE®

Activité pharmacologique

Antiépileptique. L'épilepsie est une maladie qui résulte de troubles dans l'activité électrique du cerveau identifiés par des anomalies à l'EEG (électroencéphalogramme). Elle est responsable de crises d'épilepsie dont les antiépileptiques préviennent l'apparition.

La crise d'épilepsie se caractérise par :
– un début brutal avec cri et chute ;
– une phase hypertonique clonique avec apnée et secousses musculaires brusques ;
– une phase résolutive avec hypotonie, respiration bruyante, perte d'urine, yeux révulsés ;
– une reprise de la conscience avec une amnésie totale de la crise.

En plus de ses effets antiépileptiques, la carbamazépine possède un effet antalgique, antimaniacodépressif et antidépressif.

Indications thérapeutiques

– Traitement de l'épilepsie. Prévention des crises d'épilepsie partielles ou généralisées, chez l'adulte et l'enfant, en monothérapie ou en association. Traitement préventif des crises de convulsions.
– Traitement de la névralgie faciale avec douleurs à la joue, aux paupières ou à la mâchoire supérieure.
– Traitement des douleurs neuropathiques (liées au système nerveux) de l'adulte.
– Prévention des rechutes des psychoses maniaco-dépressives après résistance, contre-indication ou intolérance au lithium (traitement de référence).
– Traitement des états d'excitation de la psychose maniaco-dépressive.

Présentation

Comprimés sécables LP (à libération prolongée) dosés à 200 mg et à 400 mg de carbamazépine.
Solution buvable dosée à 2 % de carbamazépine.

Posologie

Dans tous les cas, la posologie est déterminée par le médecin en fonction de la maladie à traiter et des caractéristiques individuelles du patient.

Le traitement sera réparti en deux prises avec les comprimés LP. Prendre au cours ou après les repas, sans croquer.

À savoir

L'apparition de fièvre, d'angine ou d'une autre infection impose d'avertir le médecin en raison des risques de leucopénie. Il s'agit d'une diminution des globules blancs qui doit être constatée par l'hémogramme (bilan sanguin biologique).

En début de traitement, il y a risque de recrudescence des crises d'épilepsie.

Il ne faut pas arrêter brutalement le traitement (risque de réapparition des crises).

Prudence lors de la conduite de véhicules et l'utilisation de machines en raison des risques de somnolence, de troubles visuels et de vertiges dont la cabamazépine est responsable.

L'alcool augmente les effets sédatifs.

La carbamazépine est un inducteur enzymatique qui agit sur le métabolisme hépatique des autres médicaments en accélérant leur destruction par le foie, ce qui diminue leur efficacité.

Effets secondaires éventuels

La fréquence d'apparition d'un effet secondaire dépend de la sensibilité de chacun à la substance administrée et de la faculté que possède cette substance à se concentrer dans un organe donné ou à modifier un système de régulation.

– Troubles neurosensoriels : fatigue ou somnolence, vertiges, confusion et troubles de la coordination des mouvements (ataxie).

– Troubles digestifs : nausées, diarrhée ou constipation, sécheresse de la bouche, anorexie, pancréatite (rare).

– Troubles neurosensoriels : vision trouble, céphalées, aggravation d'un glaucome.

– Réactions allergiques : éruption cutanée, dermatite exfoliatrice (peeling), prurit.

– Troubles hématologiques : leucopénie (possible), thrombocytopénie, agranulocytose et aplasie médullaire (rares). Troubles hépatiques et métaboliques (rares).

Principales contre-indications

Absolues : saquinavir (Invirase®) et autres dérivés anti-VIH de la même famille, troubles du rythme (BAV), antécédents d'hypoplasie médullaire (baisse de l'activité de la moelle osseuse) et de porphyrie aiguë intermittente.

Utilisations déconseillées : elle provoque la baisse de l'activité des médicaments suivants : contraceptifs oraux, valpromide, érythromycine, lithium, clozapine, dextropropoxyphène, isoniazide, tramadol. Grossesse et allaitement.

Réglementation

Liste II (sur ordonnance). Remboursé à 65 % par la Sécurité sociale

Médicaments disponibles

Carbamazépine 200 mg comprimé sécable
Médicament de référence :
TÉGRÉTOL® LP 200 mg
Générique : CARBAMAZÉPINE MERCK® LP 200 mg

Carbamazépine 400 mg comprimé sécable
Médicament de référence :
TÉGRÉTOL® LP 400 mg
Générique : CARBAMAZÉPINE MERCK® LP 400 mg

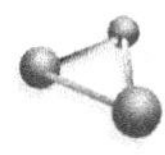

Carbocistéine

BRONCHOKOD® • BRONKIREX® • TUSSILÈNE® GÉ • CARBOCISTÉINE® • FLUDITEC®

Activité pharmacologique

Fluidifiant bronchique. La carbocistéine est un modificateur de la viscosité du mucus bronchique. Le mucus est une substance visqueuse fabriquée par les bronches pour emprisonner les substances étrangères. Les cils vibratoires bronchiques font remonter le mucus qui est éliminé par l'expectoration. En réduisant la viscosité du mucus, la carbocistéine favorise et facilite les expectorations.

Indications thérapeutiques

Traitement adjuvant des affections respiratoires se manifestant par une toux grasse. Ce médicament est indiqué chez l'adulte et l'enfant en cas d'affection respiratoire récente avec difficulté d'expectoration (bronchite aiguë, épisode aigu de bronchite chronique). La carbocistéine va provoquer une toux en rejetant les sécrétions bronchiques (crachats).

Présentation

Sirop et solution buvable adulte dosés à 5 % de carbocistéine.
Sirop et solution buvable enfant et nourrison dosés à 2 % de carbocistéine.
La solution buvable sans sucre est adaptée aux régimes hypoglucidiques ou hypocaloriques. Le sirop contient du sucre.

Posologie

Dans tous les cas, la posologie est déterminée par le médecin en fonction de la maladie à traiter et des caractéristiques individuelles du patient.

Adulte : 1 gobelet-doseur de 15 ml ou 1 cuillerée à soupe de sirop ou de solution sans sucre 3 fois par jour.
Enfant de plus de 5 ans : 3 cuillerées à café par jour de sirop ou solution buvable enfant et nourrisson à 2 %.
Enfant de moins de 5 ans : 1 à 2 cuillerées à café par jour de sirop ou solution buvable enfant et nourrisson à 2 %.

Nourrisson et enfant de 1 mois à 2 ans : 20 à 30 mg par kg et par jour, en 1 à 2 prises, sans dépasser 1 cuillère à café par prise de sirop enfant et nourrisson à 2 %.
La prise se fait de préférence en dehors des repas.

À savoir

La toux productive, qui est un élément fondamental de la défense bronchopulmonaire, est à respecter. Le traitement doit être court. Après 5 à 7 jours et en l'absence d'antibiothérapie associée, il faut prévenir le médecin s'il n'y a pas d'amélioration. La cause de la bronchite doit être traitée (infection, expectoration purulente). L'arrêt du tabac et la suppression des polluants irritants sont impératifs. L'humidification de la chambre à coucher peut être utile.

Effets secondaires éventuels

La fréquence d'apparition d'un effet secondaire dépend de la sensibilité de chacun à la substance administrée et de la faculté que possède cette substance à se concentrer dans un organe donné ou à modifier un système de régulation.
– Intolérance digestive de type gastralgies (douleurs à l'estomac), nausées, diarrhées.
– Prudence en cas d'ulcères.

Principales contre-indications

Utilisation déconseillée : grossesse.

Réglementation

Non inscrit sur une liste (en vente libre). Remboursé à 35 % par la Sécurité sociale.

Le sirop sans sucre est à conserver 15 jours après ouverture.

Médicaments disponibles

*Carbocistéine 2 %
sirop enfant et nourrisson*
Médicament de référence :
BRONCHOKOD® 2 % GÉ

Génériques : CARBOCISTÉINE RATIO-PHARM® 2 % • CARBOCISTÉINE GNR® 2 % • CARBOCISTÉINE MERCK® 2 % • CARBOCIS-TÉINE RPG® 2 % • TUSSILÈNE® 2 % • BRON-KIREX® 2 % GÉ • FLUDITEC® 2 % • CARBO-CISTÉINE EG® 2 % • CARBOCISTÉINE BIOGARAN® 2 % • CARBOCISTÉINE QUALI-MED® 2 % • RHINATHIOL® 2 % • CARBOCIS-TÉINE TEVA® 2 %

Carbocistéine 5 % sirop adulte
Médicament de référence :
BRONCHOKOD® 5 % GÉ

Génériques : CARBOCISTÉINE RATIO-PHARM® 5 % • CARBOCISTÉINE MERCK® 5 % • BRONKIREX® 5 % GÉ • CARBOCISTÉINE BIOGARAN® 5 % • CARBOCISTÉINE GNR® 5 % • CARBOCISTÉINE RPG® 5 % • TUSSILÈNE® 5 % GÉ • CARBOCISTÉINE G GAM® 5 % • CARBOCISTÉINE QUALIMED® 5 % • CARBO-CISTÉINE TEVA® 5 % • CARBOCISTÉINE ARROW® 5 % • CARBOCISTÉINE EG® 5 %

Carbocistéine sirop
Non remboursés : ACTIFED expectorant 5 %® sans sucre adulte • BRONCATHIOL® expectorant sans sucre 5 % adulte ou 2 % enf. et nour. • BRONCHOCYST® sirop 5 % adulte ou 2 % enf. • BRONCOCLAR toux grasse® sirop 5 % adulte ou 2 % enf. • BRONCORINOL expectorant® • CODOTUSSYL expectorant® adulte • DRILL expectorant® avec ou sans sucre • ERGIX 5 % adulte® expectorant sirop • FLUVIC® enf. et nour. sirop • HUMEX expec-torant® adulte sirop • MÉDIBRONC® sirop 5 % adulte ou 2 % enf. • MUCICLAR® 5 % GÉ adulte ou 2 % enf. • PECTOJUVÈNE enf.® sirop • PECTOSAN expectorant® adulte sirop • RHINATHIOL® 2 % enf. et nour. ex-pectorant avec ou sans sucre • RHINATHIOL® 5 % adulte expectorant avec ou sans sucre • SIROP DES VOSGES expectorant® sans sucre • TOCLASE expectorant 5 %® sirop

Carbocistéine comprimé
Non remboursé : RHINATHIOL® 375 mg expectorant comp.

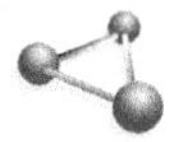

Cardensiel®

voir Bisoprolol

Cardiocor®

voir Bisoprolol

Catapressan®

voir Clonidine

Cebutid®

voir Flurbiprofène

Céfacet® Gé

voir Céfalexine

Céfaclor

ALFATIL® • CÉFACLOR®

Activité pharmacologique
Antibiotique. Céphalosporine de première génération.

Indications thérapeutiques
– Traitement des infections ORL : angines, sinusites, otites.
– Traitement des infections respira-toires : bronchite aiguë, épisodes infectieux de la bronchite chroni-

que, pneumopathie communautaire.

– Traitement des infections urinaires non compliquées.

Présentation

Gélules dosées à 250 mg de céfaclor. Comprimés LP dosés à 375 mg et 500 mg (réservés à l'adulte).

Sachets dosés à 125 mg et 250 mg.

Solution buvable dosée à 125 mg pour 5 ml et 250 mg pour 5 ml avec mesurette graduée.

Posologie

Dans tous les cas, la posologie est déterminée par le médecin en fonction de la maladie à traiter et des caractéristiques individuelles du patient.

La prise se fait juste après les repas ou au maximum 1 h après.

À savoir

En raison du risque d'allergie aux céphalosporines ou à la pénicilline, la survenue de tout signe d'allergie tel que fièvre, urticaire, visage enflé, œdème de Quincke (la langue, la glotte et le larynx enflent avec risque d'étouffement), malaise cardio-vasculaire, le traitement doit être arrêté et le médecin prévenu. Administration possible pendant l'allaitement et la grossesse.

Il ne faut pas modifier le traitement prescrit par le médecin. Le changement de durée ou de dose peut rendre les bactéries résistantes à cet antibiotique et les traitements ultérieurs inefficaces sur ces germes.

En raison du risque de rechute, le traitement ne doit pas être arrêté avant la date recommandée par le médecin, même si les symptômes ont disparu. La guérison des signes d'infection ne correspond pas toujours à la guérison bactériologique avec disparition de tous les germes pathogènes.

Il ne faut pas réutiliser un antibiotique sans avis du médecin, même si les symptômes sont semblables à ceux pour lesquels il a été prescrit.

Effets secondaires éventuels

La fréquence d'apparition d'un effet secondaire dépend de la sensibilité de chacun à la substance administrée et de la faculté que possède cette substance à se concentrer dans un organe donné ou à modifier un système de régulation.

– Réactions allergiques : éruption cutanée, urticaire, prurit, choc anaphylactique (malaise cardio-vasculaire grave d'origine allergique), œdème de Quincke (gonflement de la langue, de la glotte et du larynx avec risque d'étouffement).

– Troubles digestifs : nausées, vomissements, diarrhées, douleurs abdominales. La survenue de diarrhées est prévenue par la prise de levure (Ultralevure®, etc.) ou par la consommation de yaourts. Elle est généralement sans gravité, sauf cas exceptionnel.

– Candidose de la bouche ou du tube digestif. Mycose vaginale.

– Troubles hématologiques (éosinophilie, neutropénie) et hépatiques (jaunisse) rares.

– Trouble rénal : altération de la fonction rénale d'élimination (hydratation insuffisante) souvent due à l'association à un diurétique ou à un aminoside.

Principales contre-indications

Absolues : allergie aux céphalosporines et allergie croisée aux pénicillines : une personne allergique aux céphalosporines l'est aussi aux pénicillines, car les deux familles ont des points communs chimiques que l'immunité reconnaît (IgE).

Réglementation

Liste I (sur ordonnance). Remboursé à 65 % par la Sécurité sociale.
Conserver la suspension buvable au réfrigérateur, 14 jours au maximum après reconstitution.

Médicaments disponibles

Céfaclor 125 mg/5 ml
soluté buvable
Médicament de référence :
ALFATIL® 125 mg/5 ml
Génériques : CÉFACLOR RPG® 125 mg/5 ml • CÉFACLOR MERCK® 125 mg/5 ml

Céfaclor 250 mg/5 ml
soluté buvable
Médicament de référence :
ALFATIL® 250 mg/5 ml
Génériques : CÉFACLOR RPG® 250 mg/ 5 ml • CÉFACLOR MERCK® 250 mg/5 ml

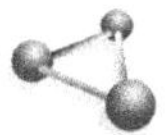

Céfadroxil

ORACÉFAL® • CÉFADROXIL®

Activité pharmacologique

Antibiotique. Céphalosporine de première génération.

Indications thérapeutiques

– Traitement des infections ORL : angine, sinusite, otite.
– Traitement de la bronchite aiguë et de la bronchite chronique infectieuse.
– Traitement de la pneumopathie communautaire.
– Traitement des infections urinaires non compliquées.

Présentation

Gélules dosées à 500 mg et comprimés dosés à 1 g de céfadroxil.
Solution buvable dosée à 125 mg pour 5 ml, 250 mg pour 5 ml et 500 mg pour 5 ml de céfadroxil.

Posologie

Dans tous les cas, la posologie est déterminée par le médecin en fonction de la maladie à traiter et des caractéristiques individuelles du patient.
Prendre avant ou pendant les repas pour diminuer les nausées, en général pendant 7 à 14 jours.

À savoir

En raison du risque d'allergie aux céphalosporines et à la pénicilline, la survenue de tout signe d'allergie (fièvre, urticaire, visage enflé, œdème de Quincke, malaise cardio-vasculaire), doit inciter à arrêter le traitement et prévenir le médecin. Administration possible pendant l'allaitement et la grossesse.
Éviter de boire du lait ou de l'alcool : ils diminueraient la quantité de pénicilline disponible dans le sang.
Il ne faut pas modifier le traitement prescrit par le médecin. Le changement de durée ou de dose peut rendre les bactéries résistantes à cet antibiotique et les traitements ultérieurs inefficaces sur ces germes.
En raison du risque de rechute, le traitement ne doit pas être arrêté

avant la date recommandée par le médecin, même si les symptômes ont disparu. La guérison des signes d'infection ne correspond pas toujours à la guérison bactériologique avec disparition de tous les germes pathogènes.

Il ne faut pas réutiliser un antibiotique sans avis du médecin, même si les symptômes sont semblables à ceux pour lesquels il a été prescrit.

Effets secondaires éventuels

La fréquence d'apparition d'un effet secondaire dépend de la sensibilité de chacun à la substance administrée et de la faculté que possède cette substance à se concentrer dans un organe donné ou à modifier un système de régulation.

– Réactions allergiques : éruption cutanée, urticaire, œdème de Quincke (gonflement de la langue, de la glotte et du larynx avec risque d'étouffement), prurit, choc anaphylactique (malaise cardio-vasculaire grave d'origine allergique).

– Troubles digestifs : nausées, vomissements, gastralgie, diarrhées, candidose, douleurs abdominales. La survenue de diarrhée est prévenue par la prescription de levure (Ultralevure®, etc.) ou par la consommation de yaourts. Elle est généralement sans gravité, sauf cas exceptionnel (candidose digestive, colite grave).

– Troubles hématologiques (éosinophilie, neutropénie) et hépatiques (jaunisse) rares.

– Risque de néphrotoxicité avec altération de la fonction rénale (troubles de l'élimination).

– Troubles gynécologiques : vaginite et mycose vaginale à candida.

Principales contre-indications

Absolues : allergie aux céphalosporines et allergie croisée aux pénicillines. Une personne allergique aux céphalosporines l'est aussi aux pénicillines, car les deux familles ont des points communs chimiques que l'immunité reconnaît (IgE).

Utilisation déconseillée : allaitement.

Réglementation

Liste I (sur ordonnance). Remboursé à 65 % par la Sécurité sociale.

Médicaments disponibles

Céfadroxil 125 mg/5 ml soluté buvable

Médicament de référence :
ORACÉFAL® 125 mg/5 ml

Génériques : CÉFADROXIL MERCK® 125 mg/5 ml • CÉFADROXIL BIOGARAN® 125 mg/5 ml

Céfadroxil 250 mg/5 ml soluté buvable, sachet

Médicament de référence :
ORACÉFAL® 250 mg/5 ml sol. buv.

Génériques : CÉFADROXIL MERCK® sol. buv. • CÉFADROXIL BIOGARAN® 250 mg/5 ml sol. buv. • CÉFADROXIL G GAM® 250 mg sol. buv. • CÉFADROXIL GNR® 250 mg sol. buv. • CÉFADROXIL TEVA® 250 mg sachet

Céfadroxil 500 mg gélule, soluté buvable et sachet

Médicament de référence :
ORACÉFAL® 500 mg gél. et sol. buv.

Génériques : CÉFADROXIL EG® 500 mg gél. • CÉFADROXIL MERCK® 500 mg gél. et sol. buv. • CÉFADROXIL BIOGARAN® 500 mg gél. et sol. buv. • CÉFADROXIL G GAM® 500 mg gél. et sachet • CÉFADROXIL GNR® 500 mg gél. et sol. buv. • CÉFADROXIL RATIO-

PHARM® 500 mg gél. • CÉFADROXIL TEVA® 500 mg gél. et sachet

Céfadroxil 1000 mg comprimé et sachet
Médicament de référence :
ORACÉFAL® 1 g comp.
Génériques : CÉFADROXIL G GAM® 1 g comp. et sachet • CÉFADROXIL MERCK® 1 g comp. • CÉFADROXIL TEVA® 1 g sachet

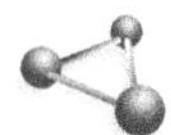

Céfalexine

KÉFORAL® • **CÉPOREXINE®** • CÉFACET® GÉ • CÉFALEXINE®

Activité pharmacologique
Antibiotique. Céphalosporine de première génération.

Indications thérapeutiques
– Traitement des infections ORL : angine, sinusite, otite.
– Traitement de la bronchite aiguë et de la bronchite chronique infectieuse.
– Traitement des infections urinaires non compliquées.

Présentation
Comprimés dosés à 500 mg ou gélules dosées à 1 g de céfalexine.
Solution buvable dosée à 250 mg par 5 ml ou 500 mg par 5 ml.

Posologie
Dans tous les cas, la posologie est déterminée par le médecin en fonction de la maladie à traiter et des caractéristiques individuelles du patient.
Prendre avant ou pendant les repas pour diminuer les nausées, en général pendant 7 à 10 jours.

À savoir
En raison du risque d'allergie à la pénicilline, le traitement doit être arrêté et le médecin prévenu à la survenue de tout signe d'allergie (fièvre, urticaire, visage enflé, œdème de Quincke, malaise cardiovasculaire). Administration possible pendant l'allaitement et la grossesse.
Il ne faut pas modifier le traitement prescrit par le médecin. Le changement de durée ou de dose peut rendre les bactéries résistantes à cet antibiotique et les traitements ultérieurs inefficaces sur ces germes.
En raison du risque de rechute, le traitement ne doit pas être arrêté avant la date recommandée par le médecin, même si les symptômes ont disparu. La guérison des signes d'infection ne correspond pas toujours à la guérison bactériologique avec disparition de tous les germes pathogènes.
Il ne faut pas réutiliser un antibiotique sans avis du médecin, même si les symptômes sont semblables à ceux pour lesquels il a été prescrit. L'alcool est déconseillé.

Effets secondaires éventuels
La fréquence d'apparition d'un effet secondaire dépend de la sensibilité de chacun à la substance administrée et de la faculté que possède cette substance à se concentrer dans un organe donné ou à modifier un système de régulation.
– Réactions allergiques : urticaire, prurit, œdème de Quincke (gonflement de la langue, la glotte, le larynx avec risque d'étouffement), choc anaphylactique (malaise cardio-vasculaire grave d'origine allergique).

– Troubles digestifs : diarrhées, nausées, vomissements. La survenue de la diarrhée est prévenue par la prise de levure (Ultralevure®, etc.) ou par la consommation de yaourts. Elle est généralement sans gravité, sauf cas exceptionnel.
– Troubles hématologiques (éosinophilie, neutropénie) et hépatiques (jaunisse) rares.
– Risque de néphrotoxicité avec altération de la fonction rénale et troubles de l'élimination.
– Troubles gynécologiques : vaginite avec prurit, candidose vaginale.

Principales contre-indications

Absolues : allergie aux céphalosporines et allergie croisée aux pénicillines. Une personne allergique aux céphalosporines l'est aussi aux pénicillines, car les deux familles ont des points communs chimiques que l'immunité reconnaît (IgE).

Réglementation

Liste I (sur ordonnance). Remboursé à 65 % par la Sécurité sociale.

Médicaments disponibles

Céfalexine 250 mg
Médicament de référence :
CÉPOREXINE® 250 mg/5 ml granulés.

Céfalexine 500 mg comprimé
Médicament de référence :
KÉFORAL® 500 mg comp.
Génériques : CÉFALEXINE RPG® 500 mg comp. • CÉFACET® 500 mg GÉ comp. • CÉPOREXINE® 500 mg gél.

Céfalexine 1000 mg comprimé
Médicament de référence :
KÉFORAL® 1 g comp.

Génériques : CÉFALEXINE RPG® 1 g comp. • CÉFACET® 1 g GÉ comp. • CÉPOREXINE® 1 g comp.

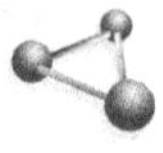

Céfaperos®

voir Céfatrizine

Céfatrizine

CÉFAPEROS® • CÉFATRIZINE®

Activité pharmacologique

Antibiotique de la famille des céphalosporines de première génération, apparenté aux pénicillines.

Indications thérapeutiques

– Traitement des infections ORL : angine, sinusite, otite.
– Traitement des infections respiratoires : bronchite aiguë, épisodes infectieux de la bronchite chronique, pneumopathie communautaire.
– Traitement des infections urinaires non compliquées.
– Traitement des infections cutanées à germes sensibles à la céfatrizine.

Présentation

Gélules dosées à 500 mg de céfatrizine.
Solution buvable dosée à 125 mg pour 5 ml (arôme grenadine), 250 mg pour 5 ml (arômes fraise et pomme) et 500 mg pour 5 ml (arôme caramel) de céfatrizine.

Posologie

Dans tous les cas, la posologie est déterminée par le médecin en fonction de la maladie à traiter et des caractéristiques individuelles du patient.

Prise du traitement au cours des repas pour une meilleure tolérance digestive, avec diminution des nausées.

À savoir

En raison du risque d'allergie à la pénicilline ou aux céphalosporines, le traitement doit être arrêté et le médecin prévenu à la survenue de tout signe d'allergie tel que fièvre, urticaire, visage enflé, œdème de Quincke (gonflement de la langue, la glotte, le larynx avec risque d'étouffement), malaise cardio-vasculaire.

Administration possible pendant l'allaitement et la grossesse.

Il ne faut pas modifier le traitement prescrit par le médecin. Le changement de durée ou de dose peut rendre les bactéries résistantes à cet antibiotique et les traitements ultérieurs inefficaces sur ces germes.

En raison du risque de rechute, le traitement ne doit pas être arrêté avant la date recommandée par le médecin, même si les symptômes ont disparu. La guérison des signes d'infection ne correspond pas toujours à la guérison bactériologique avec disparition de tous les germes pathogènes.

Il ne faut pas réutiliser un antibiotique sans avis du médecin, même si les symptômes sont semblables à ceux pour lesquels il a été prescrit.

Effets secondaires éventuels

La fréquence d'apparition d'un effet secondaire dépend de la sensibilité de chacun à la substance administrée et de la faculté que possède cette substance à se concentrer dans un organe donné ou à modifier un système de régulation.

– Réactions allergiques : éruption cutanée, urticaire, prurit, choc anaphylactique (malaise cardio-vasculaire grave d'origine allergique), œdème de Quincke (gonflement de la langue, la glotte, le larynx avec risque d'étouffement).

– Troubles digestifs : nausées, vomissements, diarrhées, douleurs abdominales, candidose.

– Troubles hématologiques (éosinophilie) et hépatiques (jaunisse) rares.

– Trouble rénal : altération de la fonction rénale d'élimination (hydratation insuffisante) en cas d'association aux diurétiques ou aux aminosides.

Principales contre-indications

Absolues : allergie aux céphalosporines et allergie croisée aux pénicillines : une personne allergique aux céphalosporines l'est aussi aux pénicillines, car les deux familles ont des points communs chimiques que l'immunité reconnaît (IgE).

Réglementation

Liste I (sur ordonnance). Remboursé à 65 % par la Sécurité sociale.

Conserver la solution buvable dosée à 250 mg pour 5 ml ou 125 mg pour 5 ml au réfrigérateur, au maximum 10 jours après reconstitution. Conservation limitée à 6 jours pour la solution buvable dosée à 500 mg pour 5 ml.

Médicaments disponibles

Céfatrizine 500 mg gélule

Médicament de référence :

CÉFAPÉROS® 500 mg gél.

Génériques : CÉFATRIZINE ARROW® 500 mg gél. • CÉFATRIZINE BIOGARAN® 500 mg gél. • CÉFATRIZINE EG® 500 mg gél. • CÉFATRIZINE GNR® 500 mg gél. • CÉFATRIZINE MERCK® 500 mg gél. • CÉFATRIZINE QUALIMED® 500 mg gél. • CÉFATRIZINE TEVA® 500 mg gél. • CÉFATRIZINE IVAX® 500 mg gél.

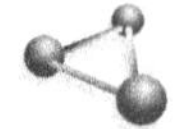

Céfradine

KELSEF® • ZEEFRA® GÉ • DEXEF® • CÉFRADINE®

Activité pharmacologique

Antibiotique. Céphalosporine de première génération.

Indications thérapeutiques

– Traitement des infections ORL (angine, sinusite, otite) et respiratoires (bronchite et pneumopathie).
– Traitement des infections urinaires non compliquées.

Présentation

Gélules dosées à 500 mg de céfradine.

Posologie

Dans tous les cas, la posologie est déterminée par le médecin en fonction de la maladie à traiter et des caractéristiques individuelles du patient.

À savoir

En raison du risque d'allergie à la pénicilline, le traitement doit être arrêté et le médecin prévenu à la survenue de tout signe d'allergie tel que fièvre, urticaire, visage enflé, œdème de Quincke (gonflement de la langue, de la glotte, du larynx avec risque d'étouffement), malaise cardio-vasculaire.
Administration possible pendant l'allaitement et la grossesse.
Il ne faut pas modifier le traitement prescrit par le médecin. Le changement de durée ou de dose peut rendre les bactéries résistantes à cet antibiotique et les traitements ultérieurs inefficaces sur ces germes.
En raison du risque de rechute, le traitement ne doit pas être arrêté avant la date recommandée par le médecin, même si les symptômes ont disparu.
La guérison des signes d'infection ne correspond pas toujours à la guérison bactériologique avec disparition de tous les germes pathogènes.

Effets secondaires éventuels

La fréquence d'apparition d'un effet secondaire dépend de la sensibilité de chacun à la substance administrée et de la faculté que possède cette substance à se concentrer dans un organe donné ou à modifier un système de régulation.

– Réactions allergiques : éruption cutanée, urticaire, prurit, choc anaphylactique (malaise cardio-vasculaire grave d'origine allergique), œdème de Quincke (gonflement de la langue, de la glotte, du larynx avec risque d'étouffement).
– Troubles digestifs : nausées, vomissements, diarrhées, douleurs

abdominales. La survenue de diarrhées est prévenue par la prise de levure prescrite par le médecin (Ultralevure®, etc.) ou par la consommation de yaourts. Elle est généralement sans gravité, sauf cas exceptionnel (candidose digestive, colite grave). La survenue de diarrhées avec fièvre nécessite de prévenir le médecin.

– Troubles hématologiques (éosinophilie, neutropénie) et hépatiques rares.

– Néphrotoxicité avec altération de la fonction rénale, en particulier en association avec un diurétique ou un aminoside.

– Troubles gynécologiques : vaginite et mycose vaginale à candida.

Principales contre-indications

Absolues : allergie aux céphalosporines et allergie croisée aux pénicillines : une personne allergique aux céphalosporines l'est aussi aux pénicillines, car les deux familles ont des points communs chimiques que l'immunité reconnaît (IgE).

Réglementation

Liste I (sur ordonnance). Remboursé à 65 % par la Sécurité sociale.

Médicaments disponibles

Céfradine 500 mg gélule

Médicament de référence :
KELSEF® 500 mg gél.

Génériques : ZEEFRA® 500 mg GÉ gél. • DEXEF® 500 mg gél. • CÉFRADINE GNR® 500 mg gél.

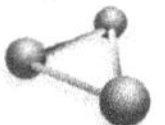

Ceftriaxone

voie injectable

ROCÉPHINE® • CEFTRIAXONE®

Activité pharmacologique

Antibiotique de la famille des céphalosporines de troisième génération à très large spectre d'action. Il agit en effet sur un grand nombre de types de bactéries et couvre beaucoup d'infections. Il est insensible aux bêtalactamases qui sont des enzymes bactériennes capables de détruire les antibiotiques de la famille des céphalosporines. Les bactéries qui possèdent cette enzyme sont résistantes à ces mêmes antibiotiques. La ceftriaxone est capable, en revanche, de détruire ces bactéries résistantes.

Indications thérapeutiques

À l'hôpital

Traitement des infections sévères : méningite, maladie de Lyme (maladie infectieuse, articulaire, neurologique et cardiaque transmise à l'homme par une piqûre de tique), infections postopératoires.

En ville

– Poursuite de traitements débutés à l'hôpital.

– Traitement des formes sévères des pneumopathies et des bronchites chroniques (poussées aiguës).

– Infections urinaires sévères et/ou à germes résistants : infections urinaires basses, poussées aiguës de prostatite chronique, pyélonéphrite aiguë (infection urinaire située dans

le rein avec douleurs lombaires brutales et fièvre élevée).
– Traitement de l'otite moyenne aiguë de l'enfant et du nourrisson, en cas d'échec d'un traitement adapté par voie orale.

Présentation

Le solvant des ampoules pour injection intramusculaire contient de la lidocaïne qui est un anesthésique local. En effet, les injections intramusculaires sans lidocaïne sont douloureuses. Ne jamais utiliser pour la voie intraveineuse.

Poudre de ceftriaxone dosée à 500 mg à utiliser avec l'ampoule intramusculaire de 2 ml.

Poudre de ceftriaxone dosée à 500 mg à utiliser avec l'ampoule intraveineuse de 5 ml.

Poudre de ceftriaxone dosée à 1 g à utiliser avec l'ampoule intramusculaire de 3,5 ml.

Poudre de ceftriaxone dosée à 1 g à utiliser avec l'ampoule intraveineuse de 10 ml.

Posologie

Dans tous les cas, la posologie est déterminée par le médecin en fonction de la maladie à traiter et des caractéristiques individuelles du patient.

À savoir

En raison du risque d'allergie à la pénicilline et aux céphalosporines, le traitement doit être arrêté et le médecin prévenu à la survenue de tout signe d'allergie, tel que fièvre, urticaire, visage enflé, œdème de Quincke (gonflement de la langue, de la glotte et du larynx avec risque d'étouffement), malaise cardio-vasculaire.

Administration possible pendant l'allaitement.

Il ne faut pas modifier le traitement prescrit par le médecin. Le changement de durée ou de dose peut rendre les bactéries résistantes à cet antibiotique et les traitements ultérieurs inefficaces sur ces germes.

En raison du risque de rechute, le traitement ne doit pas être arrêté avant la date recommandée par le médecin, même si les symptômes ont disparu. La guérison des signes d'infection ne correspond pas toujours à la guérison bactériologique avec disparition de tous les germes pathogènes.

Il ne faut pas réutiliser un antibiotique sans avis du médecin, même si les symptômes sont semblables à ceux pour lesquels il a été prescrit.

Effets secondaires éventuels

La fréquence d'apparition d'un effet secondaire dépend de la sensibilité de chacun à la substance administrée et de la faculté que possède cette substance à se concentrer dans un organe donné ou à modifier un système de régulation.

– Réactions allergiques : urticaire, éruption cutanée, choc anaphylactique (malaise cardio-vasculaire grave d'origine allergique), œdème de Quincke.

– Troubles digestifs : nausées, vomissements, gastralgies, diarrhées, inflammation de la bouche, troubles biliaires. La survenue de diarrhées est prévenue par la prescription de levure (Ultralevure®, etc.) ou par la consommation de yaourts. Elle est généralement sans gravité, sauf cas exceptionnel. La ceftriaxone se

concentre dans la vésicule biliaire et peut participer à la formation d'un calcul biliaire qui s'exprime par des douleurs à l'abdomen, du côté droit.
– Troubles hématologiques (hyperéosinophilie, neutropénie) et hépatiques rares.
– Risque de néphrotoxicité avec altération de la fonction rénale et troubles de l'élimination.
– Troubles gynécologiques : vaginite et mycose vaginale à candida.

Principales contre-indications

Absolues : allergie aux céphalosporines et allergie croisée aux pénicillines. Une personne allergique aux céphalosporines l'est aussi aux pénicillines, car les deux familles ont des points communs chimiques que l'immunité reconnaît (IgE). Allergie à la lidocaïne et troubles du rythme.
Utilisation déconseillée : grossesse, par précaution.

Réglementation

Liste I (sur ordonnance). Remboursé à 65 % par la Sécurité sociale.
Après reconstitution, la solution doit être utilisée immédiatement. Elle peut être conservée au maximum pendant 6 heures. Tenir à l'abri de la chaleur
Sportifs : le solvant de la ceftriaxone (lidocaïne) peut induire une réaction positive aux tests pratiqués lors des contrôles antidopage.

Médicaments disponibles

Ceftriaxone 500 mg/2 ml injectable intramusculaire
Médicament de référence :
ROCÉPHINE® inj.
Génériques : CEFTRIAXONE ARROW® • CEFTRIAXONE G GAM® • CEFTRIAXONE IREX® • CEFTRIAXONE IVAX® • CEFTRIAXONE MERCK® • CEFTRIAXONE QUALIMED® • CEFTRIAXONE RPG® • CEFTRIAXONE TEVA®

Ceftriaxone 500 mg/5 ml injectable intraveineuse
Médicament de référence :
ROCÉPHINE® inj.
Génériques : CEFTRIAXONE G GAM® • CEFTRIAXONE IREX® • CEFTRIAXONE MERCK® • CEFTRIAXONE QUALIMED® • CEFTRIAXONE ARROW®

Ceftriaxone 1 g/3,5 ml injectable intramusculaire
Médicament de référence :
ROCÉPHINE® inj.
Génériques : CEFTRIAXONE ARROW® • CEFTRIAXONE BIOGARAN® • CEFTRIAXONE EG® • CEFTRIAXONE G GAM® • CEFTRIAXONE GNR® • CEFTRIAXONE IREX® • CEFTRIAXONE MERCK® • CEFTRIAXONE QUALIMED® • CEFTRIAXONE RPG® • CEFTRIAXONE RATIOPHARM® • CEFTRIAXONE TEVA® • CEFTRIAXONE IVAX®

Ceftriaxone 1 g/10 ml injectable intraveineuse
Médicament de référence :
ROCÉPHINE® inj.
Génériques : CEFTRIAXONE ARROW® • CEFTRIAXONE BIOGARAN® • CEFTRIAXONE EG® • CEFTRIAXONE G GAM® • CEFTRIAXONE IREX® • CEFTRIAXONE MERCK® • CEFTRIAXONE QUALIMED® • CEFTRIAXONE RPG® • CEFTRIAXONE RATIOPHARM® • CEFTRIAXONE TEVA® • CEFTRIAXONE IVAX®

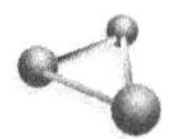

Célectol®

voir Céliprolol

Célestène®

voir Bétaméthasone

Célestoderm®

voir Bétaméthasone

Céliprolol

CÉLECTOL® • CÉLIPROLOL®

Activité pharmacologique

Bêtabloquant cardiosélectif. Il possède un effet vasodilatateur périphérique. Il n'agit pas sur les bronches et diminue faiblement la fréquence cardiaque (battements).
Le cœur et les vaisseaux sont innervés par le système nerveux sympathique (système nerveux autonome) qui permet leur régulation.
Le bêtabloquant freine l'activité du système sympathique en agissant sur des récepteurs cellulaires appelés « récepteurs bêta ». Ainsi, les artères sont moins réactives, donc plus souples (action antihypertensive). Il en est de même du cœur dont il diminue la capacité de travail (prévention des crises d'angor). Si le bêtabloquant agit spécifiquement sur les récepteurs bêta du cœur, il est dit « cardiosélectif ».

Indications thérapeutiques

– Traitement de l'hypertension. En présence d'artères plus souples, le tonus artériel est diminué et il en résulte une vasodilatation avec une augmentation du diamètre artériel. Cette vasodilatation se traduit par une baisse de la pression intra-artérielle et le maintien de l'hypertension dans la limite des chiffres tensionnels normaux en fonction de l'âge.
– Prévention des crises d'angor d'effort. Il s'agit de crises douloureuses d'angine de poitrine se déclenchant lors d'un effort.
Le cœur assure la circulation du sang destiné à irriguer les organes vitaux. Il est lui-même oxygéné grâce aux artères coronaires situées dans le muscle cardiaque (myocarde). Lorsqu'un effort supplémentaire lui est demandé, les coronaires doivent apporter plus de sang. Quand une plaque d'athérome (dépôt de graisse) tapisse la paroi des artères coronaires, le sang passe mal. Le cœur est alors en souffrance. Celle-ci s'exprime par une crise d'angor avec douleur cardiaque caractéristique, encore appelée angine de poitrine. Sous bêtabloquant, le cœur ne répond pas à une demande de travail supplémentaire.

Présentation

Comprimés sécables dosés à 200 mg de céliprolol.

Posologie

Dans tous les cas, la posologie est déterminée par le médecin en fonction de la maladie à traiter et des caractéristiques individuelles du patient.
En 1 prise le matin, avant le petit déjeuner, avec un verre d'eau ou une boisson.

À savoir

Ne jamais interrompre brutalement le traitement chez les angineux. L'arrêt brusque peut entraîner de graves troubles du rythme, un infarctus du myocarde ou une mort subite.

Devant toute aggravation d'un psoriasis, d'une réaction allergique, d'une bradycardie inférieure à 50-55 battements par minute ou d'une claudication, il faut prévenir le médecin.

Des visites médicales régulières permettent la surveillance du traitement avec mesure de la tension artérielle et la prescription par le médecin d'examens complémentaires et d'un bilan sanguin (cholestérol, triglycérides, bilan hépatique et rénal, etc.).

Effets secondaires éventuels

La fréquence d'apparition d'un effet secondaire dépend de la sensibilité de chacun à la substance administrée et de la faculté que possède cette substance à se concentrer dans un organe donné ou à modifier un système de régulation.

– Troubles cardiovasculaires : bradycardie (50-55 battements par minute), douleur thoracique (risque au sevrage chez le coronarien), insuffisance cardiaque et chute tensionnelle.

– Syndrome de Raynaud (affection des vaisseaux aux extrémités, entraînant une pâleur, un refroidissement et une douleur des doigts ou des orteils), aggravation d'une claudication intermittente existante, refroidissement des extrémités (peu fréquent).

– Fatigue, vertiges, céphalées, essoufflement, fatigabilité.

– Signes d'hypoglycémie masqués par de l'hypotension chez le diabétique.

– Chez l'asthmatique, son usage n'est pas recommandé (bronchospasmes) mais possible.

– Troubles dermatologiques : éruptions cutanées, aggravation de psoriasis (maladie de peau caractérisée par des taches rouges avec squames, localisées à la face postérieure des coudes, aux genoux et dans les cheveux), aggravation des réactions allergiques chez l'allergique.

– Troubles gastro-intestinaux : nausées, vomissements, gastralgies.

– Troubles psychiques : insomnie, cauchemars, impuissance.

Principales contre-indications

Absolues : insuffisance cardiaque non contrôlée, choc d'origine cardiaque, hypotension, troubles du rythme (BAV) et bradycardie inférieure à 45 battements par minute, angor de Prinzmétal, phénomène de Raynaud, phéochromocytome non traité (anomalie de la médullosurrénale provoquant une hypertension), floctafénine (Idarac®), sultopride (Barnétil®).

Utilisations déconseillées : asthme et bronchopneumopathie chronique obstructive sévère (emploi possible avec prudence), amiodarone, allaitement, grossesse.

Réglementation

Liste I (sur ordonnance). Remboursé à 65 % par la Sécurité sociale.

Sportifs : le céliprolol induit une réaction positive aux tests pratiqués lors des contrôles antidopage.

Médicaments disponibles

Céliprolol 200 mg comprimé
Médicament de référence :
CÉLECTOL® 200 mg comp.

Génériques : CÉLIPROLOL ARROW® 200 mg comp. • CÉLIPROLOL BIOGARAN® 200 mg comp. • CÉLIPROLOL EG® 200 mg comp. • CÉLIPROLOL G GAM® 200 mg comp. • CÉLIPROLOL GNR® 200 mg comp. • CÉLIPROLOL IREX® 200 mg comp. • CÉLIPROLOL MERCK® 200 mg comp. • CÉLIPROLOL QUALIMED® 200 mg comp. • CÉLIPROLOL RPG® 200 mg comp. • CÉLIPROLOL RATIOPHARM® 200 mg comp. • CÉLIPROLOL TEVA® 200 mg comp. • CÉLIPROLOL IVAX® 200 mg comp.

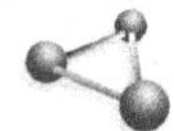

Centrophène® Gé

voir Trimétazidine

Céphalgan®

voir Acide acétylsalicylique (Aspirine) + métoclopramide

Céporexine®

voir Céfalexine

Chrono-Indocid®

voir Indométacine

Cibenzoline

CIPRALAN® • EXACOR®

Activité pharmacologique

Antiarythmique. Il corrige et régularise le rythme cardiaque.

Indications thérapeutiques

Prévention des récidives des tachycardies. Il s'agit de l'augmentation du rythme cardiaque et des palpitations diagnostiquées et classées après ECG (électroencéphalogramme).

Présentation

Comprimés sécables dosés à 130 mg de cibenzoline.

Posologie

Dans tous les cas, la posologie est déterminée par le médecin en fonction de la maladie à traiter et des caractéristiques individuelles du patient.

La posologie est adaptée à chaque cas, en fonction du trouble du rythme diagnostiqué.

> ### À savoir
> *En cas de bradycardie (ralentissement des battements du cœur) inférieure à 50 battements par minute, il est préférable de prévenir le médecin.*
>
> *En raison du risque possible mais rare d'aggravation du trouble du rythme, toute modification que ressent le patient dans sa fréquence cardiaque (arythmie, tachycardie, fibrillation, extrasystole) doit lui faire consulter son médecin.*
>
> *Avec les antiarythmiques, la monothérapie est de règle (sauf avis du cardiologue). En effet, l'association de plusieurs antiarythmiques augmente le risque cardio-vasculaire de troubles du rythme. Le traitement impose une surveillance médicale et électrocardiographique (ECG) régulière.*

Effets secondaires éventuels

La fréquence d'apparition d'un effet secondaire dépend de la sensibilité de chacun à la substance administrée et de la faculté que possède cette substance à se concentrer dans un organe donné ou à modifier un système de régulation.

– Troubles cardiaques : hypotension, bradycardie, poussées d'insuffisance cardiaque et état de choc cardiogénique (coma d'origine cardiaque). Inversement, il peut y avoir une aggravation des troubles du rythme cardiaque préexistants.

– Troubles neurosensoriels : vertiges, tremblements, vision trouble, céphalées.

– Troubles digestifs : nausées, diarrhées, vomissements, brûlures d'estomac.

Principales contre-indications

Absolues : infarctus du myocarde aigu ou ancien. Insuffisance cardiaque, grossesse, allaitement. Troubles du rythme. BAV II et III non appareillés d'un pacemaker, bloc de branche complet, bibloc, dysfonctionnement sinusal et maladie des oreillettes.

Utilisations déconseillées : insuffisance rénale et hépatique (surveillance biologique accrue), bêtabloquants, certains antiarythmiques : amiodarone (Cordarone®, Corbionax®), sotalol (Sotalex®, Cardioquine®, Cordium®, Longacor®, Sérécor®, Quinidurule®), érythromycine injectable, sultopride, vincamine, astémizole, pentamidine, sparfloxacine, diphémanil (Prantal®), halofantrine, bépridil, quinidine, hydroquinidine, disopyramide, brétylium.

Réglementation

Liste I (sur ordonnance). Remboursé à 65 % par la Sécurité sociale.

Médicaments disponibles

Cibenzoline 130 mg comprimé sécable

Médicaments de référence :
CIPRALAN® 130 mg comp. séc. • EXACOR® 130 mg comp. séc.

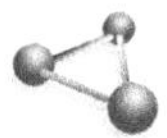

Ciblor®

voir Amoxicilline + acide clavulanique

Cimétidine

TAGAMET® • CIMÉTIDINE® • STOMÉDINE®

Activité pharmacologique

Antiulcéreux. Antisécrétoire d'acidité gastrique de la famille des antihistaminiques H2. L'acidité crée l'érosion de la muqueuse et altère la sécrétion du mucus qui la protège. La cimétidine bloque les récepteurs à l'histamine de type H2 situés sur les cellules gastriques. L'histamine, une fois fixée sur les récepteurs, a pour fonction d'activer la production d'acidité des cellules gastriques. Si les récepteurs sont bloqués par la cimétidine, l'histamine n'agira pas et les cellules gastriques produiront moins d'acidité. Ainsi, un ulcère pourra plus facilement et rapidement cicatriser.

Indications thérapeutiques

– Traitement symptomatique du reflux gastro-œsophagien. Le reflux correspond à l'évacuation passive du contenu de l'estomac. La conséquence est une remontée acide ac-

compagnée de brûlures œsophagiennes (pyrosis).
– Traitement de l'ulcère gastrique
ou duodénal. L'ulcère est une perte
de substance de la muqueuse gastrique. Il y a des risques d'hémorragie
digestive et de perforation si l'ulcère s'aggrave.
– Prévention des récidives d'ulcère.
– Traitement des œsophagites. Lésions de la paroi de l'œsophage se
traduisant par des difficultés à avaler et des douleurs de type brûlures
lors de la déglutition.
– Traitement du syndrome de Zollinger-Ellison. Il associe des ulcères
multiples à une diarrhée et à la présence de graisses dans les selles.

Présentation

Comprimés dosés à 200 mg,
400 mg, 800 mg de cimétidine.
Comprimés effervescents dosés à
200 mg et 800 mg.

Posologie

Dans tous les cas, la posologie est déterminée par
le médecin en fonction de la maladie à traiter et
des caractéristiques individuelles du patient.

À savoir

*Respect des règles hygiénodié-
tétiques :*
*– éviter les épices, agrumes, fritu-
res, alcools qui irritent la muqueuse
gastro-duodénale, ainsi que les
repas copieux, riches en graisses ou
protéines, qui augmentent le travail
de l'estomac et entraînent une
hypersécrétion d'acide chlorhydrique (acidité gastrique) ;*
*– prendre les repas au calme et à
heures régulières ;*

*– réduire la consommation de
tabac et de café.*
*Le traitement est complété par des
pansements gastriques qui for-
ment un film protecteur sur la
paroi gastrique. Néanmoins, il
faut les prendre à distance de
l'antisécrétoire, car il y a risque de
diminution de son efficacité.*
*En raison de ses capacités à inhi-
ber certaines enzymes du métabolisme hépatique, la cimétidine est
à l'origine de l'augmentation des
concentrations de médicaments
métabolisés par ces enzymes. Les
effets indésirables de ces médicaments seront alors majorés.*
*Le traitement ne doit pas être
interrompu avant la fin, même si
les symptômes ont rapidement
disparu, pour permettre une cicatrisation complète de l'ulcère.*
*Une surveillance médicale régu-
lière doit être effectuée et comporte des examens de l'estomac
(fibroscopie).*

Effets secondaires éventuels

La fréquence d'apparition d'un effet secondaire
dépend de la sensibilité de chacun à la substance
administrée et de la faculté que possède cette
substance à se concentrer dans un organe donné
ou à modifier un système de régulation.

– Céphalées, nausées, vertiges, fatigue, diarrhées ou constipation.
– Douleurs musculaires et éruptions
cutanées.
– Tension mammaire avec gynécomastie (augmentation du volume de
la glande mammaire chez l'homme),
galactorrhée (écoulement de lait en
absence d'allaitement), éventuels

troubles sexuels avec impuissance (inhibition androgénique).
– Troubles hépatiques, rénaux et hématologiques (rares).

Principales contre-indications

Utilisations déconseillées : grossesse, allaitement, acide acétylsalicylique (aspirine) et anti-inflammatoires (AINS, etc.), car ils favorisent les brûlures d'estomac, phénytoïne, insuffisance rénale et hépatique (surveillance accrue).

Réglementation

Liste II (sur ordonnance). Remboursé à 65 % par la Sécurité sociale.
Tenir les comprimés effervescents à l'abri de la chaleur et de l'humidité.

Médicaments disponibles

Cimétidine 200 mg comprimé et comprimé effervescent
Médicament de référence :
TAGAMET® 200 mg comp. et comp. eff.
Génériques : CIMÉTIDINE G GAM® 200 mg comp. • CIMÉTIDINE GNR® 200 mg comp. • CIMÉTIDINE MERCK® 200 mg comp. et comp. eff. • CIMÉTIDINE TEVA® 200 mg comp.
Non remboursé : STOMÉDINE 200 mg® comp. eff.

Cimétidine 400 mg comprimé
Médicament de référence :
TAGAMET® 400 mg comp.
Génériques : CIMÉTIDINE G GAM® 400 mg comp. • CIMÉTIDINE MERCK® 400 mg comp. • CIMÉTIDINE TEVA® 400 mg comp.

Cimétidine 800 mg comprimé et comprimé effervescent
Médicament de référence :
TAGAMET® 800 mg comp. et comp. eff.
Génériques : CIMÉTIDINE G GAM® 800 mg comp. • CIMÉTIDINE MERCK® 800 mg comp.

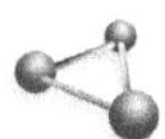

Cimétidine injectable

TAGAMET® • CIMÉTIDINE®

Activité pharmacologique

Antiulcéreux. Antisécrétoire gastrique de la famille des antihistaminiques H2.

Indication thérapeutique

Traitement de l'ulcère gastrique évolutif grave.
Le relais par la voie orale est mis en place dès que possible.

Présentation

Ampoules dosées à 200 mg pour 2 ml de cimétidine.

Posologie

Dans tous les cas, la posologie est déterminée par le médecin en fonction de la maladie à traiter et des caractéristiques individuelles du patient.

À savoir

La perfusion est préférée à l'injection intramusculaire qui est douloureuse.

Effets secondaires éventuels

voir Cimétidine par voie orale.
Troubles du rythme, bradycardie si l'injection est trop rapide.

Principales contre-indications

voir Cimétidine par voie orale.

Réglementation

Liste II (sur ordonnance). Remboursé à 65 % par la Sécurité sociale.

Médicaments disponibles

Cimétidine 200 mg/2 ml ampoule injectable intramusculaire et intraveineuse

Médicament de référence :
TAGAMET® 200 mg/2 ml amp. I.M./I.V.

Générique : CIMÉTIDINE G GAM® 200 mg/2 ml amp. I.M./I.V.

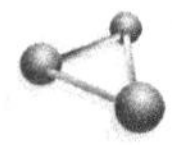

Cipralan®

voir Cibenzoline

Ciprofibrate

LIPANOR® • CIPROFIBRATE®

Activité pharmacologique

Hypolipémiant appartenant à la famille des fibrates de deuxième génération. Le ciprofibrate diminue le taux de cholestérol circulant dans le sang. Il existe deux types de cholestérol. Le cholestérol HDL, appelé « mauvais cholestérol », se fixe sur les parois des coronaires, artères qui irriguent le cœur. Il se forme des plaques d'athérome (plaques de graisse) qui diminuent le diamètre de ces vaisseaux. Il y a alors risque d'obstruction.

Au niveau des coronaires, cette obstruction est responsable des crises d'angor et des infarctus du myocarde (crise cardiaque).

Le ciprofibrate assure la prévention de la formation des plaques d'athérome. Il abaisse la cholestérolémie (cholestérol dans le sang) et la tri-glycéridémie. Il améliore la répartition entre bon et mauvais cholestérol en faveur du bon. Il réduit les taux de cholestérol HDL athérogène (mauvais cholestérol).

Indications thérapeutiques

– Traitement de l'hypercholestéro-lémie (taux anormalement élevé de cholestérol dans le sang) et de l'hypertriglycéridémie (taux anormalement élevé de triglycérides dans le sang), lorsqu'un régime adapté s'est avéré insuffisant.

– Prévention de la formation des plaques d'athérome.

Taux normal du cholestérol total : 1,5 à 2,4 g par litre.

Taux normal des triglycérides : 0,5 à 1,3 g par litre.

Présentation

Gélules dosées à 100 mg de ciprofibrate.

Posologie

Dans tous les cas, la posologie est déterminée par le médecin en fonction de la maladie à traiter et des caractéristiques individuelles du patient.

Une seule prise par jour au cours d'un repas.

À savoir

– La poursuite du régime associé et adapté reste nécessaire. La diminution de la surcharge pondérale améliore le taux de triglycérides, la tension artérielle et le taux du cholestérol HDL. Le régime permet d'équilibrer les apports en cholestérol. Il faut éviter les graisses et le beurre, la charcuterie, les fromages gras (bleu, roquefort, chèvre…), les

œufs et les viandes grasses. Il faut favoriser l'huile de tournesol, les poissons (thon, cabillaud, saumon…) et les coquillages (huîtres, moules), ainsi que tous les laitages allégés en matières grasses. La réduction de la prise de boissons alcoolisées permet de diminuer les triglycérides.

- En raison d'une atteinte musculaire dont le ciprofibrate peut être responsable, le médecin doit être prévenu si le patient présente des myalgies (douleurs dans les muscles).

- La surveillance biologique consiste généralement à chercher les taux de cholestérol et de triglycérides, le rapport entre le cholestérol total et le mauvais cholestérol. Il est souvent de-mandé également la recherche de la protéine CPK dans le sang, reflet de la souffrance musculaire. Les 12 premiers mois de traitement, une surveillance des enzymes hépatiques (transaminases), reflet de la souffrance hépatique, est également nécessaire. Si après 3 à 6 mois les taux de cholestérol n'ont pas baissé, le traitement sera modifié.

Effets secondaires éventuels

La fréquence d'apparition d'un effet secondaire dépend de la sensibilité de chacun à la substance administrée et de la faculté que possède cette substance à se concentrer dans un organe donné ou à modifier un système de régulation.

– Troubles musculaires (rares) : douleur et faiblesse musculaires (myalgies diffuses).

– Troubles digestifs : dyspepsie (inconfort digestif lié à une difficulté à digérer) et risque de calculs biliaires (rare). Nausées, vomissements, diarrhées.

– Troubles hépatiques avec risque de jaunisse.

– Troubles neurosensoriels : céphalées, vertiges, somnolence.

– Troubles cutanés allergiques : éruptions, prurit, urticaire, photosensibilisation au soleil ou aux lampes à UV, perte de cheveux.

Principales contre-indications

Absolues : insuffisance hépatique et rénale, grossesse, autres fibrates associés.

Utilisations déconseillées : les statines, autre famille utilisée pour traiter l'hypercholestérolémie (majoration des troubles musculaires), utilisation chez l'enfant, anticoagulants, allaitement.

Réglementation

Liste II (sur ordonnance). Remboursé à 65 % par la Sécurité sociale.

Médicaments disponibles

Ciprofibrate 100 mg gélule

Médicament de référence :
LIPANOR®

Génériques : CIPROFIBRATE IREX® 100 mg. • CIPROFIBRATE RPG® 100 mg gél. • CIPROFIBRATE BIOGARAN® 100 mg gél.

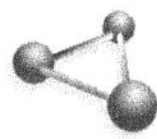

Citalopram

SEROPRAM® • CITALOPRAM®

Activité pharmacologique

Antidépresseur de la famille des inhibiteurs de la recapture de la sérotonine. Cette sélectivité pourrait expliquer la faible apparition d'effet rebond et de certains types d'effets indésirables.

L'amélioration de l'humeur est recherchée. Des troubles tels que la tristesse, la dépréciation de soi, le sentiment d'échec doivent disparaître. L'antidépressseur va corriger dans un premier temps les trois autres éléments de la dépression : le ralentissement psychomoteur (asthénie, manque d'entrain), les troubles somatiques (insomnies, anorexie) et l'anxiété.

Indications thérapeutiques

– Traitement des épisodes dépressifs caractérisés.
– Prévention des attaques de panique. C'est une forte anxiété avec impression d'impuissance devant une situation ressentie comme une menace. Prévention de l'agoraphobie, peur angoissante des grands espaces et de la foule.

Présentation

Comprimés dosés à 20 mg de citalopram.
Solution buvable dosée à 40 mg par ml, munie d'un compte-gouttes.

Posologie

Dans tous les cas, la posologie est déterminée par le médecin en fonction de la maladie à traiter et des caractéristiques individuelles du patient.

– Épisodes dépressifs caractérisés : 1 comprimé dosé à 20 mg par jour. Le traitement est maintenu sur une période suffisamment longue (environ 6 mois) pour prévenir les rechutes de l'épisode dépressif. Ne pas dépasser 2 comprimés par jour.
– Prévention des attaques de panique : 1 comprimé dosé à 20 mg par jour. Le traitement est initialisé par 1/2 comprimé. L'efficacité optimale du traitement se situe autour de 3 mois de traitement. Une recrudescence des troubles est possible en début de traitement.

La prise du traitement se fait indifféremment par rapport au repas au cours de la journée. Par exemple, le matin pendant le petit déjeuner avec un grand verre d'eau ou le soir au coucher.

À savoir

Chez les patients en dépression confirmée, un traitement est nécessaire voire indispensable. Il existe un risque suicidaire chez le dépressif, dû à sa dépression. Ce risque augmente en début de traitement, en raison de la levée de l'inhibition psychomotrice qui précède l'action antidépressive de l'humeur.

En effet, l'action de l'antidépresseur pour faire cesser l'humeur négative ne se manifeste qu'au bout de plusieurs jours, mais le patient n'est plus inhibé. S'il constate, après 1 semaine à 10 jours de traitement, des modifications dans son comportement ou son état psychique, il devra en référer à son médecin ou son psychiatre. Celui-ci modifiera alors le traitement ou le complétera pour permettre sa poursuite et la guérison de l'épisode dépressif. Une accentuation de l'anxiété, de l'insomnie ou de la nervosité peut également survenir en début de traitement. Une prise en charge par une psychothérapie est généralement conseillée.

Prudence lors de la conduite de véhicules et l'utilisation de machines en raison de l'altération de la vigilance dont il est responsable. L'alcool est déconseillé.

Effets secondaires éventuels

La fréquence d'apparition d'un effet secondaire dépend de la sensibilité de chacun à la substance administrée et de la faculté que possède cette substance à se concentrer dans un organe donné ou à modifier un système de régulation.

– Troubles psychiques :

• Levée de l'inhibition psychomotrice avec risque suicidaire.

• Insomnie ou nervosité, perte de mémoire, somnolence, fatigue.

• Risque d'inversion de l'humeur avec apparition d'agitation en cas de surdosage. Réactivation d'un délire chez les sujets psychotiques (perturbation de la personnalité, hallucinations remplaçant la réalité, délires).

• Manifestations d'angoisse et aggravation de l'angoisse. L'adjonction d'un traitement sédatif ou anxiolytique peut être utile en début de traitement.

– Troubles de la libido (désir sexuel).

– Troubles digestifs : nausées, vomissements, sécheresse de la bouche, diarrhées.

– Troubles cardio-vasculaires : tachycardie et hypotension. Bradycardie en cas de tension basse au départ.

– Troubles neurosensoriels : asthénie (fatigue), céphalées, vertiges, troubles visuels.

– Troubles divers : prise de poids, prurit, éruption cutanée.

– Troubles hématologiques rares (hématomes, hémorragies gynécologiques).

– Troubles hépatiques rares.

La présence de certains troubles est signe de surdosage : troubles psychiques (agitation, confusion, éventuellement coma), troubles moteurs (tremblements, rigidité, hyperactivité), troubles végétatifs (hypo ou hypertension, tachycardie, frissons, hyperthermie, sueurs) et troubles digestifs (diarrhées).

Principales contre-indications

Absolues : insuffisance rénale sévère. Enfant de moins de 15 ans . Antidépresseurs de type IMAO (nialamide, iproniazide).

Utilisations déconseillées : IMAO sélectifs A (moclobémide, toloxatone), lithium, anticoagulant et hémorragies (surveillance accrue), autre antidépresseur, grossesse (par précaution), allaitement, insuffisance hépatique (ajustement de posologie), épileptique (surveillance accrue).

Réglementation

Liste I (sur ordonnance). Remboursé à 65 % par la Sécurité sociale.

Médicaments disponibles

Citalopram 20 mg comprimé
Médicament de référence :
SÉROPRAM®

Génériques : CITALOPRAM QUALIMED® • CITALOPRAM MERCK®

Citalopram 40 mg/ml soluté buvable
Médicament de référence : SÉROPRAM®

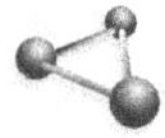

Clamoxyl®

voir Amoxicilline

Claradol®

voir Paracétamol

Claradol® Codéine

voir Paracétamol + codéine

Claragine®

voir Acide acétylsalicylique (Aspirine)

Claramid®

voir Roxithromycine

Climara®

voir Estradiol

Cliptol® Gel

voir Ibuprofène Gel

Clomid®

voir Clomifène

Clomifène

CLOMID® • PERGOTIME®

Activité pharmacologique

Inducteur de l'ovulation. Il possède une action antiœstrogénique permettant le déclenchement au niveau central (hypothalamus) de l'ovulation. De plus, le fonctionnement hormonal va se dérouler normalement pendant la deuxième partie du cycle. L'implantation d'un ovule fécondé par un spermatozoïde sera ainsi favorisée.

Indications thérapeutiques

– Traitement de la stérilité par absence d'ovulation (anovulation).
– Traitement de certaines stérilités par perturbation de l'ovulation (dysovulation), comme dans le cas des ovaires polykystiques ou lorsque la deuxième phase du cycle est trop courte.
– Induction de l'ovulation dans le cadre de l'insémination intra-utérine ou de la FIV (fécondation in vitro).

Présentation

Comprimés sécables dosés à 50 mg de citrate de clomifène.

Posologie

Dans tous les cas, la posologie est déterminée par le médecin en fonction de la maladie à traiter et des caractéristiques individuelles du patient.
Il ne faut pas modifier la durée du traitement ni les jours fixés par le médecin.
L'induction de l'ovulation dans le cadre des FIV est fonction des protocoles mis en place par les services ou médecins spécialisés.

À savoir

Les rapports sexuels doivent être réguliers lors de la période de fécondité déterminée par la courbe de température ou toute autre méthode.

L'utilisation thérapeutique du clomifène ne doit pas excéder 6 à 9 cycles. En cas d'échec du traitement, la patiente est dite « résistante au clominofène » et d'autres thérapeutiques seront envisagées avec le médecin. Il existe en effet plusieurs causes d'infertilité qui seront recherchées : insuffisance ovarienne, insuffisance hypothalamo-hypophysaire, stérilité masculine, etc. Des mesures diététiques sont mises en place chez les patientes obèses avant le début du traitement.

Une surveillance médicale doit être régulière et comporte des examens biologiques (dosage de la progestérone plasmatique, test de grossesse, etc.) et des échographies. Ne pas oublier aux jours dits de faire pratiquer les examens biologiques demandés.

Prudence lors de la conduite de véhicules et l'utilisation de machines en raison des risques de troubles visuels dont le clominofène est responsable.

Effets secondaires éventuels

La fréquence d'apparition d'un effet secondaire dépend de la sensibilité de chacun à la substance administrée et de la faculté que possède cette substance à se concentrer dans un organe donné ou à modifier un système de régulation.

– Hypertrophie ovarienne constatée à l'échographie et due à une hyperstimulation ovarienne. Elle s'exprime par des pesanteurs, une sensation de gonflement généralisé, des douleurs pelviennes (au bas-ventre) et une prise de poids.

– Troubles visuels : vision trouble, persistance des images lumineuses, scotomes scintillants (réduction du champ visuel et vision de taches) et phosphènes (sensation d'éclairs lumineux bleutés ou blancs devant l'œil). Les troubles disparaissent à l'arrêt du traitement, qui ne sera pas repris ultérieurement.

– Risque modéré de grossesse multiple.

– Troubles gynécologiques : règles abondantes (ménorragies) et saignements pendant le cycle (métrorragies). Le risque de survenue d'un cancer de l'ovaire est controversé.

– Bouffées de chaleur, vertiges, étourdissements, céphalées, urticaire, nausées, vomissements, mictions fréquentes.

– Troubles psychiques : nervosité, insomnie, état dépressif, aggravation d'une psychose préexistante (rare).

Principales contre-indications

Absolues : affections hépatiques sévères ou récentes, hémorragies gynécologiques de cause indéterminée, cancers des organes génitaux, kystes organiques de l'ovaire, troubles visuels pendant le traitement, grossesse (avant l'administration de clomifène, la femme ne doit pas être enceinte ; à confirmer par test de grossesse).

Réglementation

Liste I (sur ordonnance). Remboursé à 65 % par la Sécurité sociale.

Médicaments disponibles

*Clomifène 50 mg
comprimé sécable*
Médicaments de référence :
CLOMID® 50 mg comp. séc. • PERGOTIME® 50 mg comp. séc.

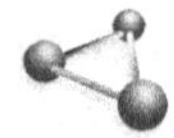

Clomipramine

ANAFRANIL® • CLOMIPRAMINE®

Activité pharmacologique

Antidépresseur de la famille des imipraminiques visant à l'amélioration de l'humeur. Des troubles tels que la tristesse, la dépréciation de soi, le sentiment d'échec doivent disparaître. L'antidépresseur va corriger dans un premier temps les trois autres éléments de la dépression : le ralentissement psychomoteur (asthénie, manque d'entrain), les troubles somatiques (insomnie, anorexie, etc.) et l'anxiété.

Indications thérapeutiques

– Traitement des épisodes dépressifs caractérisés.
– TOC. Les troubles obsessionnels compulsifs sont caractérisés par des obsessions et par des comportements répétitifs inappropriés (compulsions). Ils représentent une véritable détresse pour le patient.
– Prévention des attaques de panique. C'est une forte anxiété avec impression d'impuissance devant une situation ressentie comme une menace, créant une immobilisation ou une agitation chez le patient.
– Prévention de l'agoraphobie. Il s'agit de la peur angoissante et injustifiée des grands espaces et de la foule.
– Traitement des douleurs neuropathiques dans les affections du système nerveux périphérique formé des nerfs et des ganglions.

Présentation

Comprimés dosés à 10 mg, 25 mg, 75 mg de clomipramine.

Posologie

Dans tous les cas, la posologie est déterminée par le médecin en fonction de la maladie à traiter et des caractéristiques individuelles du patient.

À savoir

Chez les patients en dépression confirmée, un traitement est nécessaire voire indispensable. Il existe un risque suicidaire chez le dépressif, dû à sa dépression. Ce risque augmente en début de traitement, en raison de la levée de l'inhibition psychomotrice qui précède l'action antidépressive de l'humeur.

En effet, l'action de l'antidépresseur pour faire cesser l'humeur négative ne se manifeste qu'au bout de plusieurs jours, mais le patient n'est plus inhibé.

S'il constate après 1 semaine à 10 jours de traitement des modifications dans son comportement ou son état psychique, il devra en référer à son médecin ou son psychiatre.

Celui-ci modifiera alors le traitement ou le complétera pour permettre sa poursuite et la guérison de l'épisode dépressif. Le traitement est long. Il est au minimum de 6 mois pour éviter les rechutes. Signaler au médecin la présence de constipation ou de fatigue qui seront facilement traitées. L'arrêt brutal entraîne un syndrome de sevrage (manque) s'exprimant par vertiges, insomnies, agitation, anxiété, maux de tête, nausées. L'alcool est déconseillé car il majore l'effet sédatif. Prudence lors de la conduite de véhicules et l'utilisation de machines, en raison des risques de perturbation des facultés physiques et mentales dont la clomipramine est responsable. Une prise en charge par une psychothérapie est généralement conseillée.

Effets secondaires éventuels

La fréquence d'apparition d'un effet secondaire dépend de la sensibilité de chacun à la substance administrée et de la faculté que possède cette substance à se concentrer dans un organe donné ou à modifier un système de régulation.

– Troubles psychiques :
• Levée de l'inhibition psychomotrice avec risque suicidaire rare ;
• Manifestations d'angoisse et crises d'angoisse. L'adjonction d'un traitement sédatif ou anxiolytique est utile en début de traitement, et sera réalisée par le médecin si nécessaire ;
• Somnolence ou sédation ;
• Inversion de l'humeur avec apparition d'épisodes maniaques et agitation. Réactivation d'un délire chez les sujets psychotiques.

– Troubles digestifs : sécheresse de la bouche, constipation, œsophagite qui n'autorise pas la prise de la gélule au coucher (brûlure).
– Troubles métaboliques : hypoglycémie chez le diabétique, troubles sexuels divers (impuissance), rares cas d'hématomes ou de saignements, rétention urinaire, prise de poids, galactorrhée (écoulement de lait en absence d'allaitement), gynécomastie (augmentation du volume de la glande mammaire chez l'homme).
– Troubles neurosensoriels : vision trouble.
– Troubles cardiaques : risque d'hypotension, tachycardie.
– Le syndrome sérotoninergique est signe de surdosage : troubles psychiques (agitation, confusion, éventuellement coma), troubles moteurs (tremblements, rigidité, hyperactivité), troubles végétatifs (hypo ou hypertension, tachycardie, frissons, hyperthermie, sueurs) et troubles digestifs (diarrhées).

Principales contre-indications

Absolues : IMAO n. s., sultopride, glaucome à angle fermé, hypertrophie prostatique avec rétention urinaire, infarctus du myocarde récent.

Utilisations déconseillées : clonidine (Catapressan®, etc.), alcool, autres antidépresseurs, sympathomimétiques (risque d'HTA), IMAO de type A. Grossesse, allaitement.

Réglementation

Liste I (sur ordonnance). Remboursé à 65 % par la Sécurité sociale.
Tenir les comprimés à l'abri de l'humidité.

Médicaments disponibles

*Clomipramine 10 mg
comprimé et gélule*

Médicament de référence :
ANAFRANIL® 10 mg comp.

Génériques : CLOMIPRAMINE MERCK®
10 mg comp. • CLOMIPRAMINE GNR® 10 mg
comp. • CLOMIPRAMINE TEVA® 10 mg comp.

*Clomipramine 25 mg
comprimé et gélule*

Médicament de référence :
ANAFRANIL® 25 mg comp.

Génériques : CLOMIPRAMINE MERCK®
25 mg comp. • CLOMIPRAMINE GNR® 25 mg
comp. • CLOMIPRAMINE RPG® 25 mg gél. •
CLOMIPRAMINE TEVA® 25 mg comp.

Clomipramine 75 mg comprimé

Médicament de référence :
ANAFRANIL® 75 mg comp.

Génériques : CLOMIPRAMINE MERCK®
75 mg comp. • CLOMIPRAMINE GNR® 75 mg
comp.

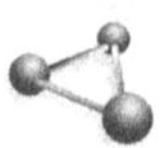

Clonidine

CATAPRESSAN®

Activité pharmacologique

Antihypertenseur central. Il agit sur
le centre bulbaire de contrôle de la
tension artérielle, au niveau du cerveau, en abaissant son tonus. Il possède également la faculté de ralentir le rythme cardiaque.

Indication thérapeutique

Traitement de l'hypertension.

Présentation

Comprimés sécables dosés à 0,15 mg
de clonidine.

Posologie

Dans tous les cas, la posologie est déterminée par
le médecin en fonction de la maladie à traiter et
des caractéristiques individuelles du patient.

Moment de prise du médicament
indifférent par rapport aux repas.

À savoir

*Éviter l'arrêt brutal du traitement
qui provoque des poussées hyper-
tensives potentiellement graves.
L'alcool est responsable de somnolence et de chute de tension.
Prudence lors de la conduite de
véhicules et de l'utilisation de
machines en raison des risques de
somnolence.*

Effets secondaires éventuels

La fréquence d'apparition d'un effet secondaire
dépend de la sensibilité de chacun à la substance
administrée et de la faculté que possède cette
substance à se concentrer dans un organe donné
ou à modifier un système de régulation.

– Somnolence fréquente.

– Hypotension avec fatigue.

– Sécheresse de la bouche, constipation, nausées.

– Tendance dépressive, pâleur,
palpitations.

Principales contre-indications

Absolues : antécédents dépressifs
graves, sultopride (Barnétil®).

Utilisations déconseillées : alcool,
antidépresseurs imipraminiques,
miansérine, yohimbine. Grossesse et
allaitement.

Réglementation

Liste II (sur ordonnance). Remboursé à 65 % par la Sécurité sociale.

Médicaments disponibles

Clonidine 0,15 mg comprimé
Médicament de référence :
CATAPRESSAN® 0,15 mg comp. séc.

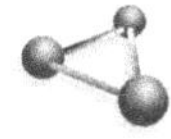

Clozapine

LÉPONEX® • CLOZAPINE®

Activité pharmacologique

Neuroleptique antipsychotique « qui s'oppose à l'expression des psychoses ». Une psychose s'exprime par des troubles mentaux avec perturbation de la personnalité, hallucinations remplaçant la réalité, délires.

Indications thérapeutiques

– Traitement des schizophrénies chroniques et sévères.
– Troubles psychotiques de la maladie de Parkinson.

Présentation

Comprimés dosés à 25 mg ou 100 mg de clozapine.

Posologie

Dans tous les cas, la posologie est déterminée par le médecin en fonction de la maladie à traiter et des caractéristiques individuelles du patient.

À savoir

L'apparition de fièvre, d'angine ou d'infection impose l'arrêt immédiat du traitement et la consultation urgente du médecin. La clozapine peut engendrer une neutropénie (diminution dans le sang des globules blancs), voire une agranulocytose (absence dans le sang de granulocytes), responsable d'accidents infectieux parfois graves. La formule sanguine leucocytaire doit être vérifiée tous les mois. Prudence lors de la conduite de véhicules et de l'utilisation de machines en raison des risques de somnolence. L'alcool majore l'effet sédatif. Il est fortement déconseillé.

Effets secondaires éventuels

La fréquence d'apparition d'un effet secondaire dépend de la sensibilité de chacun à la substance administrée et de la faculté que possède cette substance à se concentrer dans un organe donné ou à modifier un système de régulation.

– Fatigue, somnolence et sédation. Vertiges et céphalées.
– Sécheresse de la bouche, troubles de l'accommodation visuelle, tremblements et rigidité musculaire. Constipation et prise de poids. Rétention urinaire et priapisme.
– Hypotension et tachycardie.
– Apparition de fièvre ou d'infection en début de traitement.

Principales contre-indications

Absolues : antécédents de neutropénie ou d'agranulocytose, insuffisance hépatique, rénale ou cardiaque sévère, glaucome, troubles urétroprostatiques, épilepsie non contrôlée, constipation sévère avec risque d'occlusion intestinale.
Utilisations déconseillées : allaitement et grossesse. Alcool.

Réglementation

Liste I (sur ordonnance). Remboursé à 65 % par la Sécurité sociale.
Prescription initiale hospitalière d'un spécialiste en psychiatrie, en neurologie ou en gériatrie. Le renouvellement est assuré par ces spécialistes, y compris en ville.
Présence de la numération-formule leucocytaire (datée) sur la prescription tous les mois, dans les limites des valeurs normales.

Médicaments disponibles

*Clozapine 25 mg
comprimé sécable*
Médicament de référence :
LÉPONEX® 25 mg comp.
Génériques : CLOZAPINE MERCK® 25 mg comp. séc. • CLOZAPINE PANPHARMA® 25 mg comp. séc.

*Clozapine 100 mg
comprimé sécable*
Médicament de référence :
LÉPONEX® 100 mg comp.
Génériques : CLOZAPINE MERCK® 100 mg comp. séc. • CLOZAPINE PANPHARMA® 100 mg comp. séc.

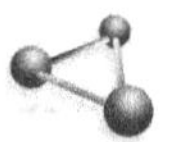

Codoliprane®

voir Paracétamol + codéine

Codotussyl® Expectorant

voir Acétylcystéine

Colopriv® Gé

voir Mébévérine

Coltramyl®

voir Thiocolchicoside

Combantrin®

voir Pyrantel

Contramal®

voir Tramadol

Corbionax® Gé

voir Amiodarone

Cordarone®

voir Amiodarone

Corvasal®

voir Molsidomine

Cotrimoxazole

voir Sulfaméthoxazole et triméthropime

Cromabak®

voir Cromoglycique acide

Cromadoses®

voir Cromoglycique acide

Cromédil®

voir Cromoglycique acide

Cromoglicique collyre

OPTICRON® • CROMÉDIL® • CROMOPTIC® • MULTICROM® • CROMABAK®

Activité pharmacologique

Antiallergique ophtalmique. Il prévient la sécrétion des médiateurs chimiques libérés par l'organisme en cas de contact avec un allergène (pollen). Ces substances sont responsables des réactions allergiques excessives, lorsque l'œil est en contact avec un allergène.

Indication thérapeutique

Traitement symptomatique des conjonctivites allergiques. Les allergènes peuvent être des pollens, des polluants atmosphériques, des poussières, etc.

Présentation

Collyre à 2 % de cromoglicate de sodium, flacon de 5 ml ou 10 ml. Ampoules unidoses de 0,35 ml.

Posologie

Dans tous les cas, la posologie est déterminée par le médecin en fonction de la maladie à traiter et des caractéristiques individuelles du patient.

Instillation d'une goutte dans chaque œil 2 à 6 fois par jour, à intervalles réguliers, dans le cul-de-sac de l'œil en regardant vers le haut et en tirant légèrement la paupière vers le bas. Reboucher le flacon après utilisation.

À savoir

Se laver soigneusement les mains avant de procéder à l'instillation. Éviter le contact de l'embout avec l'œil ou les paupières.

En l'absence d'amélioration comme en cas de persistance des symptômes après 15 jours de traitement, contacter le médecin.

En cas de traitement concomitant par un autre collyre, attendre 15 minutes entre chaque instillation.

Prudence lors de la conduite de véhicules et l'utilisation de machines en raison des risques de vertiges dont l'acide cromoglicique est responsable.

Effets secondaires éventuels

La fréquence d'apparition d'un effet secondaire dépend de la sensibilité de chacun à la substance administrée et de la faculté que possède cette substance à se concentrer dans un organe donné ou à modifier un système de régulation.

Réaction allergique : brûlure et irritation.

Principales contre-indications

Grossesse et allaitement.

Réglementation

Non inscrit sur une liste (en vente libre). Remboursé à 65 % par la Sécurité sociale.

Le flacon ouvert se conserve 15 jours à une température inférieure à 25 °C. Tenir à l'abri de la lumière.

Médicaments disponibles

Cromoglycique (acide) 2 % 100 mg/5 ml collyre

Médicaments de référence :

OPTICRON® 2 % 100 mg/5 ml • CROMEDIL® 2 % 100 mg/5 ml • CROMOPTIC® 2 % 100 mg/5 ml • MULTICRON® 2 % 100 mg/5 ml • CROMABAK® 2 % 100 mg/5 ml

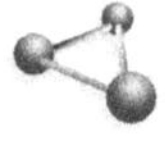

Cromoglycate de sodium voie orale

NALCRON® • INTERCRON® GÉ

Activité pharmacologique

Antiallergique de la famille des cromones. Le cromoglycate de sodium possède un effet protecteur indirect vis-à-vis d'une stimulation allergénique par certains aliments. Il s'oppose à la libération d'une substance chimique appelée médiateur de l'allergie, par les cellules des défenses immunitaires localisées au niveau de la muqueuse du tube digestif. Ces substances sont elles-mêmes allergisantes. Ainsi, le cromoglycate limite les réactions allergiques.

Indications thérapeutiques

Traitement des manifestations de l'allergie alimentaire.

Présentation

Ampoules dosées à 100 mg de cromoglycate de sodium.

Posologie

Dans tous les cas, la posologie est déterminée par le médecin en fonction de la maladie à traiter et des caractéristiques individuelles du patient.

Prise du traitement 15 à 30 minutes avant les repas.

Effets secondaires éventuels

La fréquence d'apparition d'un effet secondaire dépend de la sensibilité de chacun à la substance administrée et de la faculté que possède cette substance à se concentrer dans un organe donné ou à modifier un système de régulation.

Réactions allergiques dues à l'exacerbation des symptômes d'allergie : nausées, douleurs articulaires, éruptions cutanées, diarrhées. L'organisme est alors allergique à l'antiallergique.

Principale contre-indication

Utilisation déconseillée : premier trimestre de grossesse.

Réglementation

Liste II (sur ordonnance). Remboursé à 35 % par la Sécurité sociale.

Médicaments disponibles

Cromoglycate de sodium 100 mg/5 ml ampoule buvable

Médicament de référence :
NALCRON® 100 mg/5 ml amp. buv.

Générique : INTERCRON® 100 mg/5 ml GÉ amp. buv.

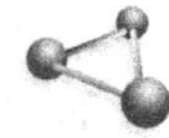

Cromoptic®

voir Cromoglycique acide

Curacné® Gé

voir Isotrétinoïne

Cutacnyl®

voir Benzoyle peroxyde

Cyprotérone + éthinylestradiol

DIANE® • HOLGYÈME®

Classe pharmacothérapeutique

Pilule contraceptive constituée d'un œstrogène (éthinylestradiol) mini-dosé et d'un progestatif à action antiandrogène (cyprotérone). Son activité antiandrogène s'exprime par la diminution de production de sébum (acné) et le ralentissement de la croissance des poils (hirsutisme).

L'action des œstroprogestatifs se manifeste par trois actions simultanées sur le cycle :
– perturbation de la maturation des ovules et donc blocage de l'ovulation (effet antigonadotrope) ;
– épaississement de la glaire cervicale (baisse du passage des spermatozoïdes) ;
– modification de l'endomètre (disparition de la capacité de nidation de l'ovule fécondé).

Indications thérapeutiques

– Traitement de l'acné chez la femme.
– Contraceptif indiqué dans un contexte d'acné chez les adolescentes ou les jeunes femmes.

Composition

Cyprotérone 2 mg + éthinylestradiol 35 µg (0,035 mg).

Posologie

Dans tous les cas, la posologie est déterminée par le médecin en fonction de la maladie à traiter et des caractéristiques individuelles du patient.

Un comprimé par jour à heure fixe à partir du 1er jour des règles pendant 21 jours, puis arrêt 7 jours et reprise d'une nouvelle plaquette. Le cycle débute le 1er jour des règles. Prise à heure fixe.

À savoir

– L'effet sur l'acné n'apparaît qu'après plusieurs mois de traitement.

– En cas d'oubli de moins de 12 heures, prendre le comprimé oublié immédiatement et le comprimé suivant à l'heure prévue. En cas d'oubli supérieur à 12 heures, poursuivre la contraception orale à l'heure prévue en y associant une contraception mécanique (préservatif). Il en est de même en cas de vomissement important dans les 4 heures qui suivent la prise du comprimé.

– En raison du risque d'accident artériel (rare), l'obstruction d'un vaisseau peut faire craindre trois pathologies chez les femmes à antécédent thromboembolique : l'accident vasculaire cérébral, la phlébite et l'embolie pulmonaire. L'apparition de céphalées importantes et inhabituelles, de troubles visuels, de vertiges, d'une HTA (hypertension artérielle), de signes de phlébite (douleur aux mollets), de difficultés respiratoires importantes ou d'infarctus nécessite alors de contacter le médecin.

– Il y a toujours suspicion de cancer du sein généré par la pilule, bien que les données actuelles ne

permettent pas de l'affirmer. Des douleurs importantes au sein (mastopathie) doivent être signalées.

– Les patientes ayant des pathologies associées telles que l'hypertension, l'épilepsie, le diabète, l'asthme, les migraines, peuvent être suivies sur le plan de leur contraception par un spécialiste de ces pathologies respectives.

– À l'arrêt du traitement, des aménorrhées (absence de règles) sont parfois constatées.

– Le risque d'accident thromboembolique s'accentue avec l'âge (à partir de 35 ans) et l'usage du tabac. Il est fortement recommandé d'arrêter de fumer. La présence ou l'aggravation des varices doit être signalée au médecin.

– Une surveillance médicale est nécessaire avant et au cours du traitement. Elle comprend la mesure du poids et de la tension artérielle, la palpation des seins, l'examen de l'utérus, un frottis vaginal, ainsi que des dosages sanguins (NFS, cholestérol, triglycérides, etc.) et une mammographie.

Effets secondaires éventuels

La fréquence d'apparition d'un effet secondaire dépend de la sensibilité de chacun à la substance administrée et de la faculté que possède cette substance à se concentrer dans un organe donné ou à modifier un système de régulation.

– Troubles cardio-vasculaires : hypertension artérielle, maladie des artères coronaires (angor, infarctus du myocarde), accident vasculaire cérébral, phlébite, embolie pulmonaire. L'apparition de ces troubles doit faire consulter rapidement un médecin.

– Troubles endocriniens et métaboliques : prise de poids, jambes lourdes, hyperlipidémie avec augmentation du cholestérol et des triglycérides sanguins.

– Troubles digestifs : nausées, lithiase biliaire.

– Troubles psychiques : irritabilité, modification de la libido (troubles du désir sexuel).

– Troubles neurosensoriels : céphalées, irritation oculaire avec le port de lentilles de contact, modification de la vision, vertiges, migraine (rare).

– Troubles dermatologiques : taches pigmentaires brunes au niveau du visage (chloasma) exacerbées par le soleil. Éruptions cutanées rares.

– Troubles gynécologiques : tension mammaire, saignements intermenstruels, c'est-à-dire en dehors des règles, aménorrhée (absence de règles). S'ils persistent après plusieurs mois, le médecin doit être prévenu.

– Troubles hépatiques (rares) : jaunisse.

Principales contre-indications

Absolues : maladies ou antécédents thromboemboliques, tendance des artères à s'obstruer (infarctus, AVC, phlébites, atteinte des coronaires, etc.), troubles cardio-vasculaires (HTA, troubles du rythme, etc.) et troubles oculaires d'origine vasculaire, obésité, affections hépatiques graves, insuffisance rénale, grossesse, allaitement. Tumeurs hypophysaires, du sein ou de l'utérus, hémorragies génitales non diagnostiquées.

Porphyrie (troubles cutanés). Ritonavir (médicament anti-VIH).

Utilisations déconseillées : inducteurs enzymatiques (médicaments qui accélèrent la destruction hépatique de la pilule : rifamycine, millepertuis, phénobarbital, carbamazépine, griséofulvine, etc.). Tabagisme, herpès, certaines obésités, diabète compliqué, hyperlipidémie, tumeur bénigne du sein et de l'utérus, hyperprolactinémie.

Réglementation

Liste I (sur ordonnance). Non remboursé par la Sécurité sociale.

Médicaments disponibles

Cyprotérone + éthinylestradiol comprimé

Médicaments de référence : DIANE® comp. • HOLGYÈME® comp.

Générique : CYPROTÉRONE + ÉTHINYLESTRADIOL GNR® comp.

Dafalgan®

voir Paracétamol

Dafalgan® Codéine

voir Paracétamol + codéine

Daily® Gé

voir Lévonorgestrel
+ éthinylestradiol

Daonil®

voir Glibenclamide.

Débridat®

voir Trimébutine

Dectancyl®

voir Dexaméthasone

Deltazen® Gé

voir Diltiazem

Densical®

voir Calcium

Densical® Vit. D3

voir Calcium + cholécalciférol

Dépakine®

voir Acide valproïque

Déprényl®

voir Sélégiline

Dermazol® Gé

voir Éconazole

Dermestril®

voir Estradiol

Déroxat®

voir Paroxétine

Détensiel®

voir Bisoprolol

Dexaméthasone

DECTANCYL®

Activité pharmacologique

Anti-inflammatoire par voie orale. Corticoïde de synthèse, dérivé de la cortisone. La cortisone est la substance naturelle qui contrôle les réactions inflammatoires de l'organisme. Les corticoïdes sont utilisés pour leurs propriétés anti-inflammatoires. Ils agissent sur la douleur, la chaleur, la tuméfaction et la rougeur, qui sont les quatre signes de l'inflammation (mais ne sont pas forcément présents en même temps). À forte dose, la dexaméthasone diminue la réponse immunitaire.

Indications thérapeutiques

– Traitement de courte durée ou traitement d'entretien des affections ou maladies inflammatoires dermatologiques, digestives, endocriniennes, hématologiques, infectieuses, métaboliques, néoplasiques, néphrologiques, neurologiques, ophtalmologiques, ORL, respiratoires, rhumatologiques.

– Immunodépresseur dans la transplantation d'organe et les greffes de moelle, en prévention du rejet de greffe ou de la réaction du greffon contre l'hôte.

Présentation

Comprimés sécables dosés à 0,5 mg de dexaméthasone.

Posologie

Dans tous les cas, la posologie est déterminée par le médecin en fonction de la maladie à traiter et des caractéristiques individuelles du patient.

La posologie varie en fonction de la pathologie, de son intensité et de la tolérance du patient au traitement

À savoir

– Ne pas interrompre brutalement une corticothérapie prolongée en raison d'une insuffisance surrénalienne. Les surrénales, qui produisent la cortisone, cessent en effet leur production puisque l'organisme reçoit des dérivés de la cortisone de l'extérieur (voie orale). Cette insuffisance progressivement installée s'exprime alors brutalement en l'absence de corticoïdes. La décroissance par paliers doit être lente.

– La corticothérapie prolongée peut favoriser la survenue d'infections, en raison de la diminution des défenses immunitaires dont le corticoïde est responsable. Dès l'apparition de signes d'infection (fièvre, fatigue, toux, etc.), il est nécessaire de prévenir le médecin. Les patients doivent éviter le contact avec des sujets atteints de varicelle ou de rougeole. De plus,

certaines pathologies parasitaires tropicales (anguillules) peuvent se compliquer.

– Lors d'un traitement prolongé ou à fortes doses, un régime pauvre en sodium et lipides, riche en potassium et protéines, est recommandé. En effet, la cortisone crée une rétention hydrosodée avec risque d'hypertension. Un apport en calcium et en vitamine D est systématique.

Les visites régulières permettent la surveillance du traitement et la prescription par le médecin d'examens complémentaires tels que bilans sanguin, radiologique, oculaire, hépatique et rénal.

Effets secondaires éventuels

La fréquence d'apparition d'un effet secondaire dépend de la sensibilité de chacun à la substance administrée et de la faculté que possède cette substance à se concentrer dans un organe donné ou à modifier un système de régulation.

Traitement de courte durée

– Les effets secondaires sont quasiment inexistants : pas de troubles osseux et musculaires, ni de modification hydrosodée (pas de régime sans sel), pas de modification du métabolisme glucidique. La tolérance digestive est bonne en l'absence d'antécédents ulcéreux.

– Insomnie justifiant la prise du traitement le matin, accompagnée d'euphorie et d'excitation dans la journée. Elle est souvent associée à une antibiothérapie.

– Poussée hypertensive rare.

Traitement prolongé

Les effets secondaires à long terme apparaissent lors d'un traitement prolongé sur plusieurs mois.

– Risques infectieux : la sensibilité aux infections (bactéries, levures et parasites) est augmentée en raison de l'effet immunosuppresseur de la cortisone. La mise à jour des vaccinations est nécessaire.

– Troubles métaboliques : rétention hydrosodée avec prise de poids et rondeur du visage, hypokaliémie (diminution du potassium dans le sang). Hyperglycémie et révélation d'un diabète latent.

– Troubles cardio-vasculaires : hypertension artérielle, insuffisance cardiaque congestive.

– Troubles endocriniens : syndrome de Cushing dû à la présence excessive de corticoïdes dans l'organisme, se caractérisant par une obésité localisée à la face, au cou et au tronc, atrophie musculaire, ostéoporose, etc.

– Troubles musculosquelettiques : faiblesse musculaire, atrophie musculaire (augmentation du catabolisme protidique), faiblesse osseuse responsable de fractures, myasthénie rare (affaiblissement musculaire), ostéoporose (diminution de la densité osseuse, avec risque de fractures spontanées ou après une chute), tassements vertébraux, ostéonécrose (destruction de l'os, rare), arrêt de la croissance chez l'enfant.

– Troubles digestifs : ulcère et ulcération gastroduodénale, perforation et hémorragie digestive (rares). En cas d'ulcère gastroduodénal, la corticothérapie n'est pas contre-indiquée si un traitement antiulcéreux y est associé.

– Troubles cutanés : acné, hématomes fréquents, retard de cicatrisation, purpura (apparition sur la peau de taches rouges provenant du passage des globules rouges dans le derme), hypertrichose (augmentation de la pilosité aux endroits normalement pourvus de poils).

– Troubles neuropsychiques : insomnie, euphorie, excitation, états confusionnels et convulsions. Dépression avec accès d'allure maniaque. État dépressif à l'arrêt du traitement.

– Troubles oculaires : certaines formes de glaucome (augmentation de la pression artérielle à l'intérieur de l'œil) et de cataracte (opacification du cristallin).

Principales contre-indications

Absolues : infection ou mycose non contrôlée en raison de son effet immunodépresseur, viroses en évolution (hépatite virale, herpès, varicelle ou zona), psychose, vaccinations par les vaccins vivants.

Utilisations déconseillées : ulcère, diabète, ou hypertension non traitée. Cirrhose alcoolique, médicaments donnant des troubles du rythme (érythromycine injectable, sultopride, vincamine, etc.), allaitement, grossesse.

Réglementation

Liste I (sur ordonnance). Remboursé à 65 % par la Sécurité sociale.

Sportifs : la dexaméthasone induit une réaction positive aux tests pratiqués lors des contrôles antidopage.

Médicaments disponibles

Déxaméthasone 0,5 mg comprimé sécable
Médicament de référence :
DECTANCYL® 0,5 mg comp. séc.

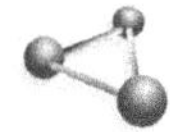

Dexef®

voir Céfradine

Dextropropoxyphène + paracétamol

DI-ANTALVIC® • DEXTROPROPOXYPHÈNE + PARACÉTAMOL® • DI-ALGIREX® GÉ • DI-DOLKO® GÉ • DIOALGO® GÉ • STAREM® GÉ • ALGOSED® GÉ • DIADUPSAN® GÉ

Activité pharmacologique

Association d'un antalgique à action centrale (dextropropoxyphène) et d'un antalgique périphérique (paracétamol). Il appartient aux antalgiques de palier II dans la classification d'intensité des antalgiques par l'OMS (I, II, III). La dextropropoxyphène est un dérivé opiacé mineur. Elle appartient à la même famille que la morphine ou la codéïne mais avec une efficacité et des effets secondaires moindres.

Indications thérapeutiques

Traitement des douleurs d'intensité modérée à intense.
L'association calme les douleurs ne répondant pas à l'utilisation d'antalgiques périphériques seuls (palier I : aspirine, paracétamol, ibuprofène).

Présentation

Gélules dosées à 30 mg de dextro-propoxyphène + 400 mg de paracétamol.

Posologie

Dans tous les cas, la posologie est déterminée par le médecin en fonction de la maladie à traiter et des caractéristiques individuelles du patient.

Les prises doivent être espacées d'au moins 6 heures. Elles peuvent néanmoins être réduites à toutes les 4 heures dans les fortes douleurs, mais pas avant.

Prise des gélules avec un grand verre d'eau au cours du repas ou avec une collation permettant une absorption intestinale optimale.

À savoir

Ne pas dépasser 6 gélules par 24 h. Il existe un risque de dépendance uniquement et essentiellement lorsque les posologies sont très élevées et en cas de traitements prolongés. En effet, la dextropropoxyphène est un dérivé opiacé mineur. Ne pas arrêter brutalement un traitement prolongé.
Elle peut être prescrite pendant la grossesse en traitement bref.
La prise d'alcool est à éviter en raison de la potentialisation des effets sédatifs. Il en est de même pour les tranquillisants, les antidépresseurs ou les dépresseurs du système nerveux central.
Prudence lors de la conduite de véhicules et l'utilisation de machines en raison des risques de somnolence et de vertiges.

Effets secondaires éventuels

La fréquence d'apparition d'un effet secondaire dépend de la sensibilité de chacun à la substance administrée et de la faculté que possède cette substance à se concentrer dans un organe donné ou à modifier un système de régulation.

– Nausées, vomissements, constipation, douleurs abdominales.

– Somnolence, désorientation, asthénie, euphorie.

– Troubles visuels, vertiges, céphalées.

– Érythème cutané, urticaire, allergies rares.

– Hypoglycémie et hépatite (rares).

Principales contre-indications

Absolues : enfant de moins de 15 ans. Insuffisance hépatique et rénale. Allergie aux opiacés (dérivés de l'opium) ou au paracétamol. Association à des morphiniques. Allaitement. *Utilisations déconseillées* : grossesse proche du terme, patients à tendance suicidaire, carbamazépine (antiépileptique), IMAO.

Réglementation

Liste I (sur ordonnance). Remboursé à 65 % par la Sécurité sociale.

Médicaments disponibles

Dextropropoxyphène + paracétamol 30 mg + 400 mg gélule

Médicament de référence : DI-ANTALVIC® gél.

Génériques : DEXTROPROPOXYPHÈNE-PARACÉTAMOL MERCK® gél. • DEXTROPROPOXYPHÈNE-PARACÉTAMOL EG® gél. • DEXTROPROPOXYPHÈNE-PARACÉTAMOL RATIOPHARM® gél. • DEXTROPROPOXYPHÈNE-PARACÉTAMOL BIOGARAN® gél. • DEXTROPROPOXYPHÈNE-PARACÉTAMOL GNR® gél. • DEXTROPROPOXYPHÈNE-PARA-CÉTAMOL RPG® gél. • DI-ALGIREX® GÉ gél. • DI-DOLKO® GÉ gél. • DIOALGO® GÉ gél. • DIADUPSAN® GÉ gél. • ALGOSED® GÉ gél. • DEXTROPROPOXYPHÈNE-PARACÉTAMOL G GAM gél. • DEXTROPROPOXYPHÈNE + PARACÉTAMOL ARROW® gél. • DEXTRO-PROPOXYPHÈNE + PARACÉTAMOL QUALIMED® gél. • DEXTROPROPOXYPHÈNE + PARACÉTAMOL IVAX® gél. • DEXTROPROPOXYPHÈNE + PARACÉTAMOL TEVA® gél.

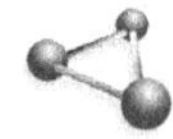

Di-Actane® Gé

voir Naftidrofuryl

Di-Algirex® Gé

voir Dextropropoxyphène + paracétamol

Di-Antalvic®

voir Dextropropoxyphène + paracétamol

Di-Dolko® Gé

voir Dextropropoxyphène + paracétamol

Diabamyl® Gé

voir Metformine

Diacor®

voir Diltiazem

Diadupsan® Gé

voir Dextropropoxyphène + paracétamol

Diamicron®

voir Gliclazide

Diane®

voir Cyprotérone + éthinylestradiol

Diarétyl®

voir Lopéramide

Diazépam

VALIUM® • DIAZÉPAM® • NOVAZAM® GÉ

Activité pharmacologique

Anxiolytique de la famille des benzodiazépines à durée d'action longue. Il possède également des effets sédatifs, myorelaxants (relâchement musculaire), hypnotiques (somnifère), anticonvulsivants (prévention des convulsions) et amnésiants (perte de mémoire).

Indications thérapeutiques

L'anxiété est un trouble émotionnel provoquant une sensation d'insécurité.
– Traitement de l'anxiété réactionnelle (décès, chômage, rupture), anxiété de l'adaptation (stress, conflits) et anxiété post-traumatique (accident, agression, attentat).
– Anxiété associée à des troubles somatiques (sévères ou douloureux).
– Traitement de la névrose d'angoisse et de l'anxiété au cours des névroses, notamment hystérie, hypocondrie et phobie.
– Traitement de l'anxiété généralisée ou névrose au long cours après avis d'un spécialiste.
– Traitement de la crise d'angoisse en urgence.
– Traitement de la crise d'angoisse et du *delirium tremens* (trouble grave dû au sevrage brutal d'une personne alcoolique).
– Aide au sevrage alcoolique (3 à 6 semaines).
– Prévention des convulsions fébriles de l'enfant en présence de facteurs de risque.

Présentation

Comprimés dosés à 2 mg, 5 mg, 10 mg de diazépam.
Solution buvable dosée à 1 mg de diazépam pour 3 gouttes.

Posologie

Dans tous les cas, la posologie est déterminée par le médecin en fonction de la maladie à traiter et des caractéristiques individuelles du patient.

À savoir

Il y a un risque de dépendance et de tolérance au traitement lié à l'administration prolongée ou aux antécédents de dépendance médicamenteuse ou d'alcoolisme. Cette dépendance est responsable d'un syndrome de sevrage à l'arrêt du traitement, qui s'exprime par de l'insomnie, des céphalées, de l'anxiété, des myalgies (douleurs musculaires) et de la tension musculaire, de l'irritabilité. L'arrêt du traitement doit être progressif, ce qui permet d'éviter les phénomènes de rebond d'anxiété (réapparition exagérée des symptômes de l'anxiété)

Les benzodiazépines ne doivent pas être utilisées seules pour traiter l'anxiété associée à la dépression, dans la mesure où elles peuvent favoriser un passage à l'acte suicidaire. Un contrôle régulier par le médecin est nécessaire dès la survenue d'idées suicidaires. Les benzodiazépines ne constituent pas le traitement des psychoses, même dans le cas où l'anxiété est importante.

On doit éviter la prise de boissons alcoolisées qui augmentent l'effet sédatif et l'altération de la vigilance. Prudence lors de la conduite de véhicules et l'utilisation de machines en raison des risques de somnolence et d'altération de la vigilance.

Effets secondaires éventuels

La fréquence d'apparition d'un effet secondaire dépend de la sensibilité de chacun à la substance administrée et de la faculté que possède cette substance à se concentrer dans un organe donné ou à modifier un système de régulation.

– Troubles psychiques : baisse de la vigilance, sensation d'ébriété, asthénie, somnolence. Dépendance, phénomène de rebond à l'arrêt du traitement. Une perte de mémoire peut apparaître dans les heures qui suivent la prise, troubles de la mémoire à long terme.

– Chez certaines personnes, les benzodiazépines peuvent provoquer des réactions contraires à l'effet attendu : insomnie, nervosité, irritabilité, accès de colère, agressivité, cauchemars, idées délirantes, hallucinations.

– Chez l'insuffisant respiratoire, l'effet dépresseur respiratoire des benzodiazépines peut générer une insuffisance respiratoire (difficultés à respirer et sensation d'étouffement).

– Éruptions cutanées, modifications de la libido.

– Hypotonie musculaire s'exprimant par de la faiblesse musculaire à l'effort.

Principales contre-indications

Absolues : insuffisance respiratoire sévère, myasthénie, hypotonie musculaire, insuffisance hépatique grave, syndrome d'apnée du sommeil (il s'agit de pauses respiratoires pendant le sommeil, accompagnées de violents ronflements).

Utilisations déconseillées : premier trimestre de grossesse, allaitement, association de plusieurs benzodiazépines.

Réglementation

La durée de la prescription du diazépam est limitée à 12 semaines, même si le reste de la prescription est indiqué pour une période supérieure à 3 mois.

Liste I (sur ordonnance). Remboursé à 65 % par la Sécurité sociale.

Médicaments disponibles

Diazépam 2 mg comprimé

Médicament de référence :
VALIUM® 2 mg comp.

Générique : DIAZÉPAM RATIOPHARM® 2 mg comp.

Diazépam 5 mg comprimé

Médicament de référence :
VALIUM® 5 mg comp.

Générique : DIAZÉPAM RATIOPHARM® 5 mg comp.

Diazépam 10 mg comprimé
Médicament de référence :
VALIUM® 10 mg comp. séc.
Génériques : DIAZÉPAM RATIOPHARM®
10 mg comp. • NOVAZAM® 10 mg GÉ comp.

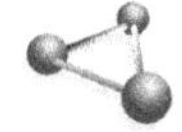

Diclofénac

VOLTARÈNE® • VOLDAL® GÉ • XÉNID® GÉ •
DICLOFÉNAC®

Activité pharmacologique

Anti-infammatoire non stéroïdien (AINS), c'est-à-dire n'appartenant pas à la famille des anti-inflammatoires dérivés de la cortisone. La cortisone est la substance naturelle qui contrôle les réactions inflammatoires de l'organisme. Le diclofénac possède des propriétés anti-inflammatoires, antalgiques et antipyrétiques. Il participe à l'inhibition des fonctions plaquettaires (anticoagulant). C'est un AINS de la famille des arylcarboxyliques.

Indications thérapeutiques

– Traitement anti-inflammatoire à long terme des affections chroniques, comme les rhumatismes chroniques (troubles des articulations d'évolution lente parmi lesquels on distingue la spondylarthrite qui atteint les articulations sacro-iliaques du dos et du sacrum, et la polyarthrite rhumatoïde qui touche les doigts et les poignets (déformation).
– Traitement des arthroses invalidantes et douloureuses. Ce sont des lésions dégénératives des articulations s'exprimant par des douleurs à l'effort, calmées par le repos. Elles évoluent vers des poussées d'arthrose aiguës. Le cartilage s'amincit progressivement.
– Traitement anti-inflammatoire de courte durée des poussées aiguës comme les tendinites, l'arthrose, les lombalgies, les épaules douloureuses.
– Traitement des dysménorrhées, c'est-à-dire des règles douloureuses.

Présentation

Comprimés dosés à 25 mg ou 50 mg de diclofénac.
Suppositoires dosés à 25 mg ou 100 mg de diclofénac.
Ampoules de 3 ml pour injection intramusculaire dosées à 75 mg de diclofénac.

Posologie

Dans tous les cas, la posologie est déterminée par le médecin en fonction de la maladie à traiter et des caractéristiques individuelles du patient.

À savoir

Les comprimés sont pris au milieu des repas avec un grand verre d'eau pour protéger la paroi gastrique. Une hémorragie digestive se caractérise par des selles noires (méléna) et nécessite de prévenir le médecin qui arrêtera le traitement. Si des signes d'allergie apparaissent (urticaire, visage qui enfle, sensation d'étouffement…), le traitement doit être arrêté et le médecin ou le service d'urgence prévenu. Respecter la durée des traitements et consulter si les symptômes ne sont pas améliorés, sans augmenter les doses.

L'alcool est gastronocif.
Vigilance lors de la conduite de véhicules en raison des risques de vertiges, de somnolence et de troubles de la vue.

Effets secondaires éventuels

La fréquence d'apparition d'un effet secondaire dépend de la sensibilité de chacun à la substance administrée et de la faculté que possède cette substance à se concentrer dans un organe donné ou à modifier un système de régulation.

– Troubles digestifs : brûlures d'estomac, ulcère, hémorragies digestives et perforations (rares). Nausées, diarrhées, renvois.

– Réactions allergiques : éruptions cutanées, urticaire, prurit, photosensibilisation (augmentation de la sensibilité de la peau à l'exposition solaire UV, se traduisant par une éruption cutanée), œdèmes, choc anaphylactique (malaise cardio-vasculaire grave d'origine allergique, rare).

– Troubles respiratoires : crise d'asthme chez l'asthmatique, bronchospasme. Les patients asthmatiques peuvent déclencher une crise d'asthme lors de la prise d'AINS ou d'aspirine.

– Troubles neurosensoriels : céphalées, somnolence, vertiges et troubles visuels.

– Atteinte rénale (insuffisance rénale rare), troubles hépatiques (hépatites rares).

Principales contre-indications

Absolues : ulcère gastro-duodénal, insuffisance hépatique ou rénale sévère, antécédents d'allergie aux AINS ou à l'aspirine, asthme, grossesse, allaitement, enfant de moins de 15 ans.

Utilisations déconseillées : méthotrexate, anticoagulants, autres AINS, salicylés à fortes doses, héparine injectable, ticlopidine (Ticlid®), lithium, port de stérilet (diminution de l'efficacité).

Réglementation

Liste II (sur ordonnance). Remboursé à 65 % par la Sécurité sociale.

Médicaments disponibles

Diclofénac (sodique) 25 mg comprimé gastro-résistant

Médicament de référence : VOLTARÈNE® 25 mg comp.

Génériques : DICLOFÉNAC G GAM® 25 mg comp. • VOLDAL® 25 mg GÉ comp. • DICLOFÉNAC MERCK® 25 mg comp. • DICLOFÉNAC GNR® 25 mg comp. • DICLOFÉNAC ARROW® 25 mg comp.

Diclofénac (sodique) 50 mg comprimé gastro-résistant

Médicament de référence : VOLTARÈNE® 50 mg comp.

Génériques : DICLOFÉNAC G GAM® 50 mg comp. • VOLDAL® 50 mg GÉ comp. • DICLOFÉNAC EG® 50 mg comp. • DICLOFÉNAC GNR® 50 mg comp. • DICLOFÉNAC MERCK® 50 mg comp. • DICLOFÉNAC RPG® 50 mg comp. • XENID® 50 mg GÉ comp. • DICLOFÉNAC ARROW® 50 mg comp.

Diclofénac (sodique) LP 100 mg comprimé

Médicament de référence : VOLTARÈNE® LP 100 mg comp.

Générique : VOLDAL® LP 100 mg GÉ comp.

Diclofénac (sodique) 25 mg et 100 mg suppositoire

Médicaments de référence : VOLTARÈNE® 25 mg enf. • VOLTARÈNE® 100 mg suppo.

Génériques : VOLDAL® 25 mg enf. GÉ • VOLDAL® 100 mg GÉ

Diclofénac (sodique)
ampoule injectable 75 mg/3 ml
ampoule intramusculaire
Médicament de référence :
VOLTARÈNE® 75 mg/3 ml
Génériques : DICLOFÉNAC RPG® 75 mg/3 ml
• VOLDAL® 75 mg/3 ml GÉ

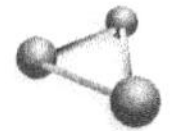

Diclofénac émulgel

VOLTARÈNE® ÉMULGEL • XÉNID® • FLECTOR®

Activité pharmacologique

Anti-inflammatoire non stéroïdien (AINS) en application locale. Il possède une activité locale anti-inflammatoire et antalgique.

Indications thérapeutiques

– Traitement de la tendinite (inflammation des tendons du muscle) des membres supérieurs et inférieurs.
– Traitement en traumatologie de l'œdème post-traumatique des entorses, foulures et contusions. Une entorse est le résultat d'une lésion des ligaments d'une articulation, la foulure est une entorse bénigne.

Présentation

Gel dosé à 1 % de diclofénac en tube de 50 g.
Le gel est fabriqué à partir de liquides transformés en gelée par des gélifiants. Il a un aspect semi-solide et translucide. Il permet d'introduire des substances hydro-alcooliques à appliquer sur la peau.

Posologie

Dans tous les cas, la posologie est déterminée par le médecin en fonction de la maladie à traiter et des caractéristiques individuelles du patient.

Réservé à l'adulte de plus de 15 ans.

2 à 4 applications par jour dans le traitement des entorses.

3 à 4 applications par jour pour traiter les tendinites.

Appliquer le gel par un massage doux et prolongé sur la région douloureuse ou inflammatoire. Il faut bien se laver les mains après l'application.

En l'absence de prescription, la durée du traitement est limitée à 5 jours. Au-delà, si les troubles persistent, consulter un médecin.

À savoir

Face à une entorse grave, un examen radiologique s'impose pour éliminer le risque d'arrachement ligamentaire ou de fracture.
Ne pas s'exposer au soleil pendant le traitement et les 2 semaines qui suivent, en raison du risque d'allergie au soleil. Les zones traitées seront couvertes par un vêtement.
Ne jamais appliquer sur une peau lésée : eczéma, lésion infectée, brûlure ou plaie, mycose, etc. Ne pas appliquer sur les muqueuses ni sur les yeux.
En cas d'apparition d'une réaction cutanée, il faut rincer à l'eau et cesser les applications.
Ne pas utiliser de pansements occlusifs car ils favorisent le passage dans le sang.

Effets secondaires éventuels

La fréquence d'apparition d'un effet secondaire dépend de la sensibilité de chacun à la substance administrée et de la faculté que possède cette substance à se concentrer dans un organe donné ou à modifier un système de régulation.

– Réactions cutanées : irritation, sécheresse de la peau, prurit, rougeurs localisées, sensation de brûlure. Très rarement eczéma.

– Réactions allergiques : survenue d'une crise d'asthme, liée chez certains sujets à une allergie à l'aspirine ou à un AINS, photosensibilisation.

– Les effets généraux par passage transdermique dépendent de la quantité de gel appliquée, de la surface traitée et des lésions de la peau (effets digestifs, rénaux).

Principales contre-indications

Absolues : à partir du 6ᵉ mois de grossesse, allaitement. Antécédent d'allergie au diclofénac, autres AINS et à l'aspirine.

Utilisation déconseillée : les 5 premiers mois de la grossesse.

Réglementation

Non inscrit sur une liste. Remboursé à 65 % par la Sécurité sociale.

Médicaments disponibles

Diclofénac (sodique) gel/tube 1 %
Médicaments de référence :
VOLTARÈNE ÉMULGEL®1 % • FLECTOR® 1 % • XÉNID®1 %

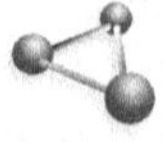

Didronel®

voir Étidronate disodique

Digaol®

voir Timolol

Dihydroergotamine

DIHYDROERGOTAMINE SANDOZ® • IKARAN® GÉ • SÉGLOR® GÉ • TAMIK® GÉ

Activité pharmacologique

Antimigraineux. Vasoconstricteur dérivé de l'ergot de seigle (champignon parasite du seigle).

Indications thérapeutiques

– Traitement de fond de la migraine (maladie caractérisée par des maux de tête répétitifs).
– Prévention des crises de migraine.
– Traitement des jambes lourdes et de l'impatience des membres inférieurs.
– Traitement de l'hypotension orthostatique (chute de la pression artérielle lors du passage de la position assise à la position debout, provoquant des vertiges).

Présentation

Comprimés et capsules dosés à 3 mg de dihydroergotamine.
Soluté buvable dosé à 2 mg par ml de dihydroergotamine avec pipette graduée : 1 ml = 20 gouttes. La solution buvable contient de l'alcool.

Posologie

Dans tous les cas, la posologie est déterminée par le médecin en fonction de la maladie à traiter et des caractéristiques individuelles du patient.

Il est conseillé de prendre le médicament au milieu des repas en raison des risques de nausées en cas de prise à jeun.

À savoir

Dans le traitement des jambes lourdes, le port de bas de contention et la marche à pied favorisent la circulation veineuse.
En cas de migraine, il faut favoriser le silence, l'obscurité, la position allongée, le calme et un sommeil suffisant.

Effets secondaires éventuels

La fréquence d'apparition d'un effet secondaire dépend de la sensibilité de chacun à la substance administrée et de la faculté que possède cette substance à se concentrer dans un organe donné ou à modifier un système de régulation.

– Paresthésies des doigts et des orteils (atteinte des extrémités avec perte de sensibilité, fourmillement et engourdissement).
– Prudence chez le coronarien, la vasoconstriction pouvant déclencher une crise d'angor.
– Ergotisme : douleurs abdominales, nausées, vomissements, céphalées, vertiges, tachycardie ou bradycardie associées à une hypotension.

Principales contre-indications

Absolues : macrolides (érythromycine, josamycine, clarithromycine), sauf spiramycine (risque de vasoconstriction puis nécrose au niveau des extrémités). Sumatriptan (Imigrane®, Imiject®) et autres triptans (Naramig®...), familles d'antimigraineux à activité vasoconstrictrice puissante. Risque d'hypertension. Ritonavir (Norvir®), grossesse, allaitement.
Utilisations déconseillées : bromocriptine.

Réglementation

Liste II (sur ordonnance). Remboursé à 65 % par la Sécurité sociale.

Médicaments disponibles

Dihydroergotamine 2 mg/ml soluté buvable
Médicament de référence :
DIHYDROERGOTAMINE SANDOZ® 2 mg/ml sol. buv.
Génériques : IKARAN® 2 mg/ml GÉ sol. buv. • SÉGLOR® 2 mg/ml GÉ sol. buv.

Dihydroergotamine 3 mg comprimé ou capsule
Médicament de référence :
DIHYDROERGOTAMINE SANDOZ® 3 mg comp.
Générique : TAMIK® 3 mg GÉ caps.

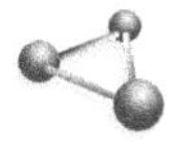

Dihydroergotamine Sandoz®

voir Dihydroergotamine

Dihydroergotoxine

HYDERGINE® • CAPERGYL® • ERGODOSE®

Activité pharmacologique

Vasodilatateur périphérique dérivé de l'ergot de seigle (champignon parasite du seigle).

Indications thérapeutiques

– Traitement des troubles cognitifs chroniques (à l'exclusion de la maladie d'Alzheimer et des autres démences) du sujet âgé. Les troubles cognitifs concernent les fonctions cérébrales aboutissant à la connaissance, c'est-à-

dire l'attention, la perception, la mémoire, l'intelligence et le langage.
– Traitement symptomatique du déficit neurosensoriel chronique de la personne âgée, d'origine vasculaire. Il s'agit de troubles liés à l'audition, la vision, l'équilibre, etc.

Présentation

Comprimés dosés à 4,5 mg de dihydroergotoxine.
Soluté buvable dosé à 1 mg par ml de dihydroergotoxine.

Posologie

Dans tous les cas, la posologie est déterminée par le médecin en fonction de la maladie à traiter et des caractéristiques individuelles du patient.

À savoir

À prendre au milieu des repas ou juste avant, avec un 1/2 verre d'eau pour diminuer le risque de nausées en cas de prise à jeun. Le soluté buvable contient de l'alcool.
Prudence lors de la conduite de véhicules et l'utilisation de machines en raison des risques de vertige et d'altération de la vigilance.

Effets secondaires éventuels

La fréquence d'apparition d'un effet secondaire dépend de la sensibilité de chacun à la substance administrée et de la faculté que possède cette substance à se concentrer dans un organe donné ou à modifier un système de régulation.
Nausées, possibilité de congestion nasale.

Principales contre-indications

Utilisations déconseillées : grossesse, allaitement.

Réglementation

Liste II (sur ordonnance). Remboursé à 65 % par la Sécurité sociale.

Médicaments disponibles

Dihydroergotoxine 1 mg/ml, soluté buvable
Médicament de référence :
HYDERGINE® 1 mg/ml sol. buv.

Dihydroergotoxine 4,5 mg comprimé et capsule
Médicaments de référence :
HYDERGINE® 4,5 mg comp. • CAPERGYL® 4,5 mg caps. • ERGODOSE® 4,5 mg caps.

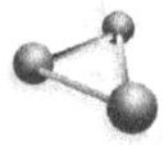

Dilatrane®

voir Théophylline

Dilrène® Gé

voir Diltiazem

Diltiazem

TILDIEM® • BI-TILDIEM® • **DIACOR®** • **DILRÈNE®** GÉ • MONO-TILDIEM® • DELTAZEN® GÉ • DILTIAZEM®

Activité pharmacologique

Antiangoreux et vasodilatateur sélectif à effets cardiaques directs, de la famille des inhibiteurs calciques. Le calcium ionisé joue un rôle dans l'activation du couplage excitation-contraction des tissus artériel et cardiaque. Le diltiazem inhibe la pénétration et la diffusion des ions calcium dans les cellules de ces tissus. Le tonus artériel est ainsi diminué et il en résulte une vasodilatation avec une augmentation du diamètre artériel. Cette vasodilatation s'accompagne d'une augmentation des flux sanguins périphériques et d'une baisse de la pression intra-artérielle. Il y a action antihypertensive.

Le cœur va travailler moins du fait du ralentissement de la fréquence cardiaque et il sera protégé contre les crises d'angine de poitrine. Le diltiazem a aussi un effet protecteur sur le spasme coronarien responsable de l'angine de poitrine spontanée.

Indications thérapeutiques

– Traitement préventif des crises d'angine de poitrine dans l'angor d'effort ou l'angor grave se déclarant spontanément. Le diltiazem permet également le traitement de l'angor de Prinzmétal, qui est une forme d'angine de poitrine liée à un spasme de l'artère coronaire.

– Traitement de l'hypertension artérielle.

Présentation

Comprimés et gélules dosés à 60 mg, LP 90 mg, LP 120 mg, LP 300 mg de diltiazem.

Posologie

Dans tous les cas, la posologie est déterminée par le médecin en fonction de la maladie à traiter et des caractéristiques individuelles du patient.

Prendre au début des repas avec un verre d'eau, sans croquer ni ouvrir les gélules.

À savoir

En raison des troubles du rythme cardiaque dont le diltiazem est responsable, le patient doit savoir prendre son pouls afin de dépister une bradycardie excessive. Si le pouls baisse aux environs de 45 à 50 battements par minute, il faut prévenir le médecin. L'informer aussi des œdèmes des chevilles qui perturbent le déplacement.

Les visites médicales régulières permettent la surveillance du traitement avec mesure de la tension artérielle et prescription par le médecin d'examens complémentaires et d'un bilan sanguin (cholestérol, triglycérides, bilan hépatique et rénal, etc.).

Effets secondaires éventuels

La fréquence d'apparition d'un effet secondaire dépend de la sensibilité de chacun à la substance administrée et de la faculté que possède cette substance à se concentrer dans un organe donné ou à modifier un système de régulation.

– Vasodilatation : œdème des membres inférieurs constaté au niveau des chevilles qui vont enfler et perturber la marche. Céphalées, malaises, palpitations, vertiges, bouffées vasomotrices, asthénie.

– Bradycardie, BAV (troubles de la conduction de l'onde électrique cardiaque), arrêt sinusal (troubles de l'automatisme), défaillance cardiaque.

– Troubles cutanés : éruptions, érythème, photosensibilisation, urticaire et hyperplasie gingivale (développement exagéré des gencives avec douleurs).

– Troubles digestifs : nausées, gastralgies (douleurs à l'estomac), sécheresse buccale, dyspepsie (inconfort digestif lié à une difficulté à digérer).

Principales contre-indications

Absolues : dantrolène (Dantrium® IV), grossesse, dysfonctionnement sinusal, troubles du rythme cardiaque, BAV (bloc auriculo-ventriculaire), insuffisance ventriculaire gauche avec stase pulmonaire, bradycardie sévère (40 battements par minute), grossesse, allaitement.

Utilisation déconseillée : médicaments bradycardisants (amiodarone, antiarythmiques, bêtabloquants, etc.)

Réglementation

Liste I (sur ordonnance). Remboursé à 65 % par la Sécurité sociale.

Médicaments disponibles

Diltiazem 60 mg comprimé

Médicament de référence :
TILDIEM® 60 mg comp.

Génériques : DILTIAZEM BIOGARAN® 60 mg comp. • DILTIAZEM MERCK® 60 mg comp. • DILTIAZEM RATIOPHARM® 60 mg comp. • DILTIAZEM RPG® 60 mg comp. • DILTIAZEM GNR® 60 mg comp. • DILTIAZEM IVAX® 60 mg comp. • DILTIAZEM TEVA® 60 mg comp.

Diltiazem 90 mg comprimé et gélule

Médicament de référence :
DIACOR® LP 90 mg gél.

Génériques : BI-TILDIEM® LP 90 mg comp. • DILTIAZEM BIOGARAN® LP 90 mg gél. • DILTIAZEM GNR® LP 90 mg gél. • DILTIAZEM RPG® LP 90 mg gél. • DILTIAZEM RATIOPHARM® LP 90 mg gél. • DILRÈNE® LP 90 mg GÉ gél. • DILTIAZEM MERCK® LP 90 mg gél. • DILTIAZEM IVAX® LP 90 mg gél. LP • DILTIAZEM TEVA® LP 90 mg gél.

Diltiazem 120 mg comprimé et gélule

Médicament de référence :
DIACOR® LP 120 mg gél.

Génériques : BI-TILDIEM® LP 120 mg comp. • DILTIAZEM BIOGARAN® LP 120 mg gél. • DILTIAZEM GNR® LP 120 mg gél. • DILTIAZEM RPG® LP 120 mg gél. • DILTIAZEM RATIOPHARM® LP 120 mg gél. • DILRÈNE® LP 120 mg GÉ gél. • DILTIAZEM MERCK® LP 120 mg gél. • DILTIAZEM IVAX® LP 120 mg gél. LP • DILTIAZEM TEVA® LP 120 mg gél.

Diltiazem 300 mg gélule

Médicament de référence :
DILRÈNE® LP 300 mg gél.

Génériques : MONO-TILDIEM® LP 300 mg gél. • DELTAZEN® LP 300 mg GÉ gél. • DIACOR® LP 300 mg gél. • DILTIAZEM MERCK® LP 300 mg gél. • DILTIAZEM EG® LP 300 mg gél. • DILTIAZEM BIOGARAN® LP 300 mg gél. • DILTIAZEM IVAX® LP 300 mg gél. • DILTIAZEM RPG® LP 300 mg gél. • DILTIAZEM TEVA® 300 mg gél. • DILTIAZEM GNR® 300 mg gél. • DILTIAZEM G GAM® 300 mg gél.

Diltiazem 200 mg gélule

Médicament de référence :
MONO-TILDIEM LP 200 mg gél.

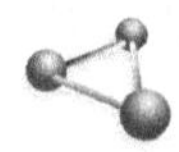

Dimotapp®

voir Carbocistéine

Dinitrate isosorbide

voir Isosorbide dinitrate

Dioalgo® Gé

voir Dextropropoxyphène + paracétamol

Diosmil® Gé

voir Diosmine

Diosmine

DIOVÉNOR® • DIOSMIL® GÉ • DIOSMINE • MÉDIVEINE® GÉ • DIO® GÉ • FLÉBOSMIL® GÉ • VÉNIRÈNE® GÉ • ENDIUM® GÉ • VEINÉVA® GÉ

Activité pharmacologique

La diosmine est une substance active extraite des plantes. Elle appartient à la famille des flavones ou flavonoïdes (dérivés de la vitamine P). On retrouve la diosmine dans le petit houx, le lierre, la vigne rouge, etc. Elle joue un rôle vasculoprotecteur en augmentant la résistance des vaisseaux. Elle possède des propriétés veinotoniques en augmentant la tonicité des parois veineuses. Son effet antiœdémateux est dû à la diminution de la perméabilité capillaire. Par ces trois propriétés, le retour veineux est amélioré et il y a moins d'œdèmes en périphérie (peau et muscles, membres inférieurs).

Indications thérapeutiques

– La diosmine assure le traitement de l'insuffisance veineuse, grâce à l'amélioration des sensations de jambes lourdes, la diminution des douleurs, des œdèmes et des impatiences des membres inférieurs (fourmillements et crampes).
– Traitement d'appoint de la fragilité capillaire, comme les varices et les varicosités qui sont de petits capillaires visibles violacés. La diosmine assure également le traitement des ecchymoses, du saignement de nez ou des gencives.
– Utilisé dans le traitement de la crise hémorroïdaire.

Présentation

Comprimés dosés à 300 mg et 600 mg de diosmine.

Posologie

Dans tous les cas, la posologie est déterminée par le médecin en fonction de la maladie à traiter et des caractéristiques individuelles du patient.

– Jambes lourdes et fragilité capillaire : 1 comprimé dosé à 300 mg 2 fois par jour, à prendre au cours des repas, ou 1 comprimé dosé à 600 mg le matin avant le petit déjeuner.
– Crise hémorroïdaire : 2 à 3 comprimés dosés à 600 mg par jour soit 1200 mg à 1800 mg par jour.

À savoir

En cas de crise hémorroïdaire, le traitement doit être de courte durée. Contacter le médecin si le traitement ne suffit pas, pour effectuer un bilan approfondi. Respecter les règles d'hygiène veineuse dans le traitement des jambes lourdes :
– éviter une vie trop sédentaire et avoir une activité physique régulière. La marche est bénéfique, car elle stimule les contractions musculaires des mollets, favorables à la remontée du sang. Le piétinement et l'immobilité sont à proscrire ;
– éviter les excès de chaleur tels que soleil, bains chauds, sauna et sources de chaleur par le sol ;
– équilibrer son alimentation. Éviter les épices, le café, le thé et le vin blanc qui favorisent la dilatation des vaisseaux. Les excès de poids doivent être pris en charge par un régime approprié ;

– arrêter de fumer car le tabac modifie la qualité de la paroi veineuse et favorise l'apparition de varices et de jambes lourdes ;
– porter des bas ou collants de contention pour favoriser la circulation sanguine.

Effets secondaires éventuels

La fréquence d'apparition d'un effet secondaire dépend de la sensibilité de chacun à la substance administrée et de la faculté que possède cette substance à se concentrer dans un organe donné ou à modifier un système de régulation.

Rares troubles digestifs : diarrhées, nausées, gastralgies.

Principales contre-indications

Utilisations déconseillées : grossesse, allaitement.

Réglementation

Non inscrit sur une liste (en vente libre). Remboursé à 35 % par la Sécurité sociale.

Médicaments disponibles

Diosmine 300 mg comprimé et sachet
Médicament de référence :
DIOVÉNOR® 300 mg comp.

Génériques : DIOSMIL® 300 mg GÉ comp. • DIOSMINE RATIOPHARM® 300 mg comp. • MÉDIVEINE® 300 mg GÉ comp. • DIOSMINE RPG® 300 mg comp. • DIO® 300 mg GÉ comp. • FLÉBOSMIL® 300 mg GÉ comp. et sachet • VÉNIRÈNE® 300 mg GÉ comp. • DIOSMINE BIOGARAN® 300 mg comp. • DIOSMINE EG® 300 mg comp. • DIOSMINE GNR® 300 mg comp. • DIOSMINE BAYER® 300 mg comp. • DIOSMINE G GAM® 300 mg comp. • DIOSMINE ARROW® 300 mg comp. • DIOSMINE MERCK® 300 mg comp. •

DIOSMINE TEVA® 300 mg comp. • ENDIUM® 300 mg GÉ sachet

Diosmine 600 mg comprimé et sachet
Médicament de référence :
DIOVÉNOR® 300 mg comp. et sachet

Génériques : MÉDIVEINE® 600 mg GÉ comp. et sachet • FLÉBOSMIL® 600 mg GÉ comp. • DIOSMINE MERCK® 600 mg comp. et sachet • VEINEVA® 600 mg GÉ comp. • VÉNIRÈNE® 600 mg GÉ comp. • DIOSMINE BIOGARAN® 600 mg comp. • DIOSMINE EG® 600 mg comp. et sachet • DIOSMINE GNR® 600 mg comp. • DIOSMINE G GAM® 600 mg comp. • DIOSMINE RPG® 600 mg comp. • DIO® 600 mg GÉ comp. • DIOSMINE ARROW® 600 mg comp. pellic. • DIOSMINE QUALIMED® 600 mg comp. pellic. • DIOSMINE RATIOPHARM® 600 mg comp. • ENDIUM® GÉ 600 mg comp. • DIOSMINE TEVA® 600 mg comp.

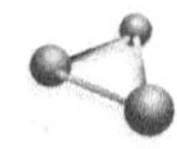

Diovenor®

voir Diosmine

Dio® Gé

voir Diosmine

Dipyridamole

PERSANTINE®

Activité pharmacologique

Antithrombotique, antiagrégant plaquettaire. Il est également coronarodilatateur.

Indications thérapeutiques

Prévention des accidents thromboemboliques chez les patients porteurs de prothèses valvulaires.

Présentation

Comprimés dosés à 75 mg de dipyridamole.

Comprimés dosés à 25 mg de dipyridamole.

Posologie

Dans tous les cas, la posologie est déterminée par le médecin en fonction de la maladie à traiter et des caractéristiques individuelles du patient.

Prendre au cours des repas.

À savoir

Association possible avec aspirine, AVK (Antivitamine K, anticoagulant), héparine.

Chez le coronarien, devant des signes d'angine de poitrine et des douleurs angineuses le médecin sera prévenu et le traitement devra être arrêté. En raison de risques de troubles biliaires (formation de lithiase ou calcul biliaire), l'apparition de douleurs de type hépatique doit faire consulter le médecin.

Effets secondaires éventuels

La fréquence d'apparition d'un effet secondaire dépend de la sensibilité de chacun à la substance administrée et de la faculté que possède cette substance à se concentrer dans un organe donné ou à modifier un système de régulation.

– Nausées, vomissements, diarrhées, céphalées, vertiges.

– Réactions allergiques : éruptions cutanées, urticaire, œdème.

– Hypotension, bouffées de chaleur et tachycardie. Aggravation de l'angine de poitrine spontanée. Accidents hémorragiques et cardiaques (rares).

Principales contre-indications

Utilisations déconseillées : grossesse et allaitement.

Réglementation

Liste II (sur ordonnance). Remboursé à 35 % par la Sécurité sociale. Comprimé à 25 mg non remboursé par la Sécurité sociale.

Médicaments disponibles

Dipyridamole 75 mg comprimé
Médicament de référence :
PERSANTINE® 75 mg comp.

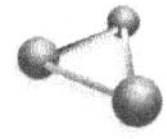

Disopyramide

RYTHMODAN® • ISORYTHM® GÉ

Activité pharmacologique

Antiarythmique. Il corrige et régularise le rythme cardiaque.

Indications thérapeutiques

Prévention des récidives de tachycardies diagnostiquées et classées après ECG (électrocardiogramme). Il s'agit d'augmentations du rythme cardiaque et de palpitations.

Présentation

Gélules dosées à 100 mg de disopyramide.

Comprimés LP (à libération prolongée) dosés à 250 mg.

Posologie

Dans tous les cas, la posologie est déterminée par le médecin en fonction de la maladie à traiter et des caractéristiques individuelles du patient.

La posologie est adaptée à chaque cas, en fonction du trouble du rythme diagnostiqué.

À savoir

En cas de bradycardie (ralentissement des battements du cœur) inférieure à 50 battements par minute, il est préférable de prévenir le médecin.

En raison du risque possible mais rare d'aggravation du trouble du rythme, toute modification que ressent le patient dans sa fréquence cardiaque (arythmie, tachycardie, fibrillation, extrasystole) doit lui faire consulter son médecin.

Avec les antiarythmiques, la monothérapie est de règle (sauf avis du cardiologue). En effet, l'association de plusieurs antiarythmiques augmente le risque cardio-vasculaire de troubles du rythme.

Les bilans sanguins et ECG sont à respecter.

Effets secondaires éventuels

La fréquence d'apparition d'un effet secondaire dépend de la sensibilité de chacun à la substance administrée et de la faculté que possède cette substance à se concentrer dans un organe donné ou à modifier un système de régulation.

– Possibilité de bradycardie pouvant entraîner des troubles graves.

– Troubles digestifs : nausées, vomissements, gastralgies, anorexie.

– Effets atropiniques : rétention urinaire, troubles visuels, constipation, sécheresse de la bouche, hypotension.

Principales contre-indications

Absolues : infarctus du myocarde aigu ou ancien. Troubles du rythme préexistants (BAV II et III non appareillés, bloc de branche associé à un BAV I, bibloc, allongement de l'espace QT préexistant, dysfonctionnement sinusal sévère), insuffisance cardiaque non contrôlée. Certains antiarythmiques (Cordarone®, Corbionax®, Sotalex®, Cardioquine®, Cordium®, Longacor®, Sérécor®, Quinidurule®), érythromycine injectable, sultopride, vincamine, astémizole, pentamidine, sparfloxacine, diphémanil (Prantal®), halofantrine. Grossesse, allaitement.

Utilisations déconseillées : laxatifs irritants, flécaïnide (Flécaïne®), bêtabloquants, myasthénies, glaucome, adénome prostatique.

Réglementation

Liste I (sur ordonnance) (sur ordonnance). Remboursé à 65 % par la Sécurité sociale.

Médicaments disponibles

Disopyramide 100 mg gélule
Médicament de référence :
RYTHMODAN® 100 mg gél.
Générique : ISORYTHM® 100 mg GÉ gél.

Disopyramide 250 mg comprimé
Médicament de référence :
RYTHMODAN® LP 250 mg comp.
Générique : ISORYTHM® LP 250 mg gél.

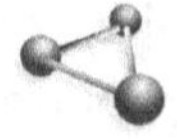

Ditropan®

voir Oxybutynine

Divarius®

voir Paroxétine

Dogmatil Fort®

voir Sulpiride

Dogmatil®

voir Sulpiride

Dolcidium® Gé

voir Indométacine

Dolgit®

voir Ibuprofène

Doliprane®

voir Paracétamol

Dolko®

voir Paracétamol

Dompéridone

MOTILIUM® • **PÉRIDYS®** • **DOMPÉRIDONE®**

Activité pharmacologique

Antivomitif et antinauséeux. Il prévient les vomissements en stimulant la motricité gastro-intestinale. Ainsi, en vidant l'estomac, le risque de vomissements est moindre. Il agit également directement sur le centre cérébral du vomissement. Il régularise les contractions œsophagiennes et augmente le tonus du sphincter gastro-œsophagien. Il permet ainsi de limiter le reflux gastro-œso-phagien chez l'enfant (RGO) et chez l'adulte (hernie hiatale).

Indications thérapeutiques

– Traitement et prévention des nausées et des vomissements dus à des affections hépatodigestives ou à des réactions postopératoires. Traitement des nausées et vomissements d'origine sensorielle (goût, odeurs, vision...) ou médicamenteuse (anti-cancereuse).
– Traitement des troubles de la digestion s'exprimant par des nausées après les repas, des lourdeurs d'estomac et des ballonnements.
– Traitement du reflux gastro-œso-phagien : brûlures ou aigreurs d'estomac dues à des remontées ou des renvois acides.

Présentation

Comprimés, sachets dosés à 10 mg de dompéridone.
Suspension buvable à 1 mg par ml avec pipette doseuse graduée en kg de poids corporel.

Posologie

Dans tous les cas, la posologie est déterminée par le médecin en fonction de la maladie à traiter et des caractéristiques individuelles du patient.
Prendre 15 minutes avant les repas.

À savoir

Les pertes en eau et en sels minéraux, provoquées par les vomissements fréquents doivent être compensées par des boissons salées ou sucrées (bouillons, sodas). Les vomissements seront prévenus par des mesures hygiéno-diététiques telles que :

– choisir des aliments appétissants et éviter les odeurs de nourriture provoquant des nausées ;
– prendre les repas au calme et préférer une alimentation riche en sucres et pauvre en graisses ;
– sortir à l'air frais ;
– éviter l'anxiété et le stress.
Au-delà de 4 semaines sans amélioration, il faut recontacter le médecin ou le spécialiste (gastro-entérologue, etc.).

Effets secondaires éventuels

La fréquence d'apparition d'un effet secondaire dépend de la sensibilité de chacun à la substance administrée et de la faculté que possède cette substance à se concentrer dans un organe donné ou à modifier un système de régulation.

– Troubles neuromusculaires : dyskinésie (rare) s'exprimant par des mouvements involontaires rapides des lèvres et des muscles de la face ainsi que par une rigidité musculaire et des mouvements anormaux. Crampes abdominales.

– Troubles endocriniens rares : galactorrhée (écoulement de lait en dehors de l'allaitement), gynécomastie (seins qui enflent chez l'homme), aménorrhée (absence de règles).

– Somnolence et confusion à forte dose.

Principales contre-indications

Absolues : antécédents de dyskinésies, occlusion ou perforation digestives qui seraient aggravées par la stimulation de l'estomac et des intestins, hémorragie digestive, phéochromocytome (tumeur bégnine des surrénales responsable d'hypertension), allaitement.

Utilisations déconseillées : alcool. Grossesse et allaitement, insuffisance hépatique ou rénale (surveillance accrue et adaptation de la posologie).

Réglementation

Liste II (sur ordonnance). Remboursé à 65 % par la Sécurité sociale.
Conservation : 3 mois après l'ouverture du flacon.

Médicaments disponibles

Dompéridone 10 mg comprimé
Médicament de référence :
MOTILIUM® 10 mg • PÉRIDYS® 10 mg

Génériques : DOMPÉRIDONE BIOGARAN® 10 mg • DOMPÉRIDONE EG® 10 mg • DOMPÉRIDONE G GAM® 10 mg • DOMPÉRIDONE GNR® 10 mg • DOMPÉRIDONE MERIK 10 mg • DOMPÉRIDONE RATIOPHARM® 10 mg • DOMPÉRIDONE QUALIMED® 10 mg • DOMPÉRIDONE TEVA® 10 mg

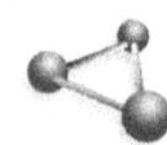

Doxycycline

VIBRAMYCINE N® • TOLEXINE® GÉ • DOXY® GÉ • DOXYGRAM® • GRANUDOXY® GÉ • SPANOR® GÉ • DOXYCYCLINE®

Activité pharmacologique

Antibiotique de la famille des tétracyclines de deuxième génération.

Indications thérapeutiques

Indications usuelles
Traitement de l'acné, surinfection de la bronchite chronique et infection ORL à Hæmophilus, infections génitales (gonococcies, syphilis...).

Infections ophtalmique, pulmonaire et génito-urinaire à chlamydia, infections pulmonaire et génito-urinaire à mycoplasmes. Maladie de Lyme, leptospirose, acné, choléra, rickettsioses, brucellose.

Présentation
Comprimés dosés à 50 et 100 mg de doxycycline.

Posologie
Dans tous les cas, la posologie est déterminée par le médecin en fonction de la maladie à traiter et des caractéristiques individuelles du patient.

La durée du traitement est fonction des pathologies à traiter.

Prendre les comprimés au milieu des repas avec un verre d'eau.

À savoir
En raison d'un risque de photosensibilisation, il est conseillé de ne pas s'exposer directement au soleil (application d'écran solaire) et de contacter le médecin dès l'apparition de manifestations cutanées (rougeurs sur la peau, brûlures).

Prendre à distance (environ 2 heures) le fer, le magnésium, le calcium, le zinc, l'aluminium, qui inhibent l'effet des tétracyclines.

Prendre à distance du coucher, en raison des risques de brûlures d'estomac et d'œsophagite.

En raison du risque de rechute, le traitement ne doit pas être arrêté avant la date recommandée par le médecin, même si les symptômes ont disparu. La guérison des signes d'infection ne correspond pas toujours à la guérison bactériologique avec disparition de tous les germes pathogènes.

Il ne faut pas réduire la durée du traitement ni la dose prescrite par le médecin, au risque de rendre les bactéries résistantes aux traitements ultérieurs. Il ne faut pas réutiliser un antibiotique sans avis du médecin, même si les symptômes sont semblables à ceux pour lesquels il a été prescrit.

Prudence lors de la conduite de véhicules et l'utilisation de machines en raison des risques de vertige dont la doxycycline est responsable.

Effets secondaires éventuels
La fréquence d'apparition d'un effet secondaire dépend de la sensibilité de chacun à la substance administrée et de la faculté que possède cette substance à se concentrer dans un organe donné ou à modifier un système de régulation.

– Troubles digestifs : nausées, diarrhées, brûlures d'estomac, œsophagite et candidose. La survenue de diarrhées est prévenue par la prise de levure prescrite par le médecin (Ultralevure®, etc.) ou par la consommation de yaourts. Elle est généralement sans gravité, sauf cas exceptionnel. La survenue de diarrhées avec fièvre nécessite de prévenir le médecin.

– Réactions allergiques : urticaire, rash, prurit, œdème de Quincke (la langue, la glotte et le larynx enflent avec risque d'étouffement), photosensibilisation.

– Troubles hématologiques (rares).

Principales contre-indications
Absolues : allergie à la famille des tétracyclines, association avec les rétinoïdes (Roaccutane®...). Gros-

sesse (à partir du 2e trimestre) et allaitement. Enfant de moins de 8 ans, en raison du risque de coloration permanente des dents et d'hypoplasie de l'émail dentaire.

Réglementation

Liste I (sur ordonnance). Remboursé à 65 % par la Sécurité sociale.

Médicaments disponibles

Doxycycline 50 mg comprimé
Médicaments de référence :
TOLEXINE® 50 mg GÉ comp. • DOXY® 50 mg GÉ comp.

Doxycycline 100 mg comprimé et capsule
Médicament de référence :
VIBRAMYCINE N° 100 mg comp.
Génériques : DOXYCYCLINE RATIO-PHARM® 100 mg comp. • DOXYCYCLINE GNR® 100 mg comp. • DOXYGRAM® 100 mg comp. • DOXY® 100 mg GÉ comp. • SPANOR® 100 mg GÉ comp. • TOLEXINE® 100 mg GÉ comp. • DOXYCYCLINE BIOGARAN® 100 mg comp. • DOXYCYCLINE G GAM® 100 mg comp. • GRANUDOXY® 100 mg GÉ comp. • DOXYCYCLINE MERCK® 100 mg comp.

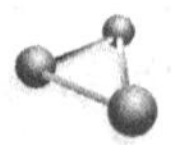

Doxygram®

voir Doxycycline

Doxy® Gé

voir Doxycycline

Driptane® Gé

voir Oxybutynine

Duphalac®

voir Lactulose

Duspatalin®

voir Mébévérine

Dysalfa®

voir Térazosine

Dyspagon®

voir Lopéramide

Éclaran®

voir Benzoyle Peroxyde

Éconazole nitrate

PEVARYL® • ÉCONAZOLE® • DERMAZOL® GÉ • FONGÉRYL® • MYCOAPAISYL®

Activité pharmacologique

Antifongique local de la famille des dérivés imidazolés. Il possède une activité antifongique sur de nombreux champignons, qui s'exerce sur les dermaphytes (responsables des teignes), les candidas (levures), le responsable du *Pityriasis capitis* (pellicules fongiques) et du *Pityriasis versicolor* (taches décolorées contagieuses sur le thorax et les membres) et sur d'autres champignons.

Indications thérapeutiques

Traitement des mycoses par application externe.

Présentation

Crème en tube dosée à 1 % d'éconazole.
Poudre en flacon poudreur, dosée à 1 % d'éconazole.
Émulsion fluide, appelée aussi lait, dosée à 1 % d'éconazole.
Solution en flacon pulvérisateur, dosée à 1 % d'éconazole.

Posologie

Dans tous les cas, la posologie est déterminée par le médecin en fonction de la maladie à traiter et des caractéristiques individuelles du patient.

Les régions atteintes seront traitées après la toilette et le séchage de la peau.

Application 2 fois par jour pendant toute la durée du traitement recommandée par le médecin. Appliquer sur les régions à traiter, puis masser doucement jusqu'à pénétration complète.

Crème

– Mycoses sèches et non macérées des plis : candidoses génitale et crurale (plis de l'aine), sous-mammaire, interdigitale (entre les doigts) : 1 à 3 semaines.

– Mycoses des ongles (onyxis, périonyxis) qui nécessitent un traitement long de 1 à 2 mois en association avec un antifongique par voie orale.

– Teignes (plaque de forme arrondie en forme de cible) : crème et antifongique par voie orale pendant 4 à 8 semaines.

– Érythrasma (plaques rouges à l'aine ou aux aisselles) : 1 à 2 semaines.

Poudre

– Mycoses macérées des plis, génitale et crurale, sous-mammaire, interdigitale… : 1 à 3 semaines (environ 1 à 3 flacons).

– Candidoses des orteils (pied d'athlète) : 3 semaines (4 flacons dont 1 pour les chaussures et les chaussettes).

Solution

– *Pityriasis versicolor* (décoloration de la peau sous forme de petites plaques blanches). Cette mycose est contagieuse : 2 semaines.

Émulsion fluide

– Mycoses des muqueuses : vulvite, balanite, anite, candidose du siège : 1 semaine.

– Mycoses des peaux fragiles (enfant, visage) : 2 à 3 semaines.
– Mycoses des poils : folliculite, kérions (teignes suppurées), sycosis (plaques au niveau de la barbe) : 4 à 6 semaines.

À savoir

Dans le traitement des candidoses, il est déconseillé d'utiliser un savon à pH acide qui avantage la multiplication du candida.

Il est conseillé de ne pas pulvériser la solution sur les muqueuses génitales et les lésions suintantes, ou encore sur les yeux, en raison de la présence d'alcool. Les applications d'éconazole sont parfumées.

Respecter la durée des traitements (sans pauses), même si les symptômes ont disparu. Si le traitement est arrêté prématurément, la croissance des champignons reprend et la mycose réapparaît (rechute). Dans certains cas, le traitement doit être renouvelé 15 jours plus tard.

Effets secondaires éventuels

La fréquence d'apparition d'un effet secondaire dépend de la sensibilité de chacun à la substance administrée et de la faculté que possède cette substance à se concentrer dans un organe donné ou à modifier un système de régulation.

Rares manifestations d'intolérance (sensation de brûlure, prurit et rougeur). Laver à l'eau les zones irritées et prévenir le médecin.

Principale contre-indication

Absolue : allergie à l'éconazole.

Réglementation

Non inscrit sur une liste (en vente libre). Remboursé à 65 % par la sécurité sociale.

Médicaments disponibles

Éconazole (nitrate) 1 % crème/tube
Médicament de référence :
PEVARYL® 1 %

Génériques : ÉCONAZOLE EG® 1 % • DERMAZOL® 1 % GÉ • ÉCONAZOLE G GAM® 1 % • ÉCONAZOLE GNR® 1 % • ÉCONAZOLE RATIOPHARM® 1 % • ÉCONAZOLE RPG® 1 % • ÉCONAZOLE TEVA® 1 % • ÉCONAZOLE IVAX® 1 %

Éconazole (nitrate) 1 % poudre/flacon
Médicament de référence :
PEVARYL® 1 %

Génériques : ÉCONAZOLE EG® 1 % • DERMAZOL® 1 % GÉ • ÉCONAZOLE G GAM® 1 % • ÉCONAZOLE GNR® 1 % • ÉCONAZOLE RATIOPHARM® 1 % • ÉCONAZOLE RPG® 1 % • ÉCONAZOLE TEVA® 1 % • ÉCONAZOLE IVAX® 1 %

Éconazole (nitrate) 1 % émulsion/flacon
Médicament de référence :
PEVARYL® 1 %

Génériques : ÉCONAZOLE EG® 1 % • DERMAZOL® 1 % GÉ • ÉCONAZOLE G GAM® 1 % • ÉCONAZOLE GNR® 1 % • ÉCONAZOLE RATIOPHARM® 1 % • ÉCONAZOLE RPG® 1 % • ÉCONAZOLE TEVA® 1 % • ÉCONAZOLE IVAX® 1 %

Éconazole (nitrate) 1 % solution/flacon
Médicament de référence :
PEVARYL® 1 %

Génériques : ÉCONAZOLE EG® 1 % • DERMAZOL® 1 % GÉ • ÉCONAZOLE G GAM® 1 % • ÉCONAZOLE GNR® 1 % • ÉCONAZOLE IVAX® 1 % • ÉCONAZOLE RATIOPHARM® 1 % • ÉCONAZOLE RPG® 1 % • ÉCONAZOLE TEVA® 1 %

Éconazole

Non remboursés : FONGÉRYL® crème/ tube de 30 g • MYCOAPAISYL® crème/tube, poudre, émulsion fluide, solution en spray.

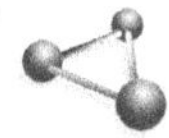

Effacné®

voir Benzoyle peroxyde

Efferalgan®

voir Paracétamol

Efferalgan® codéine

voir Paracétamol + codéine

Efferalgan® pédiatrique

voir Paracétamol

Éfimag®

voir Magnésium

Égéry®

voir Érythromycine

Élavil®

voir Amitriptyline

Énalapril

RÉNITEC® • ÉNALAPRIL®

Activité pharmacologique

Antihypertenseur vasodilatateur de la famille des inhibiteurs de l'enzyme de conversion (IEC). L'énalapril bloque l'enzyme qui assure la transformation (conversion) de l'angiotensine I en angiotensine II active (substance vasoconstrictrice et hypertensive). Celle-ci jouera un rôle moindre et la tension sera abaissée. Cette propriété justifie l'emploi de l'énalapril comme antihypertenseur. Dans l'insuffisance cardiaque, l'énalapril réduit le travail du cœur par un effet vasodilatateur veineux.

Indications thérapeutiques

– Traitement de l'hypertension légère, modérée ou sévère, sans modification du rythme cardiaque. L'antihypertenseur normalise et stabilise la pression artérielle qui doit être abaissée en permanence pour limiter l'élévation de tension lors des poussées d'hypertension.
– Traitement de l'insuffisance cardiaque congestive qui est l'impossibilité pour le cœur d'assurer correctement sa fonction d'irrigation des organes. Sa force contractile n'est pas assez élevée. Cela se traduit par des œdèmes des membres inférieurs, de l'hypertension, l'hypertrophie du ventricule gauche, de la tachycardie et des œdèmes pulmonaires avec difficultés respiratoires.

Présentation

Comprimés dosés à 5 mg ou 20 mg d'énalapril.

Posologie

Dans tous les cas, la posologie est déterminée par le médecin en fonction de la maladie à traiter et des caractéristiques individuelles du patient.

Les comprimés se prennent à un moment indifférent par rapport aux repas.

À savoir

La normalisation de la tension se réalise en 1 mois et se maintient. L'arrêt du traitement ne s'accompagne pas d'un rebond de l'hypertension artérielle.

En début de traitement (les 2 premières semaines), l'hypotension peut provoquer une brusque chute de la tension et une insuffisance rénale aiguë. Dans le cas d'une hypotension importante, il faut allonger le patient, jambes relevées, et contacter le médecin.

De même en cas de surdosage.

En raison des risques d'œdème (rares), il faut prévenir le médecin dès que la face, les extrémités, les lèvres se mettent à enfler. Si la langue, la glotte ou le larynx enflent, c'est un œdème de Quincke avec risque d'étouffement. Le traitement doit être arrêté et les œdèmes traités.

L'énalapril provoque une toux sèche persistante, non sensible aux antitussifs. Cette toux est réversible à l'arrêt du traitement. Prudence lors de la conduite de véhicules et l'utilisation de machines en raison des risques de malaises et de vertiges dont l'énapranil est responsable.

Effets secondaires éventuels

La fréquence d'apparition d'un effet secondaire dépend de la sensibilité de chacun à la substance administrée et de la faculté que possède cette substance à se concentrer dans un organe donné ou à modifier un système de régulation.

– Troubles cardio-vasculaires : hypotension, asthénie, vertiges, palpitations, douleurs thoraciques, syncopes rares (pertes de connaissance).

– Troubles ORL et respiratoires : toux sèche et persistante, dyspnée.

– Troubles gastro-intestinaux : nausées, vomissements, diarrhées, douleurs abdominales, dysgueusie (troubles du goût), manque d'appétit, troubles hépatiques (rares) avec jaunisse.

– Troubles allergiques : éruption cutanée, prurit, urticaire, œdème de Quincke, alopécie (perte des cheveux), photosensibilisation.

– Troubles neurosensoriels : céphalées, impuissance.

– Troubles psychiques : dépression, confusion, nervosité.

Principales contre-indications

Absolues : insuffisance rénale sévère, hyperkaliémie (augmentation du potassium dans le sang), antécédents de réaction allergique avec œdème, grossesse, allaitement.

Utilisations déconseillées : potassium, lithium, diurétiques hyperkaliémiants.

Réglementation

Liste I (sur ordonnance). Remboursé à 65 % par la Sécurité sociale.

Médicaments disponibles

Énalapril 5 mg comprimé sécable
Médicament de référence :
RENITEC 5 mg comp. séc.

Génériques : ÉNALAPRIL MERCK® 5 mg comp. séc. • ÉNALAPRIL G GAM® 5 mg comp. séc. • ÉNALAPRIL GNR® 5 mg comp. séc. • ÉNALAPRIL BIOGARAN® 5 mg comp. séc. ÉNALAPRIL IREX® 5 mg comp. séc. • ÉNALAPRIL ARROW® 5 mg comp. séc. • ÉNALAPRIL EG® 5 mg comp. séc. • ÉNALAPRIL RATIO-

PHARM® 5 mg comp. séc. • ÉNALAPRIL TEVA 5 mg comp. séc. •

Énalapril 20 mg comprimé sécable
Médicament de référence :
RENITEC 20 mg comp. séc.
Génériques : ÉNALAPRIL MERCK® 20 mg comp. séc. • ÉNALAPRIL G GAM® 20 mg comp. séc. • ÉNALAPRIL GNR® 20 mg comp. séc. • ÉNALAPRIL IREX® 20 mg comp. séc. • ÉNALA-PRIL BIOGARAN® 20 mg comp. séc. • ÉNALA-PRIL ARROW® 20 mg comp. séc. • ÉNALAPRIL EG® 20 mg comp. séc. • ÉNALAPRIL RATIO-PHARM® 20 mg comp. séc. • ÉNALAPRIL TEVA 20 mg comp. séc.

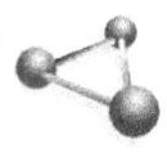

Endium® Gé

voir Diosmine

Ercéfuryl®

voir Nifuroxazide

Ercéryl®

voir Nifuroxazide

Ercestop®

voir Lopéramide

Ergix®

voir Ibuprofène

Ergodose®

voir Dihydroergotoxine

Érythrocine®

voir Érythromycine

Érythromycine

ÉRYTHROCINE® • ÉRY® GÉ • ÉGÉRY®

Activité pharmacologique

Antibiotique de la famille des macrolides.
L'utilisation d'un macrolide constitue dans de nombreuses infections un traitement d'alternative en cas d'allergie à plusieurs antibiotiques utilisés en première intention.

Indications thérapeutiques

– Surinfection des bronchites.
– Pneumopathies communautaire et atypique.
– Traitement de l'angine en alternative à la pénicilline quand celle-ci ne peut être utilisée.
– Traitement de la sinusite aiguë en alternative aux bêtalactamines.
– Traitement de l'acné en alternative aux cyclines.
– Infections stomatologiques et génitales spécifiques.
– Traitement de l'infection cutanée bénigne.

Présentation

Comprimés dosés à 500 mg d'érythromycine.
Sachets dosés à 500 mg ou 1 000 mg d'érythromycine.
Solution buvable dosée à 250 mg/ 5 ml ou 500 mg/5 ml d'érythromycine.

Posologie

Dans tous les cas, la posologie est déterminée par le médecin en fonction de la maladie à traiter et des caractéristiques individuelles du patient.
Prendre juste avant les repas pour faciliter l'absorption intestinale.

À savoir

Éviter la prise avec des boissons acides (jus de fruit, Coca-Cola®...).
Peut-être prescrite pendant la grossesse, si besoin.
Si des signes de souffrance hépatique apparaissent, il faut prévenir le médecin : douleurs à droite de l'abdomen, coloration en jaune de la peau et des muqueuses, nausées, urines foncées, douleurs au foie, prurit, asthénie.
Ne pas modifier le traitement prescrit par le médecin. Le changement de durée ou de dose peut rendre les bactéries résistantes à cet antibiotique et les traitements ultérieurs inefficaces.
En raison du risque de rechute, le traitement ne doit pas être arrêté avant la date recommandée par le médecin, même si les symptômes ont disparu. La guérison des signes d'infection ne correspond pas toujours à la guérison bactériologique avec disparition de tous les germes pathogènes.
Il ne faut pas réutiliser un antibiotique sans avis du médecin, même si les symptômes sont semblables à ceux pour lesquels il a été prescrit.

Effets secondaires éventuels

La fréquence d'apparition d'un effet secondaire dépend de la sensibilité de chacun à la substance administrée et de la faculté que possède cette substance à se concentrer dans un organe donné ou à modifier un système de régulation.

– Réactions allergiques rares.

– Nausées, vomissements, gastralgies, diarrhées. La survenue de diarrhées est prévenue par la prise de levure prescrite par le médecin (Ultralevure®, etc.) ou par la consommation de yaourts. Elle est généralement sans gravité, sauf cas exceptionnel. La survenue de diarrhées avec fièvre nécessite de prévenir le médecin.

– Troubles hépatiques rares.

Principales contre-indications

Absolues : vasoconstricteurs de l'ergot de seigle (dihydroergotamine et ergotamine), astémizole (Hismanal®), cisapride (Prépulsid®), mizolazine, pimozide, bépridil.

Utilisations déconseillées : insuffisance hépatique, carbamazépine (Tégrétol®), bromocriptine, triazolam (Halcion®), toltérodine, ciclosporine et tacrolimus, buspirone, théophylline et dérivés, disopyramide, allaitement (par précaution).

Réglementation

Liste I (sur ordonnance). Remboursé à 65 % par la Sécurité sociale.

Érythromycine 250 mg sachet ou soluté buvable

Médicament de référence :
ÉRYTHROCINE® 250 mg/5 ml sol. buv.
Générique : ÉRY® 250 mg GÉ sachet

Érythromycine 250 mg, 500 mg et 1 000 mg comprimé, soluté buvable ou sachet

Médicaments de référence :
ÉRYTHROCINE® 500 mg comp. et sachet • ÉRYTHROCINE® 500 mg/5 ml sol. buv. • ÉRYTHROCINE® 1 g sachet • ÉGÉRY® 250 mg gél.
Générique : ÉRY® 500 mg GÉ gél.

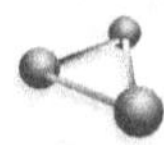

Éry® Gé

voir Érythromycine

Estima® Gé

voir Progestérone

Estraderm® TTS

voir Estradiol

Estradiol

ŒSCLIM® • FEMSEPT® • EVAFILM® • MENOREST® • ESTRADERM TTS® • DERMESTRIL® • DERMESTRIL SEPTEM® • ESTRADIOL® • CLIMARA® • THAIS® • THAIS SEPT®

Activité pharmacologique

Œstrogène naturel par voie transdermique.

Les œstrogènes sont des hormones dites féminisantes qui favorisent l'hydratation vaginale, la fixation du calcium, une répartition harmonieuse des graisses sous-cutanées et la tenue et l'élasticité de la peau. La voie transdermique permet le passage du médicament dans le sang à travers la peau, par exemple pour le traitement hormonal substitutif de la ménopause (THS) en association avec un progestatif.

Les signes de la ménopause comme les troubles vasomoteurs (bouffées de chaleur, rougeurs de la face, sueurs), les troubles génito-urinaires (atrophie vulvovaginale, douleurs chez la femme pendant les rapports sexuels, incontinence urinaire) et les troubles psychiques (troubles du sommeil, fatigue, irritabilité, pleurs…) sont corrigés. L'estradiol permet également la prévention de l'ostéoporose (altération de l'architecture interne de l'os avec diminution de la densité osseuse et risque de fracture spontanée).

Indications thérapeutiques

– Traitement de la ménopause naturelle, qui correspond à l'arrêt définitif et confirmé du fonctionnement ovarien.
– Prévention de la perte osseuse postménopausique.

Présentation

Dispositif transdermique à 25 µg par 24 h (5 cm^2), 50 µg par 24 h (10 cm^2), 100 µg par 24 h (20 cm^2). Il est constitué d'une matrice de diffusion et d'une membrane contrôlant la libération de la molécule. Le tout est recouvert d'une protection adhésive permettant la fixation sur la peau. Il garantit des taux stables et continus en principes actifs et évite les inconvénients de la voie orale.

Posologie

Dans tous les cas, la posologie est déterminée par le médecin en fonction de la maladie à traiter et des caractéristiques individuelles du patient.

Pose du patch : après avoir déchiré le sachet et détaché la feuille de protection, le patch est appliqué sur l'abdomen, sur le haut de la fesse ou sur la région lombaire. Presser fermement pendant 10 secondes. Il ne doit pas être appliqué deux fois de suite au même endroit. En cas de décollement accidentel, un nouveau dispositif doit être mis à un autre endroit. On peut prendre un bain ou une douche avec le patch.

À savoir

Le traitement hormonal substitutif comporte 2 éléments, l'application d'un patch 2 fois par semaine, et la prise de progestatifs pendant 12 jours. Un calendrier indique le jour où le patch doit être changé ainsi que la période de prise du progestatif.

Les patchs ne doivent jamais être appliqués sur les seins. Le site d'application alterne à droite puis à gauche lors du changement de patch. La peau doit être propre, sèche, sans plaie, non irritée ou traitée par des produits gras. Le dispositif ne doit pas être exposé au soleil (dégradation de l'estradiol).

L'apparition d'une sensation de tension des seins, de métrorragies (saignements en dehors des règles), d'irritabilité, d'œdème et de jambes lourdes montre que la dose en œstrogène est trop élevée. Inversement, en cas de bouffées de chaleur, sueurs nocturnes, sécheresse vaginale, céphalées banales et migraines, la dose d'œstrogène doit être augmentée. Dans les deux cas, les signes observés doivent être signalés au médecin ou au gynécologue.

Il faut prévenir le médecin, qui envisagera d'interrompre le traitement, en cas d'accident cardio-vasculaire, d'ictère, de galactorrhée (écoulement de lait en dehors de l'allaitement), de mastopathie bénigne, de saignements gynécologiques abondants.

La surveillance médicale doit être régulière (tous les 6 mois) et prévoir un examen clinique (pression artérielle, poids, examen vasculaire...) et gynécologique (utérus, frottis, examen des seins...). Ces examens peuvent être complétés par une mammographie et un bilan sanguin (cholestérol, triglycérides, enzymes hépatiques...).

Effets secondaires éventuels

La fréquence d'apparition d'un effet secondaire dépend de la sensibilité de chacun à la substance administrée et de la faculté que possède cette substance à se concentrer dans un organe donné ou à modifier un système de régulation.

– Troubles cardio-vasculaires : jambes lourdes, exacerbation des varicosités existantes, accidents thromboemboliques rares (phlébite, obstruction d'un vaisseau pulmonaire, infarctus du myocarde, accident vasculaire cérébral lié à un caillot).

– Troubles endocriniens et métaboliques : œdème, gonflement abdomino-pelvien.

– Troubles digestifs : nausées, vomissements, crampes abdominales, flatulences, lithiase biliaire (formation de calculs dans la vésicule biliaire).

– Réactions allergiques : dermatite de contact allergique au patch avec démangeaisons, pigmentation réversible au site d'application, éruption cutanée généralisée (rare).

– Troubles psychiques : irritabilité, anxiété.

– Troubles neurosensoriels : céphalées banales, migraines, bouffées de chaleur persistantes, irritation oculaire par le port de lentilles de contact.

– Troubles gynécologiques : sécheresse vaginale persistante, tension mammaire, métrorragies (saignements survenant en dehors des règles).
– Le risque de cancer de l'endomètre est légèrement plus élevé que pour les femmes qui ne sont pas sous THS. Ces résultats sont encore à démontrer. L'association à un progestatif permet de compenser les effets des œstrogènes. Le traitement doit toujours se faire avec la plus petite dose efficace.

Principales contre-indications

Absolues : accident thromboembolique en cours (coronarien, cérébral, phlébite). Tumeur du sein ou de l'utérus estrogénodépendante. Hémorragies génitales non diagnostiquées. Atteinte hépatique grave, grossesse.
Utilisations déconseillées : antécédents thromboemboliques. Inducteurs enzymatiques anticonvulsivants (carbamazépine, phénobarbital, phénytoïne primidone), barbituriques, griséofulvine, rifabutine, rifampicine, qui risquent de diminuer l'efficacité de l'œstrogène. L'obésité, le diabète, les antécédents d'épilepsie, l'hypertension nécessitent une surveillance régulière rapprochée.

Réglementation

Liste II (sur ordonnance). Remboursé à 65 % par la Sécurité sociale.

Médicaments disponibles

Estradiol 37,5 µg/24 h dispositif transdermique
Médicaments de référence :
ŒSCLIM® • MENOREST® • ESTRADIOL G GAM®

Estradiol 50 µg/24 h dispositif transdermique
Médicaments de référence :
ESTRADERM TTS 50® • DERMESTRIL® • EVA-FILM® • MENOREST® • ŒSCLIM® • THAIS® • ESTRADIOL G GAM®

Estradiol 50 µg/24 h dispositif transdermique
Médicaments de référence :
CLIMARA® • DERMESTRIL SEPTEM® • FEM-SEPT® • THAIS SEPT®

Estradiol 75 µg/24 h dispositif transdermique
Médicaments de référence :
ŒSCLIM® • MENOREST® • ESTRADIOL G GAM®

Estradiol 75 µg/24 h dispositif transdermique
Médicaments de référence :
DERMESTRIL SEPTEM® • FEMSEPT® • THAIS SEPT®

Estradiol 100 µg/24 h dispositif transdermique
Médicaments de référence :
ESTRADERM TTS 100® • DERMESTRIL® • EVA-FILM® • MENOREST® • THAIS® • ESTRADIOL G GAM®

Estradiol 100 µg/24 h dispositif transdermique
Médicament de référence :
FEMSEPT®

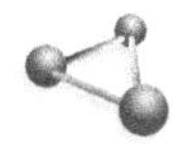

Étidronate

DIDRONEL® • ÉTIDRONATE®

Activité pharmacologique

Inhibiteur de la perte de structure osseuse. Il s'oppose à la déstabilisation osseuse induite par l'ostéoporose. Il appartient à la famille des diphosphonates. Il possède un effet antalgique sur la douleur dans la maladie de Paget.

Indications thérapeutiques

– Traitement curatif de l'ostéoporose postménopausique qui correspond à l'altération de la trame interne de l'os avec diminution de la densité osseuse et tassement des vertèbres.
– Prévention de la perte osseuse chez les patients nécessitant une corticothérapie prolongée par voie orale de plus de 3 mois et à doses élevées.
– Maladie de Paget, maladie dégénérative osseuse caractérisée par la production d'un tissu osseux de structure épaisse et peu résistante.
– Hypercalcémie maligne (d'origine cancéreuse).

Présentation

Comprimés dosés à 400 ou 200 mg d'étidronate disodique (ou acide étidronique).

Posologie

Dans tous les cas, la posologie est déterminée par le médecin en fonction de la maladie à traiter et des caractéristiques individuelles du patient.

Prendre 2 heures avant ou après un repas (à 10 heures du matin, par exemple). Avaler les comprimés avec un grand verre d'eau ou de jus de fruits.

À savoir

– Prendre à distance (environ 1 h 30) le calcium, le fer, l'aluminium ou les antiacides qui diminuent l'absorption du médicament.

– L'apport de calcium doit être suffisant. Autour de la ménopause, la dose recommandée est de 1,2 g de calcium par jour (300 mg de calcium sont contenus dans 2 yaourts, 80 g de camembert, un bol de lait, etc.).
– La prise médicamenteuse ou alimentaire (lait, fromage…) est à éviter au moment de la prise d'étidronate (14 jours). Suspendre le traitement en cas de fracture, jusqu'à reconsolidation complète.
– La surveillance médicale doit être régulière avec, notamment, ostéodensitométrie (mesure de la densité osseuse), radiologie et bilan biologique phosphocalcique.

Effets secondaires éventuels

La fréquence d'apparition d'un effet secondaire dépend de la sensibilité de chacun à la substance administrée et de la faculté que possède cette substance à se concentrer dans un organe donné ou à modifier un système de régulation.

– Troubles digestifs : nausées, diarrhées, gastralgies.

– Troubles cutanés : prurit, urticaire, acné, éruption cutanée.

– Troubles osseux : ostéomalacie avec décalcification osseuse (rachitisme) par inhibition de la minéralisation osseuse.

– Possibilité de crise d'asthme chez les patients asthmatiques.

Principales contre-indications

Absolues : insuffisance rénale sévère, ostéomalacie (décalcification par carence en vitamine D), allaitement et grossesse.

Réglementation

Liste I (sur ordonnance). Remboursé à 65 % par la Sécurité sociale.

Médicaments disponibles

Étidronate 200 mg comprimé
Médicament de référence :
DIDRONEL® 200 mg
Générique : ÉTIDRONATE MERCK® 200 mg

Étidronate 400 mg comprimé
Médicament de référence :
DIDRONEL® 400 mg
Générique : ÉTIDRONATE MERCK® 400 mg

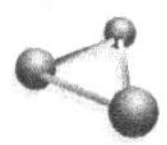

Euglucan®

voir Glibenclamide

Eulexine®

voir Flutamide

Euphylline® LA

voir Théophylline

Eusaprim®

voir Sulfaméthoxazole
+ triméthoprime

Eusaprim® Fort

voir Sulfaméthoxazole
+ triméthoprime

Évafilm®

voir Estradiol

Évolis® Gé

voir Bétahistine

Exacor®

voir Cibenzoline

Exacyl®

voir Acide tranexamique

Exomuc®

voir Acétylcystéine

Expandox®

voir Paracétamol

Expanfen® Gé

voir Ibuprofène

Fébrectol®

voir Paracétamol

Fégénor® Gé

voir Fénofibrate

Feldène®

voir Piroxicam

Femsept®

voir Estradiol

Fénofibrate

LIPANTHYL® • LIPIREX® GÉ • FÉNOFIBRATE® • FÉGÉNOR® GÉ • SÉCALIP® GÉ • **FÉNOX®**

Activité pharmacologique

Hypolipémiant appartenant à la famille des fibrates de deuxième génération. Le fénofibrate diminue le taux de cholestérol circulant dans le sang. Il existe deux types de cholestérol. Le cholestérol HDL, appelé mauvais cholestérol, qui se fixe sur les coronaires et forme des plaques d'athérome (dépôt de graisse) diminuant le calibre de ces vaisseaux. Il y a alors risque d'obstruction. Au niveau des coronaires, cette obstruction est responsable des crises d'angor et des infarctus du myocarde (crise cardiaque).

Le fénofibrate assure la prévention de la formation des plaques d'athérome. Il abaisse le taux de cholestérol et de triglycérides dans le sang. Il améliore la répartition entre bon et mauvais cholestérol en faveur du bon cholestérol. Il réduit les taux de cholestérol HDL athérogène (mauvais cholestérol). Taux normal du cholestérol total : 1,5 à 2,4 g par litre de sang. Taux normal des triglycérides : 0,5 à 1,3 g par litre de sang.

Indications thérapeutiques

Traitement de l'hypercholestérolémie (taux anormalement élevé de cholestérol dans le sang), lorsqu'un régime adapté s'est avéré insuffisant.

Présentation

Gélules dosées à 67 mg, 100 mg, 200 mg et 300 mg de fénofibrate.

Comprimés LP (à libération prolongée) dosés à 160 mg de fénofibrate.

Posologie

Dans tous les cas, la posologie est déterminée par le médecin en fonction de la maladie à traiter et des caractéristiques individuelles du patient.

Prendre au cours des repas.

À savoir

La poursuite du régime associé et adapté reste nécessaire. La diminution de la surcharge pondérale améliore le taux de triglycérides et la tension artérielle.

Il permet d'équilibrer les apports en cholestérol. Il faut éviter les graisses et le beurre, la charcuterie, les fromages gras (bleu, roquefort, chèvre…), les œufs et les viandes grasses. Il faut favoriser l'huile de tournesol, les poissons (thon, cabillaud, saumon…) et coquillages (huîtres, moules), et tous les laitages allégés en matières grasses. La réduction de la prise de boissons alcoolisées permet de diminuer les triglycérides.

En raison de l'atteinte musculaire dont le fénofifrate peut être responsable, le médecin doit être prévenu si le patient présente des myalgies diffuses (douleurs dans les muscles). La surveillance biologique consiste également à rechercher les taux de cholestérol et de triglycérides, le rapport entre le cholestérol total et le mauvais cholestérol. Il est souvent demandé la recherche de la protéine CPK dans le sang, reflet de la souffrance musculaire, et les enzymes hépatiques, reflet de la souffrance hépatique. Si, après 3 à 6 mois, les taux de cholestérol n'ont pas baissé, le traitement sera modifié par le médecin.

Effets secondaires éventuels

La fréquence d'apparition d'un effet secondaire dépend de la sensibilité de chacun à la substance administrée et de la faculté que possède cette substance à se concentrer dans un organe donné ou à modifier un système de régulation.

– Troubles musculaires (rares) : douleur et faiblesse musculaires (myalgies diffuses).

– Troubles digestifs : dyspepsie (inconfort digestif lié à une difficulté à digérer) et risque de calculs biliaires (rares). Nausées, vomissements, diarrhées.

– Troubles hépatiques avec risque de jaunisse (surveillance les 12 premiers mois de traitement).

– Troubles neurosensoriels : céphalées, vertiges, somnolence.

– Troubles cutanés allergiques : éruptions, prurit, urticaire, photosensibilisation au soleil ou aux lampes à UV.

Principales contre-indications

Absolues : insuffisance hépatique et rénale, grossesse et allaitement, autres fibrates associées, photoallergie (sensibilité au soleil et aux lampes à UV).

Utilisations déconseillées : les statines, une autre famille utilisée pour traiter l'hypercholestérolémie (majoration des troubles musculaires), utilisation chez l'enfant .

Réglementation

Liste II (sur ordonnance). Remboursé à 65 % par la Sécurité sociale.

Médicaments disponibles

Fénofibrate 67 mg gélule
Médicament de référence :
LIPANTHYL® 67 micronisé gél.
Génériques : LIPIREX®67 mg GÉ gél. • FÉNOFIBRATE DEBAT CARDIO® 67 micronisé gél. • FÉNOFIBRATE MERCK® 67 mg gél. • FÉNOFIBRATE BIOGARAN® 67 mg gél. • FÉNOFIBRATE EG® 67 mg gél. • FÉNOFIBRATE GNR® 67 mg gél. • FÉNOFIBRATE G GAM® 67 mg gél. • FÉNOFIBRATE RATIOPHARM® 67 micronisé gél. • FÉNOFIBRATE RPG® 67 mg gél. • FEGENOR® GÉ 67 mg gél. • FÉNOFIBRATE ARROW® 67 mg gél. • FÉNOFIBRATE IREX® 67 mg gél. • FÉNOFIBRATE IVAX® 67 mg gél. • FÉNOFIBRATE QUALIMED® 67 mg gél. • FÉNOFIBRATE TEVA® 67 mg gél.

Fénofibrate 100 mg gélule
Médicament de référence :
FÉNOX® 100 mg gél.
Génériques : FÉNOFIBRATE RPG® 100 mg gél. • FÉNOFIBRATE MERCK® 100 mg gél. • FÉNOFIBRATE GNR® 100 mg gél. • SÉCALIP® 100 mg GÉ gél. • FÉNOFIBRATE BIOGARAN® 100 mg gél. • FÉNOFIBRATE IVAX® 100 mg gél. • FÉNOFIBRATE TEVA® 100 mg comp.

Fénofibrate 200 mg gélule
Médicament de référence :
LIPANTHYL® 200 micronisé gél.

Génériques : LIPIREX® 200 mg GÉ gél. • FÉNOFIBRATE DEBAT CARDIO® 200 micronisé gél. • FÉNOFIBRATE MERCK® 200 mg gél.- FÉNOFIBRATE BIOGARAN® 200 micronisé gél. • FÉNOFIBRATE EG® 200 mg gél. • FÉNOFIBRATE GNR® 200 mg gél. • FÉNOFIBRATE G GAM® 200 micronisé gél. • FÉNOFIBRATE RATIOPHARM® 200 mg gél. • FÉNOFIBRATE RPG® 200 mg gél. • FÉGÉNOR® GÉ 200 mg gél. • FÉNOFIBRATE ARROW® 200 mg gél. • FÉNOFIBRATE IREX® 200 mg gél. • FÉNOFIBRATE IVAX® 200 mg gél. • FÉNOFIBRATE QUALIMED® 200 mg gél. • FÉNOFIBRATE TEVA® 200 mg gél.

Fénofibrate 300 mg gélule

Médicaments de référence :

FÉNOX® 300 mg gél. • FÉNOFIBRATE RPG® 300 mg gél. • FÉNOFIBRATE MERCK® 300 mg gél. • FÉNOFIBRATE RATIOPHARM® 300 mg gél. • FÉNOFIBRATE GNR® 300 mg gél. • SÉCALIP® 300 mg GÉ gél. • FÉNOFIBRATE IVAX® 300 mg gél. • FÉNOFIBRATE TEVA® 300 mg gél. • FÉNOFIBRATE BIOGARAN® 300 mg gél.

Fénox®

voir Fénofibrate

Fixical®

voir Calcium

Fixical® Vit. D3

voir Calcium + cholécalciférol

Flanid®

voir Acide tiaprofénique

Flébosmil® Gé

voir Diosmine

Flécaïne

voir Flécaïnide

Flécaïnide

FLÉCAÏNE® • FLÉCAÏNIDE®

Activités pharmacologiques

Antiarythmique de la classe Ic. Il possède un effet antiarythmique par une action stabilisatrice sur l'onde cardio-électrique permettant la contractibilité du cœur. Il agit en diminuant la contractibilité cardiaque (effet dit médicalement inotrope négatif).

Indications thérapeutiques

Traitement et prévention des tachycardies diagnostiquées et identifiées par l'électrocardiogramme (ECG). Il s'agit d'un examen qui permet de visualiser l'activité cardio-électrique du cœur.

Présentation

Comprimés dosés à 100 mg de flécaïnide.

Gélules LP (à libération prolongée) dosées à 50 mg, 100 mg, 150 mg et 200 mg de flécaïnide.

Posologie

Dans tous les cas, la posologie est déterminée par le médecin en fonction de la maladie à traiter et des caractéristiques individuelles du patient.

Prendre à un moment indifférent par rapport aux repas.

À savoir

En cas de bradycardie (ralentissement des battements du cœur) inférieure à 50 battements par minute, il est préférable de prévenir le médecin.

Veiller à respecter les bilans biologiques à la recherche d'hypokaliémie (baisse du taux de potassium dans le sang) qui peut aggraver les troubles du rythme. La monothérapie antiarythmique est de règle, sauf avis contraire du cardiologue. La surveillance médicale doit être régulière et comporte notamment un bilan sanguin avec recherche du potassium, ainsi que des contrôles réguliers par ECG.

Effets secondaires éventuels

La fréquence d'apparition d'un effet secondaire dépend de la sensibilité de chacun à la substance administrée et de la faculté que possède cette substance à se concentrer dans un organe donné ou à modifier un système de régulation.

– Troubles cardiaques : aggravation des troubles du rythme due à la création d'arythmies supplémentaires (effets arythmogènes). La flécaïnide peut induire ou aggraver une insuffisance cardiaque. BAV (bloc auriculo-ventriculaire) caractérisé par un pouls lent en permanence.

– Troubles digestifs : nausées, vomissements, gastralgies, diarrhées.

– Effets neurosensoriels à dose élevée : vertiges, asthénie, céphalées, troubles de la vision, tremblements.

Principales contre-indications

Absolues : infarctus du myocarde aigu ou ancien, insuffisance cardiaque, troubles du rythme (BAV II et III non appareillés sans Pace Maker, bloc de branche gauche complet, bloc bifasciculaire), sultopride (Barnétil®).

Utilisations déconseillées : 1er trimestre de grossesse, autres antiarythmiques classe I, insuffisance rénale (ajustement de posologie). Association sous surveillance aux bêtabloquants, amiodarone, digitaliques, vérapamil, diltiazem et autres antidépresseurs tricycliques. Association à des non antiarythmiques donnant des torsades de pointe érythromycine injectable, vincamine, astémizole, pentamidine, diphémanil (Prantal®), halofantrine, bépridil.

Réglementation

Liste I (sur ordonnance). Remboursé à 65 % par la Sécurité sociale.

Médicaments disponibles

Flécaïnide 100 mg comprimé sécable
Médicament de référence :
FLÉCAÏNE® 100 mg comp. séc.
Générique : FLÉCAÏNIDE RPG® 100 mg comp. séc.

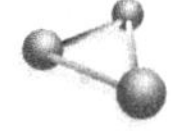

Flémoxine® Gé

voir Amoxicilline

Floxyfral®

voir Fluvoxamine

Fludex®

voir Indapamide

Fluditec® Gé

voir Carbocistéine

Fluimucil®

voir Acétylcystéine

Flumach®

voir Spironolactone

Flunitrazépam

ROHYPNOL®

Activité pharmacologique

Hypnotique, somnifère puissant de la famille des benzodiazépines. Il possède également des effets sédatifs (effet calmant), anxiolytiques (réduction de l'anxiété), myorelaxants (relâchement musculaire), anticonvulsivants (prévention des convulsions) et amnésiants (perte de mémoire).

Indications thérapeutiques

Indiqué dans les troubles sévères du sommeil, lors d'insomnies occasionnelles (comme lors d'un voyage) et transitoires (à la suite d'un événement grave).

Présentation

Comprimés sécables dosés à 1 mg de flunitrazépam.

Posologie

Dans tous les cas, la posologie est déterminée par le médecin en fonction de la maladie à traiter et des caractéristiques individuelles du patient.

Prendre le soir, au coucher.

À savoir

La prise doit avoir lieu au moment même du coucher. L'arrêt du traitement doit être progressif pour éviter le risque de rebond d'insomnie et les phénomènes de sevrage (céphalées, anxiété, tension musculaire, irritabilité). L'insomnie peut avoir des causes variées et ne doit pas être prise en charge d'emblée par un médicament.

Il y a risque de potentialisation des effets sédatifs en association avec certains médicaments (morphine et dérivés morphiniques, neuroleptiques, benzodiazépines, antihistaminiques, etc.).

Prudence lors de la conduite de véhicules et de l'utilisation de machines en raison des risques de somnolence, d'ébriété et de baisse de la vigilance. Majoration des effets sédatifs avec l'alcool.

Suivre les conseils d'hygiène de vie pour améliorer le sommeil. Se lever et se coucher à heures régulières. La chambre doit être calme, à l'écart du bruit et de la lumière. La literie doit être de bonne qualité et la température maintenue au niveau idéal (environ 18 °C). Éviter les repas copieux, le café et les excitants.

Effets secondaires éventuels

La fréquence d'apparition d'un effet secondaire dépend de la sensibilité de chacun à la substance administrée et de la faculté que possède cette substance à se concentrer dans un organe donné ou à modifier un système de régulation.

– Sédation, fatigue, somnolence, hypotonie (relâchement musculaire et fatigabilité qui en découle), baisse de la vigilance, sensation d'ébriété, baisse de la libido (désir sexuel).

– Dépendance, effet rebond (réapparition exagérée de l'insomnie initiale).

– Troubles de la mémoire dans les heures qui suivent la prise (de type oubli des événements dès qu'ils se sont produits).

– Réaction contraire avec agitation, cauchemars, accès de colère, hallucinations.

Principales contre-indications

Absolues : insuffisance respiratoire sévère, syndrome d'apnée du sommeil (arrêt de la respiration, sans arrêt cardiaque), insuffisance hépatique, enfant de moins de 15 ans, morphiniques, barbituriques ou autres benzodiazépines (augmentation du risque de dépendance).

Utilisations déconseillées : grossesse et allaitement

Réglementation

Liste I (sur ordonnance). Remboursé à 65 % par la Sécurité sociale.

Prescription en toutes lettres sur ordonnance sécurisée, limitée à 14 jours. Délivrance par période de 7 jours. Cette réglementation a pour but de limiter les phénomènes de dépendance.

Médicaments disponibles

Flunitrazépam 1 mg comprimé sécable
Médicament de référence :
ROHYPNOL® 1 mg comp. séc.

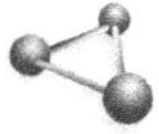

Fluoxétine

PROZAC® • FLUOXÉTINE®

Activité pharmacologique

Antidépresseur de la famille des inhibiteurs de la recapture de la sérotonine. Cette sélectivité pourrait expliquer la faible apparition d'un effet rebond (réapparition exagérée de l'insomnie initiale) et de certains effets indésirables.

L'amélioration de l'humeur est recherchée. Des troubles tels que la tristesse, la dépréciation de soi, le sentiment d'échec doivent disparaître. L'antidépresseur va corriger dans un premier temps les trois autres éléments de la dépression : le ralentissement psychomoteur (asthénie, manque d'entrain), les troubles somatiques (insomnies, anorexie) et l'anxiété.

Indications thérapeutiques

– Traitement des épisodes dépressifs caractérisés.

– Traitement des troubles obsessionnels compulsifs (TOC), caractérisés par des obsessions et par des comportements répétitifs inappropriés (compulsions). Ils représentent une véritable détresse pour le patient.

– Prévention des attaques de panique. C'est une forte anxiété avec impression d'impuissance devant une situation ressentie comme menaçante, qui immobilise ou crée une agitation.

– Prévention de l'agoraphobie. Il s'agit de la peur angoissante et injustifiée des grands espaces et de la foule.

– Traitement des douleurs neuropathiques du système nerveux périphérique, liées à une affection des nerfs ou des ganglions.

Présentation

Gélules et comprimés dispersibles dosés à 20 mg de fluoxétine.

Solution buvable dosée à 20 mg par 5 ml, avec pipette doseuse.

Posologie

Dans tous les cas, la posologie est déterminée par le médecin en fonction de la maladie à traiter et des caractéristiques individuelles du patient.

La prise journalière se fait pendant le repas ou à distance de celui-ci.

À savoir

Chez les patients en dépression confirmée, un traitement est nécessaire voire indispensable. Il existe un risque suicidaire chez le dépressif, dû à sa dépression. Ce risque augmente en début de traitement, en raison de la levée de l'inhibition psychomotrice qui précède l'action antidépressive.

En effet, l'action de l'antidépresseur pour faire cesser l'humeur négative ne se manifeste qu'au bout de plusieurs jours, mais pendant ce temps le patient n'est plus inhibé. S'il constate après 1 semaine à 10 jours de traitement des modifications dans son comportement ou son état psychique, il devra en référer à son médecin ou son psychiatre. Celui-ci modifiera alors la prescription ou la complétera pour permettre la poursuite du traitement et la guérison de l'épisode dépressif. Le traitement est long. Il est au minimum de 6 mois pour éviter les rechutes.

L'arrêt brutal du traitement entraîne un syndrome de sevrage (manque) s'exprimant par des vertiges, des insomnies, de l'agitation, de l'anxiété, des maux de tête, des nausées.

Prudence lors de la conduite de véhicules et de l'utilisation de machines en raison de l'altération de la vigilance. L'alcool est déconseillé.

Effets secondaires éventuels

La fréquence d'apparition d'un effet secondaire dépend de la sensibilité de chacun à la substance administrée et de la faculté que possède cette substance à se concentrer dans un organe donné ou à modifier un système de régulation.

– Troubles psychiques :

• levée de l'inhibition psychomotrice avec risque suicidaire, rare ;

• insomnie ou nervosité, tremblements en début de traitement ;

• risque d'inversion de l'humeur avec apparition d'agitation en cas de surdosage. Réactivation d'un délire chez les sujets psychotiques ;

• manifestations d'angoisse et aggravation de l'angoisse. L'adjonction d'un traitement sédatif ou anxiolytique peut être utile en début de traitement.

– Troubles digestifs : sécheresse de la bouche, diarrhées, œsophagite qui empêche la prise de la gélule au coucher.

– Troubles neurosensoriels : hypoglycémie chez le diabétique, troubles sexuels, rares cas d'ecchymoses ou de saignements, toux, dyspnée.

– La présence de certains troubles est signe de surdosage : troubles psychiques (agitation, confusion, éventuellement coma), troubles moteurs (tremblements, rigidité, hyperactivité), troubles végétatifs (hypo ou hypertension, tachycardie, frissons, hyperthermie, sueurs) et troubles digestifs (diarrhées).

Principales contre-indications

Absolues : alcool. Enfant de moins de 15 ans. Association avec certains antidépresseurs de type IMAO (nialamide, iproniazide). La survenue de crises convulsives, en raison de la possibilité d'abaissement du seuil épileptogène, impose l'arrêt du traitement chez l'épileptique.

Utilisations déconseillées : IMAO sélectifs A (moclobémide, toloxatone), clonidine (anticoagulant), grossesse (par précaution), allaitement. Millepertuis par voie orale (surdosage).

Réglementation

Liste I (sur ordonnance). Remboursé à 65 % par la Sécurité sociale.

Médicaments disponibles

Fluoxétine 20 mg
gélule et soluté buvable

Médicament de référence :
PROZAC® 20 mg gél. et sol. buv.

Génériques : FLUOXÉTINE RPG 20 m gél. • FLUOXÉTINE ARROW® 20 mg gél. et sol. buv. • FLUOXÉTINE BOUCHARA RECORDATI® 20 mg gél. • FLUOXÉTINE BIOGARAN® 20 mg gél. • FLUOXÉTINE EG® 20 mg gél. • FLUOXÉTINE G GAM® 20 mg gél. • FLUOXÉTINE GNR® 20 mg gél. • FLUOXÉTINE IREX® 20 mg gél. • FLUOXÉTINE MERCK® 20 mg gél. • FLUOXÉTINE QUALIMED® 20 mg gél. •

FLUOXÉTINE TEVA® 20 mg gél. • FLUOXÉTINE RATIOPHARM® 20 mg gél. et sol. buv.

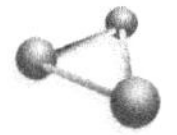

Flurbiprofène

ANTADYS® • CÉBUTID®

Activité pharmacologique

Anti-infammatoire non stéroïdien (AINS), c'est-à-dire n'appartenant pas à la famille des anti-inflammatoires dérivés de la cortisone. Il possède des propriétés anti-inflammatoires, antalgiques et antipyrétiques. Il participe à l'inhibition des fonctions plaquettaires (antiagrégant plaquettaire). AINS de la famille des arylcarboxyliques.

Indications thérapeutiques

– Traitement des affections chroniques comme les rhumatismes chroniques et les arthroses invalidantes et douloureuses. Les arthroses sont des lésions dégénératives des articulations s'exprimant par des douleurs à l'effort, calmées par le repos. Elles évoluent vers des poussées d'arthrose aiguë. Le cartilage s'amincit progressivement.

– Traitement de courte durée des poussées aiguës de tendinite et des douleurs aiguës d'arthrose, lombalgie, épaule douloureuse, sciatique.

– Traitement de la dysménorrhée, c'est-à-dire des règles douloureuses.

Présentation

Comprimés dosés à 50 mg, 100 mg et 200 mg de flurbiprofène.

Comprimés LP (à libération prolongée) dosés à 200 mg de flurbiprofène.

Posologie

Dans tous les cas, la posologie est déterminée par le médecin en fonction de la maladie à traiter et des caractéristiques individuelles du patient.

Prendre au milieu des repas.

À savoir

Les comprimés sont pris au milieu des repas (avec un verre d'eau) pour protéger la paroi gastrique, en raison du risque ulcérogène. Une hémorragie digestive se caractérise par des selles noires (méléna) et nécessite de prévenir le médecin qui arrêtera le traitement. Les patients asthmatiques peuvent déclencher une crise d'asthme lors de la prise d'AINS ou d'aspirine. Si des signes d'allergie apparaissent (urticaire, visage qui enfle, sensation d'étouffement...), le traitement doit être arrêté et le médecin ou un service d'urgence prévenus. Il faut respecter la durée des traitements et consulter si les symptômes ne sont pas améliorés. L'alcool est gastronocif. Vigilance lors de la conduite de véhicules ou de l'utilisation de machines, en raison du risque de vertige.

Effets secondaires éventuels

La fréquence d'apparition d'un effet secondaire dépend de la sensibilité de chacun à la substance administrée et de la faculté que possède cette substance à se concentrer dans un organe donné ou à modifier un système de régulation.

– Troubles digestifs : ulcère, nausées, vomissements, mal à l'estomac, hémorragie digestive et perforation (rares), diarrhées.

– Troubles respiratoires : crise d'asthme chez l'asthmatique.

– Réactions allergiques : éruptions cutanées de type urticaire, prurit, œdème, rare choc anaphylactique (malaise cardio-vasculaire grave d'origine allergique), œdème de Quincke (gonflement de la langue, de la glotte et du larynx avec risque d'étouffement).

– Troubles neurosensoriels : céphalées, vertiges et troubles visuels (rare).

– Atteinte rénale (rare) se traduisant par une insuffisance rénale avec troubles de l'élimination.

Principales contre-indications

Absolues : ulcère gastro-duodénal, insuffisance hépatique ou rénale sévère, antécédents d'allergie ou d'asthme, grossesse, allaitement, enfant de moins de 15 ans.

Utilisations déconseillées : méthotrexate, anticoagulants, autres AINS ou aspirine, héparine injectable, ticlopidine (Ticlid®), lithium, port de stérilet (diminution de l'efficacité).

Réglementation

Liste II (sur ordonnance). Remboursé à 65 % par la Sécurité sociale.

Médicaments disponibles

Flurbiprofène 100 mg comprimé
Médicaments de référence :
ANTADYS® 100 mg comp. • CEBUTID® 100 mg comp.

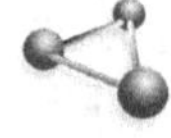

Flutamide

EULEXINE® • FLUTAMIDE® PROSTADIREX® GÉ

Activité pharmacologique

Anticancéreux. Le flutamide est un antiandrogène non stéroïdien. Il s'oppose aux androgènes comme la testostérone et ses dérivés qui sont des hormones mâles. Certains cancers masculins nécessitent pour leur croissance la fixation d'androgènes sur leurs cellules. Le flutamide inhibe la liaison des androgènes à leurs récepteurs sur les cellules cancéreuses et limite ainsi les tumeurs.

Indications thérapeutiques

Traitement du cancer de la prostate.

Présentation

Comprimés dosés à 250 mg de flutamide.

Posologie

Dans tous les cas, la posologie est déterminée par le médecin en fonction de la maladie à traiter et des caractéristiques individuelles du patient.

Prendre les comprimés au cours des repas.

À savoir

Devant l'apparition de troubles hépatiques tels que nausées, vomissements, ictère (jaunisse), urines foncées, douleur au foie, prurit ou asthénie, le patient doit avertir son médecin.

Effets secondaires éventuels

La fréquence d'apparition d'un effet secondaire dépend de la sensibilité de chacun à la substance administrée et de la faculté que possède cette substance à se concentrer dans un organe donné ou à modifier un système de régulation.

– Risque de nausées, vomissements, gastralgies, hépatite (rares).

– Gynécomasties (gonflement des seins chez l'homme), baisse de la libido avec diminution du désir sexuel, bouffées de chaleur, baisse de la spermatogenèse (production des spermatozoïdes).

Principales contre-indications

Absolues : insuffisance hépatocellulaire et antécédents d'atteinte hépatique.

Réglementation

Liste I (sur ordonnance). Remboursé à 100 % par la Sécurité sociale.

Médicaments disponibles

Flutamide 250 mg comprimé

Médicament de référence :
EULEXINE® 250 mg comp.

Génériques : FLUTAMIDE BIOGARAN® 250 mg comp. • PROSTADIREX® 250 mg GÉ comp. • FLUTAMIDE EG® 250 mg comp. • FLUTAMIDE MERCK® 250 mg comp. • FLUTAMIDE ARROW® 250 mg comp. • FLUTAMIDE IVAX® 250 mg comp. • FLUTAMIDE TEVA® 250 mg comp.

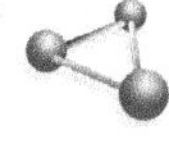

Fluvoxamine

FLOXYFRAL® • FLUVOXAMINE®

Activité pharmacologique

Antidépresseur non imipraminique de la famille des inhibiteurs sélectifs de la recapture de la sérotonine. Cette sélectivité pourrait expliquer la faible apparition d'effet rebond (réapparition de la dépression) et de certains effets indésirables.

L'amélioration de l'humeur est recherchée. Des troubles tels que la tristesse, la dépréciation de soi, le sentiment d'échec doivent disparaître. L'antidépresseur va corriger dans un premier temps les trois autres éléments de la dépression : le ralentissement psychomoteur (asthénie, manque d'entrain), les troubles somatiques (insomnies, anorexie) et l'anxiété.

Indications thérapeutiques

– Traitement des épisodes dépressifs majeurs caractérisés.
– Troubles simultanés d'anxiété et d'inhibition.
– Traitement des troubles obsessionnels compulsifs, caractérisés par des obsessions et des comportements répétitifs inappropriés (compulsions). Ils représentent une véritable détresse pour le patient et ses proches.

Présentation

Comprimés dosés à 50 mg ou 100 mg de fluvoxamine.

Posologie

Dans tous les cas, la posologie est déterminée par le médecin en fonction de la maladie à traiter et des caractéristiques individuelles du patient.

Prendre le traitement au milieu ou à la fin des repas pour une meilleure tolérance digestive.

À savoir

Chez les patients en dépression confirmée, un traitement est nécessaire voire indispensable. Il existe un risque suicidaire chez le dépressif, dû à sa dépression. Ce risque augmente en début de traitement, en raison de la levée de l'inhibition psychomotrice qui précède l'action antidépressive de l'humeur.

En effet, l'action de l'antidépresseur pour faire cesser l'humeur négative ne se manifeste qu'au bout de plusieurs jours, mais pendant ce temps le patient n'est plus inhibé. S'il constate après 1 semaine à 10 jours de traitement des modifications dans son comportement ou son état psychique, il devra en référer à son médecin ou à son psychiatre. Celui-ci modifiera alors la prescription ou la complétera pour permettre la poursuite du traitement et la guérison de l'épisode dépressif.

L'arrêt brutal entraîne un syndrome de sevrage (manque) s'exprimant par des vertiges, des insomnies, de l'agitation, de l'anxiété, des maux de tête, des nausées.

Le traitement est long. Il est au minimum de 6 mois pour éviter les rechutes.

Prudence lors de la conduite de véhicules et de l'utilisation de machines en raison de l'altération de la vigilance. L'alcool est déconseillé.

Effets secondaires éventuels

La fréquence d'apparition d'un effet secondaire dépend de la sensibilité de chacun à la substance administrée et de la faculté que possède cette substance à se concentrer dans un organe donné ou à modifier un système de régulation.

– Troubles psychiques :

• levée de l'inhibition psychomotrice avec risque suicidaire (rare) ;

• insomnie ou nervosité, tremblements en début de traitement ;

• risque d'inversion de l'humeur avec apparition d'agitation en cas de surdosage. Réactivation d'un délire chez les sujets psychotiques (psychose : troubles mentaux avec perturbation de la personnalité, hallucinations remplaçant la réalité, délires) ;

• manifestations d'angoisse et aggravation de celle-ci. L'adjonction d'un traitement sédatif ou anxiolytique peut être utile en début de traitement.

– Troubles digestifs : nausées, sécheresse de la bouche, constipation, douleurs abdominales, œsophagite.

– Troubles cutanés : éruptions cutanées, photosensibilisation, sueurs.

– Troubles métaboliques et neurosensoriels : hypoglycémie chez le diabétique, perte de poids, troubles sexuels divers, rares cas d'hématomes ou de saignements, toux, dyspnée, céphalées, malaises.

– Troubles hépatiques rares (ictère, urines foncées).

– La présence de certains troubles est le signe d'un surdosage : troubles psychiques (agitation, confusion, coma), troubles moteurs (tremblements, rigidité, hyperactivité), troubles végétatifs (hypo ou hypertension, tachycardie, frissons, hyperthermie, sueurs) et troubles digestifs (diarrhées).

Principales contre-indications

Absolues : prise d'alcool. Enfant de moins de 15 ans. Association avec certains antidépresseurs de type IMAO (nialamide, iproniazide, Marsilid®). La survenue de crises convulsives impose l'arrêt du traitement chez l'épileptique.

Utilisations déconseillées : IMAO sélectifs A (moclobémide-Moclamine®), tacrine, anticoagulant, grossesse (par précaution), allaitement. Millepertuis par voie orale (surdosage). Épilepsie, insuffisance hépatique ou rénale, et diabète nécessitent une surveillance accrue.

Réglementation

Liste I (sur ordonnance). Remboursé à 65 % par la Sécurité sociale.

Médicaments disponibles

Fluvoxamine 50 mg comprimé
Médicament de référence :
FLOXYFRAL® 50 mg comp.
Génériques : FLUVOXAMINE MERCK® 50 mg comp. • FLUVOXAMINE EG® 50 mg comp.

Fluvoxamine 100 mg comprimé
Médicament de référence :
FLOXYFRAL® 100 mg comp.
Génériques : FLUVOXAMINE MERCK® 100 mg comp. • FLUVOXAMINE EG® 100 mg comp.

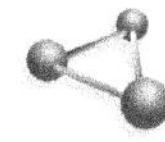

Fongéryl®

voir Éconazole

Fonzylane®

voir Buflomédil

Furosémide

LASILIX® • LASILIX FAIBLE® • FUROSÉMIDE®

Activité pharmacologique

Le furosémide est un diurétique. Il active l'élimination rénale de l'eau et de sels organiques. Les urines seront plus concentrées en ions tels que le sodium (*natrum* en latin) et le potassium (*kalium* en latin). Leur concentration dans le sang va baisser. On parle d'hypokaliémie (perte de potassium) ou d'hyponatrémie (perte de sodium). Le furosémide est quelquefois appelé « diurétique de l'anse », du nom du lieu où il agit au niveau des néphrons (unités fonctionnelles d'élimination du rein).

Son action antihypertensive résulte de l'élimination du sodium, car celui-ci participe à la rigidité des artères. De plus, l'élimination d'eau diminue la pression intra-artérielle sur la paroi des artères.

Il y a diminution de la masse aqueuse stagnante, cause de la formation d'œdèmes.

Indications thérapeutiques

– Traitement des œdèmes d'origine cardiaque ou rénale.

– Traitement des œdèmes par rétention hydrosodée.

– Traitement de l'hypertension artérielle. Le diurétique va normaliser et stabiliser la pression artérielle qui doit être abaissée en permanence pour limiter l'élévation de la tension lors des poussées d'hypertension.

Lorsque l'hypertension n'est pas stabilisée, elle est accompagnée de lésions d'ordre neurologique (accident vasculaire cérébral, hémorragie cérébrale, paralysie), sensoriel (vertiges, perte de la vision par hémorragie), cardiaque (accident coronarien, œdème aigu du poumon), rénal (hématurie, insuffisance rénale).

Présentation

Comprimés sécables dosés à 20 mg de furosémide.

Comprimés dosés à 40 mg de furosémide.

Gélules LP (à libération prolongée) dosées à 60 mg de furosémide.

Posologie

Dans tous les cas, la posologie est déterminée par le médecin en fonction de la maladie à traiter et des caractéristiques individuelles du patient.

Éviter la prise le soir en raison de la fréquence des mictions la nuit (diurèse nocturne).

À savoir

Les visites régulières permettent la surveillance du traitement grâce à la mesure de la tension artérielle et la prescription par le médecin d'examens complémentaires et de bilans sanguin, avec ionogramme (potassium, sodium, etc.), hépatique et rénal.

En raison du risque d'hypokaliémie (inférieure à 3,5 mmol/l), le médecin sera prévenu (bilans biologiques plus fréquents) dès l'apparition de crampes ou de bradycardie ayant pour conséquence la surve-nue de troubles du rythme. Un apport en potassium (Diffu K®, Kaléorid®...) évite ce risque.

Une fatigue inhabituelle, une perte de poids, voire une hypotension orthostatique doivent faire penser à une déshydratation, surtout chez les sujets âgés et durant l'été.

Effets secondaires éventuels

La fréquence d'apparition d'un effet secondaire dépend de la sensibilité de chacun à la substance administrée et de la faculté que possède cette substance à se concentrer dans un organe donné ou à modifier un système de régulation.

– Déshydratation et hypotension.

– Hypokaliémie entraînant des troubles du rythme sévères et des crampes.

– Réactions allergiques (rares), éruptions cutanées, photosensibili-sation.

– Hyperglycémie (diabète), hyperu-ricémie (goutte), troubles hépati-ques (jaunisse).

– Troubles rénaux et hématologi-ques rares.

Principales contre-indications

Absolues : encéphalopathie hépati-que (complication cérébrale de l'at-teinte grave du foie), obstacle sur les voies urinaires avec oligurie (di-minution du volume des urines), déshydratation, allergie aux sulfami-des, allaitement.

Utilisations déconseillées : lithium (Téralithe®, Neurolithium®), éry-thromycine injectable, sultopride (Barnétil®), vincamine. Grossesse.

Réglementation

Liste II (sur ordonnance). Remboursé à 65 % par la Sécurité sociale.

Tenir à l'abri de la lumière.

Sportifs : le furosémide induit une réaction positive aux tests pratiqués lors des contrôles antidopage.

Médicaments disponibles

Furosémide 20 mg comprimé

Médicament de référence :
LASILIX FAIBLE® 20 mg comp.

Génériques : FUROSÉMIDE BIOGARAN® 20 mg comp. séc. • FUROSÉMIDE RPG® 20 mg comp. séc. • FUROSÉMIDE IREX® 20 mg comp. séc. • FUROSÉMIDE EG® 20 mg comp. séc.

Furosémide 40 mg comprimé sécable

Médicament de référence :
LASILIX® 40 mg comp. séc.

Génériques : FUROSÉMIDE IREX® 40 mg comp. séc. • FUROSÉMIDE BIOGARAN® 40 mg comp. séc. • FUROSÉMIDE RPG® 40 mg comp. séc. • FUROSÉMIDE RATIOPHARM® 40 mg comp. séc. • FUROSÉMIDE TEVA® 40 mg comp. séc. • FUROSÉMIDE EG® 40 mg comp. séc.

Gabacet®

voir Piracétam

Gaoptol® Gé

voir Timolol

Gardénal®

voir Phénobarbital

Gélufène®

voir Ibuprofène

Géluprane®

voir Paracétamol

Gentalline®

voir Gentamicine

Gentamicine

GENTALLINE® • GENTAMICINE®

Activité pharmacologique

Antibiotique de la famille des aminosides.

Indications thérapeutiques

– Conjonctivites infectées (l'œil est rouge avec sensation de grains de sable et présence de pus) et des abcès de la cornée.
– Blépharite (inflammation ou infection des paupières).
– Chalazion (inflammation ou infection des follicules et des glandes à la base des cils).
– Orgelet (inflammation ou infection ciliaire).
– Dacryocystite (inflammation des glandes lacrymales).
– Surinfections dues à la présence de corps étrangers ou à des traumatismes par des agents physiques ou chimiques. Surinfection de la chirurgie oculaire.

Présentation

Collyre dosé à 15 mg de gentamicine par flacon.
Pommade ophtalmique dosée à 15 mg de gentamicine par tube.

Posologie

Dans tous les cas, la posologie est déterminée par le médecin en fonction de la maladie à traiter et des caractéristiques individuelles du patient.

En fonction de la présence ou non de pus le matin au réveil, et du degré d'infection, on utilisera un collyre ou une pommade antibiotique. Auparavant, il faudra effectuer le lavage des paupières collées au moyen d'une solution oculaire antiseptique.

– Collyre : instillation dans le cul-de-sac inférieur de l'œil à traiter.
– Pommade : dépôt de l'équivalent d'un grain de blé dans le cul-de-sac inférieur de l'œil à traiter. L'application le soir permet de prolonger l'effet thérapeutique du collyre pendant la nuit. Le dépôt peut aussi se faire sur le bord de la paupière. Éviter le contact entre l'embout et l'œil ou la paupière, et bien reboucher flacon ou tube après l'emploi.

À savoir

Prévenir le médecin si l'amélioration n'est pas obtenue rapidement (au-delà de 5 à 7 jours), en raison d'une résistance bactériologique ou d'un germe non sensible à cet antibiotique.

Ne pas employer à titre préventif (risque de sélection de souches résistantes). Les traitements ultérieurs ne seront plus efficaces sur ces germes devenus résistants à cet antibiotique. En raison des risques de rechute, le traitement ne devra pas être arrêté prématurément même si les symptômes ont disparu.

Il ne faut pas réutiliser un antibiotique sans avis du médecin, même si les symptômes sont semblables à ceux pour lesquels il a été prescrit.

Ne pas porter de lentilles de contact en raison de la présence de benzalkonium, utilisé comme conservateur du collyre.

Effets secondaires éventuels

La fréquence d'apparition d'un effet secondaire dépend de la sensibilité de chacun à la substance administrée et de la faculté que possède cette substance à se concentrer dans un organe donné ou à modifier un système de régulation.

Irritation passagère lors de l'instillation. Pas d'effets secondaires généraux.

Principales contre-indications

Absolues : allergies aux aminosides.
Utilisation déconseillée : enfant de moins de 6 ans.

Réglementation

Liste I (sur ordonnance). Remboursé à 65 % par la Sécurité sociale.
Le collyre et la pommade ne doivent pas être employés au-delà de 15 jours après l'ouverture.

Médicaments disponibles

Gentamicine 0,3 % collyre et pommade ophtalmologique
GENTALLINE® 0,3 % col. et pom. • GENTAMICINE CHAUVIN® 0,3 % col. et pom.

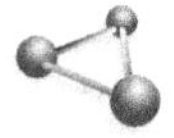

Géram® Gé

voir Piracétam

Gévatran®

voir Naftidrofuryl

Ginkgo biloba

TANAKAN® • GINKGOGINK® • TRAMISAL®

Activité pharmacologique

Vasodilatateur périphérique, vasorégulateur. Ce médicament est constitué par un extrait végétal standardisé du ginkgo biloba, un arbre originaire de Chine.

Indications thérapeutiques

– Traitement des artériopathies chroniques des membres inférieurs avec claudication intermittente. L'artériopathie oblitérante des membres inférieurs est due à l'obstruction des grosses artères périphériques par des plaques d'athérome (dépôt de graisse) sur leur paroi. Elle entraîne à long terme, en raison du sang qui n'arrive plus (ischémie), une altération des tissus avec formation de plaies (ulcères de la peau) pouvant évoluer vers une gangrène et une amputation.

Le principal symptôme de l'artériopathie est la claudication intermittente. C'est l'arrêt de la marche en raison du manque d'irrigation sanguine au niveau des mollets. L'arrivée de crampes délimite alors un périmètre de marche que le patient ne peut plus dépasser. Après un repos de quelques minutes, il reprendra sa marche. Sous traitement, le périmètre de marche est augmenté.

– Traitement des troubles cognitifs chroniques (à l'exclusion de la maladie d'Alzheimer et des autres démences) du sujet âgé. Les troubles cognitifs concernent les fonctions cérébrales aboutissant à la connaissance, c'est-à-dire l'attention, la perception, la mémoire, l'intelligence et le langage.

– Traitement symptomatique du déficit neurosensoriel chronique de la personne âgée, d'origine vasculaire. Il s'agit de troubles liés à l'audition, la vision, l'équilibre, etc.

• Traitement des baisses de l'acuité visuelle et des troubles du champ visuel d'origine vasculaire.

• Traitement des vertiges et des baisses de l'audition et des vertiges d'origine circulatoire.

• Traitement des acouphènes d'origine vasculaire. Les acouphènes sont des impressions auditives erronées (bourdonnement, sifflement, grésillement).

– Suites d'accidents vasculaires cérébraux ischémiques.

– Traitement d'appoint du phénomène de Raynaud qui se caractérise par une constriction des artérioles des doigts et des orteils sous l'effet du froid, entraînant pâleur, refroidissement et douleurs de ces extrémités.

Présentation

Comprimés dosés à 40 mg de ginkgo biloba.

Solution buvable dosée à 40 mg par ml (contient de l'alcool) de ginkgo.

Posologie

Dans tous les cas, la posologie est déterminée par le médecin en fonction de la maladie à traiter et des caractéristiques individuelles du patient.

3 comprimés ou 3 doses de solution buvable par jour en 3 prises.

1 dose correspond à une dose de la pipette-dose. À diluer dans 1/2 verre d'eau et à prendre au milieu des repas.

À savoir

L'arrêt du tabac, l'exercice physique (la marche) ainsi que les soins d'hygiène des pieds sont des mesures thérapeutiques prioritaires.
Un régime alimentaire pauvre en graisses est recommandé.

Effets secondaires éventuels

La fréquence d'apparition d'un effet secondaire dépend de la sensibilité de chacun à la substance administrée et de la faculté que possède cette substance à se concentrer dans un organe donné ou à modifier un système de régulation.

Rares troubles digestifs et cutanés, céphalées.

Principales contre-indications

Utilisations déconseillées : grossesse, allaitement.

Réglementation

Non inscrit sur une liste (en vente libre). Remboursé à 35 % par la Sécurité sociale.

Médicaments disponibles

*Ginkgo biloba 40 mg
comprimé et soluté buvable*

Médicaments de référence :

TANAKAN® 40 mg comp. et sol. buv. • GINKGOGINK® 40 mg sol. buv. • TRAMISAL® 40 mg sol. buv.

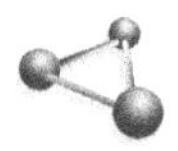

Ginkogink®

voir Ginkgo biloba

Glibenclamide

DAONIL® • EUGLUCAN®

Activité pharmacologique

Antidiabétique oral de la famille des sulfamides hypoglycémiants, à longue durée d'action.

Dans le diabète, les taux de sucre dans le sang sont élevés (hyperglycémie). C'est l'insuline sécrétée par le pancréas qui régularise la glycémie. Le glibenclamide stimule cette sécrétion d'insuline en réponse à un repas et diminue en continu les taux de sucre dans le sang.

Indications thérapeutiques

Traitement du diabète non-insulinodépendant (DNID), lorsque la stimulation de la sécrétion d'insuline est nécessaire. Un régime adapté reste associé au traitement.

Présentation

Comprimés dosés à 2,5 mg de glibenclamide.

Comprimés sécables dosés à 5 mg.

Posologie

Dans tous les cas, la posologie est déterminée par le médecin en fonction de la maladie à traiter et des caractéristiques individuelles du patient.

Prendre au début des principaux repas.

À savoir

Une hypoglycémie peut survenir en cas d'alimentation insuffisante ou déséquilibrée en hydrates de carbone. Il en est de même après un effort important ou prolongé, ou après une ingestion d'alcool (voir effets secondaires). Une activité physique quotidienne et le respect du régime alimentaire évitent les écarts de glycémie.

Les analyses biologiques recommandées pour la surveillance du diabète doivent être effectuées régulièrement. La réévaluation régulière par le médecin de l'efficacité du traitement est nécessaire, lorsqu'il y a progression de la sévérité du diabète ou diminution de la réponse au traitement.

L'alcool augmente la réaction hypoglycémique (perte des réactions de compensation) et l'effet antabuse (dégoût de l'alcool s'exprimant par des nausées, vomissements, bouffées de chaleur, rougeurs et tachycardie).

Prudence lors de la conduite de véhicules et l'utilisation de machines en raison des symptômes de l'hypoglycémie.

Effets secondaires éventuels

La fréquence d'apparition d'un effet secondaire dépend de la sensibilité de chacun à la substance administrée et de la faculté que possède cette substance à se concentrer dans un organe donné ou à modifier un système de régulation.

– Hypoglycémie s'exprimant par des sueurs froides, des tremblements, des palpitations, une faim impérieuse, une fatigue subite.

Les symptômes modérés d'hypoglycémie sans perte de connaissance ni signes neurologiques sont corrigés par resucrage. Il s'agit d'un apport en sucre (morceau de sucre ou jus de fruit sucré). L'entourage du patient doit savoir reconnaître et traiter une hypoglycémie.

L'hypoglycémie sévère se traduit par un coma, des convulsions et des troubles neurologiques nécessitant une hospitalisation (perfusion de glucose en urgence).

– Éruptions cutanées, prurit, urticaire.

– Troubles gastro-intestinaux : nausées, diarrhées, gêne gastrique.

– Atteintes hépatiques (jaunisse) et hématologiques rares.

Principales contre-indications

Absolues : le diabète insulinodépendant ou DID et le diabète grave non traité (précoma diabétique) sont du ressort de l'insuline. Insuffisance rénale ou hépatique, miconazole (Daktarin®), porphyrie (troubles cutanés). Grossesse et allaitement.

Utilisations déconseillées : médicaments risquant d'entraîner une hypoglycémie (phénylbutazone, bêtabloquants, fluconazole), inhibiteurs de l'enzyme de conversion, médicaments contenant de l'alcool.

Médicaments risquant d'entraîner une hyperglycémie par baisse de l'efficacité de l'antidiabétique (danazol, chlorpromazine, glucocorticoïdes, progestatifs, salbutamol, terbutaline, ritodrine).

Réglementation

Liste I (sur ordonnance). Remboursé à 65 % par la Sécurité sociale.

Médicaments disponibles

Glibenclamide 2,5 mg comprimé
Médicaments de référence :
HÉMI-DAONIL® 2,5 mg • MIGLUCAN® 2,5 mg

Glibenclamide 5 mg comprimé
Médicaments de référence :
DAONIL® 5 mg • EUGLUCAN® 5 mg

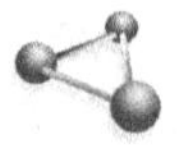

Glibénèse®

voir Glipizide

Gliclazide

DIAMICRON® • GLICLAZIDE®

Activité pharmacologique

Antidiabétique oral de la famille des sulfamides hypoglycémiants.

Dans le diabète, les taux de sucre dans le sang sont élevés (hyperglycémie). C'est l'insuline sécrétée par le pancréas qui régularise la glycémie. Le gliclazide diminue cette glycémie en stimulant la sécrétion d'insuline par le pancréas.

Indications thérapeutiques

Diabète non insulinodépendant (de type 2), ou DNID, en association avec un régime adapté, lorsque celui-ci n'est pas suffisant pour rétablir à lui seul l'équilibre glycémique.

Présentation

Comprimés sécables dosés à 80 mg de gliclazide.

Posologie

Dans tous les cas, la posologie est déterminée par le médecin en fonction de la maladie à traiter et des caractéristiques individuelles du patient.

Prendre au cours des repas pour éviter ou atténuer les troubles gastro-intestinaux

À savoir

L'hypoglycémie est un effet secondaire susceptible de survenir en période de régime hypocalorique, après un effort important ou prolongé, après ingestion d'alcool, ou encore lors de l'administration d'une association d'agents hypoglycémiants.

Il est important, dans ces conditions, de respecter le régime alimentaire et de suivre un programme d'exercices physiques réguliers.

La recherche de la glycémie ainsi que la mesure du taux d'hémoglobine glycosylée et la glycosurie doivent être effectuées périodiquement. La réévaluation régulière par le médecin de l'efficacité du traitement est nécessaire lorsqu'il y a progression de la sévérité du diabète ou diminution de la réponse au traitement.

En raison des risques d'hypoglycémie, le patient devra être prudent en cas de conduite de véhicules et d'utilisation de machines. L'alcool est déconseillé, car il augmente les effets de l'hypoglycémie.

Effets secondaires éventuels

La fréquence d'apparition d'un effet secondaire dépend de la sensibilité de chacun à la substance administrée et de la faculté que possède cette substance à se concentrer dans un organe donné ou à modifier un système de régulation.

– Hypoglycémie s'exprimant par des sueurs froides, des tremblements, des palpitations, une faim impérieuse, une fatigue subite.

Les symptômes modérés d'hypoglycémie, sans perte de connaissance ni signes neurologiques sont corrigés par resucrage. Il s'agit d'un apport en sucre (morceau de sucre ou jus de fruit sucré). L'entourage du patient doit savoir reconnaître et traiter une hypoglycémie.

L'hypoglycémie sévère se traduit par un coma, des convulsions et des troubles neurologiques nécessitant une hospitalisation (perfusion de glucose en urgence).

– Troubles digestifs : nausées, dyspepsie (inconfort digestif lié à une difficulté à digérer), diarrhées, constipation.

– Éruptions cutanées, prurit, urticaire.

– Troubles hépatiques : hépatite (exceptionnelle).

– Troubles hématologiques rares.

Principales contre-indications

Absolues : allergie à d'autres sulfamides. Diabète insulinodépendant ou DID et diabète grave non traité (précoma diabétique) sont du ressort de l'insuline, car dans ce cas le pancréas ne fonctionne plus. Insuffisance rénale ou hépatique sévère, miconazole (Daktarin® comprimé et gel buccal), allaitement.

Utilisations déconseillées : grossesse. Médicaments risquant d'entraîner une hypoglycémie : phénylbutazone, bêtabloquants, fluconazole, inhibiteurs de l'enzyme de conversion, médicaments contenant de l'alcool. Médicaments risquant d'entraîner une hyperglycémie par baisse de l'efficacité de l'antidiabétique : danazol, chlorpromazine, glucocorticoïdes, progestatifs, salbutamol, terbutaline, ritodrine.

Réglementation

Liste I (sur ordonnance). Remboursé à 65 % par la Sécurité sociale.

Médicaments disponibles

Gliclazide 80 mg comprimé sécable
Médicament de référence :
DIAMICRON® 80 mg comp. séc.

Génériques : GLICLAZIDE EG® 80 mg comp. séc. • GLICLAZIDE BIOGARAN® 80 mg comp. séc. • GLICLAZIDE G GAM® 80 mg comp. séc. • GLICLAZIDE GNR® 80 mg comp. séc. • GLICLAZIDE MERCK® 80 mg comp. séc. • GLICLAZIDE RATIOPHARM® 80 mg comp. séc. • GLICLAZIDE RPG® 80 mg comp. séc. • GLICLAZIDE ARROW® 80 mg comp. séc. • GLICLAZIDE IREX® 80 mg comp. séc. • GLICLAZIDE IVAX® 80 mg comp. séc. • GLICLAZIDE TEVA® 80 mg comp. séc. • GLICLAZIDE QUALIMED® 80 mg comp. séc.

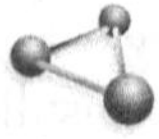

Glipizide

GLIBÉNÈSE® • **MINIDIAB®** • GLIPIZIDE®

Activité pharmacologique

Antidiabétique oral de la famille des sulfamides hypoglycémiants, à effet rapide. Le glipizide agit par stimulation de la sécrétion d'insuline par le pancréas, en réponse à un repas. Il diminue également en continu la glycémie.

Indications thérapeutiques

Diabète non insulinodépendant (de type 2) en association avec un régime adapté, lorsque ce régime n'est pas suffisant pour rétablir à lui seul l'équilibre glycémique.

Présentation

Comprimés dosés à 5 mg de glipizide.

Posologie

Dans tous les cas, la posologie est déterminée par le médecin en fonction de la maladie à traiter et des caractéristiques individuelles du patient.
Prendre avant les repas.

À savoir

Une hypoglycémie peut survenir en cas d'alimentation insuffisante ou déséquilibrée en sucre, après un effort important ou prolongé et après une ingestion d'alcool. Une activité physique quotidienne et le respect du régime alimentaire évitent les écarts de glycémie.
Consommer les deux types de glucides (sucres lents et glucides simples). Les analyses biologiques

recommandées pour la surveillance du diabète doivent être effectuées régulièrement. La réévaluation régulière par le médecin de l'efficacité du traitement est nécessaire, lorsqu'il y a progression de la sévérité du diabète ou diminution de réponse au traitement.
L'alcool augmente la réaction hypoglycémique (inhibition des réactions de compensation). Prudence lors de la conduite de véhicules et de l'utilisation de machines en raison des symptômes se manifestant en cas d'hypoglycémie.

Effets secondaires éventuels

La fréquence d'apparition d'un effet secondaire dépend de la sensibilité de chacun à la substance administrée et de la faculté que possède cette substance à se concentrer dans un organe donné ou à modifier un système de régulation.

– Hypoglycémie s'exprimant par des sueurs froides, des tremblements, une faim impérieuse, une fatigue subite, des palpitations.
Les symptômes modérés d'hypoglycémie sans perte de connaissance ni signes neurologiques sont corrigés par resucrage. Il s'agit d'un apport en sucre (morceau de sucre ou jus de fruit sucré). L'entourage du patient doit savoir reconnaître et traiter une hypoglycémie.
L'hypoglycémie sévère se traduit par un coma, des convulsions et des troubles neurologiques nécessitant une hospitalisation (perfusion de glucose en urgence).
– Éruptions cutanées, prurit, urticaire.
– Troubles gastro-intestinaux : nausées, diarrhées, gêne gastrique.

– Atteintes hépatiques et hématologiques rares.

Principales contre-indications

Absolues : grossesse, allaitement, DID (diabète insulinodépendant), insuffisance rénale ou hépatique, miconazole (Daktarin®, comprimé et gel buccal).
Utilisation déconseillée : danazol (Danatrol®).

Réglementation

Liste I (sur ordonnance). Remboursé à 65 % par la Sécurité sociale.

Médicaments disponibles

Glipizide 5 mg
comprimé sécable
Médicaments de référence :
GLIBÉNÈSE® 5 mg comp. séc. • MINIDIAB®
5 mg comp. séc.
Générique : GLIPIZIDE MERCK® 5 mg comp.
séc.

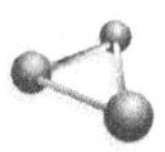

Glucophage®

voir Metformine

Glymax® Gé

voir Metformine

Gramidil®Gé

voir Amoxicilline

Granudoxy® Gé

voir Doxycycline

Hatial® LP Gé

voir Pentoxifylline

Helmintox® Gé

voir Pyrantel

Hémi-Daonil®

voir Glibenclamide

Hémipralon® LP

voir Propranolol

Hiconcil®

voir Amoxicilline

Holgyème®

voir Cyprotérone + éthinylestradiol

Humex® Expectorant

voir Acétylcystéine

Hydergine®

voir Dihydroergotoxine

Hydrochlorothiazide + amiloride

MODURÉTIC® • HYDROCHLOROTHIAZIDE + AMILORIDE®

Activité pharmacologique

Association de deux diurétiques : un hyperkaliémiant amiloride et un hypokaliémiant (hydrochlorothiazide). Ils activent l'élimination rénale et favorisent le départ d'eau et de sels organiques. Cette association permet de compenser la perte en potassium (*kalium* en latin) et de limiter les effets secondaires de chacun.

Indications thérapeutiques

– Traitement de l'œdème cardiaque (gonflement des chevilles, des pieds ou des jambes dû à l'irrigation insuffisante de l'organisme par le cœur. Il se produit un effet compensatoire qui consiste à laisser stagner du sang en périphérie et diminuer ainsi la masse d'eau circulante) et de l'HTA (hypertension artérielle).
– Traitement de l'hypertension. Le diurétique va normaliser et stabiliser la pression artérielle qui doit être abaissée en permanence pour limiter l'élévation de la tension lors des poussées d'hypertension.
Lorsque l'hypertension n'est pas stabilisée, elle peut se compliquer de lésions d'ordre neurologique (accident vasculaire cérébral, hémorragie cérébrale, paralysie), sensoriel (vertiges, perte de la vision par hémorragie), cardiaque (accident coronarien, œdème aigu du poumon), rénal (hématurie, insuffisance rénale).
– Traitement de l'ascite des cirrhotiques (épanchement de liquide dans l'abdomen).

Présentation

Comprimés dosés à 5 mg d'amiloride + 50 mg d'hydrochlorothiazide.

Posologie

Dans tous les cas, la posologie est déterminée par le médecin en fonction de la maladie à traiter et des caractéristiques individuelles du patient.

À savoir

Les visites régulières permettent la surveillance du traitement avec mesure de la tension artérielle et prescription par le médecin d'examens complémentaires et d'un bilan sanguin avec ionogramme (potassium, sodium, etc.), ainsi que d'un bilan hépatique et rénal.

Effets secondaires éventuels

La fréquence d'apparition d'un effet secondaire dépend de la sensibilité de chacun à la substance administrée et de la faculté que possède cette substance à se concentrer dans un organe donné ou à modifier un système de régulation.

Troubles digestifs, nausées, douleurs abdominales. Tachycardie, hypotension, crampes musculaires, vertiges.

Principales contre-indications

Absolues : potassium, hyperkaliémie, troubles du rythme, allergies aux sulfamides, insuffisance rénale.

Utilisations déconseillées : vincamine, sultopride, lithium, érythromycine injectable, IEC, grossesse et allaitement, tacrolimus et ciclosporine (immunosuppresseurs).

Réglementation

Liste I (sur ordonnance). Remboursé à 65 % par la Sécurité sociale.
Sportifs : ce médicament induit une réaction positive aux tests pratiqués lors des contrôles antidopage.

Médicaments disponibles

Hydrochlorothiazide 50 mg
+ amiloride (chlorhydrate) 5 mg
comprimé sécable
Médicament de référence :
MODURÉTIC® comp. séc.
Génériques : HYDROCHLOROTHIAZIDE AMILORIDE RPG® comp. séc. • HYDROCHLOROTHIAZIDE-AMILORIDE TEVA® comp. séc.

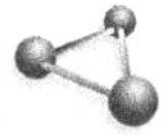

Hydrocortancyl®

voir Prednisolone

Hyperium®

voir Riménidil

Hytrine® Gé

voir Térazosine

Ibuprofène

BRUFEN® • ANTARÈNE® GÉ • EXPANFEN® GÉ • ADVIL® • **NURÉFLEX**® • SOLUFEN® GÉ • IBUPROFÈNE® • ANADVIL® • ERGIX® DOULEUR ET FIÈVRE • GÉLUFÈNE® • IBUALGIC® • INTRALGIS® • NUROFEN® • TIBURON® • UPFEN®

Activité pharmacologique

L'ibuprofène est un antalgique. Il possède également des propriétés anti-inflammatoires, antipyrétiques (contre la fièvre) et inhibitrices des fonctions plaquettaires (anticoagulant). Il appartient à la famille des anti-inflammatoires AINS arylcarboxyliques qui n'appartiennent pas à la famille des anti-inflammatoires dérivés de la cortisone.

Indications thérapeutiques

Traitement des douleurs légères à modérées et/ou des états fébriles : maux de tête, états grippaux, douleurs dentaires, courbatures et règles douloureuses.

Présentation

Comprimés dosés à 200 mg et 400 mg d'ibuprofène.
Comprimés LP dosés à 300 mg d'ibuprofène (à libération prolongée).
Solution buvable pédiatrique dosée à 20 mg par ml d'ibuprofène, arôme fraise (flacon/pipette).

Posologie

Dans tous les cas, la posologie est déterminée par le médecin en fonction de la maladie à traiter et des caractéristiques individuelles du patient.
– Adulte et enfant de plus de 40 kg (environ 12 ans) : 1 à 2 comprimés dosés à 200 mg ou 1 comprimé dosé à 400 mg, à renouveler si besoin est toutes les 6 h. La quantité maximale à ne pas dépasser est de 6 comprimés à 200 mg par jour, soit 1200 mg par jour.
À avaler avec un grand verre d'eau, de préférence au cours d'un repas pour une meilleure tolérance digestive et une protection de la paroi gastrique.
– Enfant de moins de 12 ans : 20 à 30 mg par kg et par jour (maximum 30 mg par kg et par jour).
– Nourrisson et enfant de 6 mois à 12 ans : 3 à 4 pipettes-doses à la graduation du poids de l'enfant par jour, espacées de 6 h. La prise est suivie d'un verre ou d'un biberon d'eau.

Effets secondaires éventuels

La fréquence d'apparition d'un effet secondaire dépend de la sensibilité de chacun à la substance administrée et de la faculté que possède cette substance à se concentrer dans un organe donné ou à modifier un système de régulation.

– Troubles digestifs : nausées, vomissements, brûlures à l'estomac, risque d'hémorragie digestive (rare).

– Troubles allergiques : éruption cutanée, prurit, œdème, crise d'asthme, allergie croisée à l'aspirine. Une personne allergique à l'aspirine l'est aussi à l'ibuprofène, car les deux familles ont des points communs chimiques que l'immunité reconnaît (IgE).

– Troubles neuropsychiques rares : vertiges, céphalées, troubles de la vue (rares).

Principales contre-indications

Absolues : ulcère gastro-duodénal, insuffisance hépatique, cardiaque ou rénale sévère, antécédent d'allergie ou d'asthme, 3e trimestre de grossesse (risque d'atteinte rénale ou cardiopulmonaire chez le fœtus), allaitement.

Utilisations déconseillées : méthotrexate, anticoagulants, autres AINS ou aspirine, héparine injectable, ticlopidine (Ticlid®), lithium, port de stérilet (diminution de l'efficacité).

Réglementation

Liste II (sur ordonnance) pour les dosages 400 mg et 300 mg LP. Non inscrit sur une liste (en vente libre) pour les dosages 100 mg et 200 mg. Remboursé à 65 % par la Sécurité sociale en boîte de 30 comprimés.

Non remboursé pour les dosages 200 mg en boîte de 20 comprimés.

Médicaments disponibles

Ibuprofène 100 mg/5 ml soluté buvable

Médicaments de référence :
NUREFLEX® sol. buv. • ADVIL® sol. buv.

Ibuprofène 200 mg comprimé et gélule

Médicament de référence :
NUREFLEX® 200 mg comp.

Génériques : ADVIL® 200 mg comp. • EXPANFEN® 200 mg GÉ comp. • ANTARÈNE® 200 mg GÉ comp. • IBUPROFÈNE BIOGARAN® 200 mg comp. • IBUPROFÈNE MERCK® 200 mg comp. • IBUPROFÈNE RPG® 200 mg comp. • SOLUFEN® 200 mg GÉ gél. • IBUPROFÈNE GNR® 200 mg gél. • IBUPROFÈNE ARROW® 200 mg comp. • IBUPROFÈNE G GAM® 200 mg comp. • IBUPROFÈNE QUALIMED® 200 mg comp. • IBUPROFÈNE RATIOPHARM® 200 mg comp. • IBUPROFÈNE IVAX® 200 mg comp.

Ibuprofène 400 mg comprimé

Médicament de référence :
BRUFEN® 400 mg comp.

Génériques : NUREFLEX® 400 mg comp. • ADVIL® 400 mg comp. • ANTARÈNE® GÉ 400 mg GÉ comp. • IBUPROFÈNE GNR® 400 mg comp. • IBUPROFÈNE RPG® 400 mg comp.

Ibuprofène

Non remboursés : ANADVIL® 200 mg comp. • ERGIX® 200 mg douleur et fièvre comp. • GÉLUFÈNE® 200 mg gél. • INTRALGIS® 200 mg comp. et comp. eff. • NUROFEN® 200 mg comp. et comp. eff. • TIBURON® 200 mg comp. • UPFEN® 200 mg comp. et comp. eff.

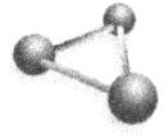

Ibuprofène gel

ANTARÈNE® GEL • ADVIL® GEL • DOLGIT® GEL • TIBURON® GEL • INTRALGIS® GEL • IBUTOP® GEL • CLIPTOL® GEL

Activité pharmacologique

Anti-inflammatoire non stéroïdien (AINS) en application sur la peau. Un AINS est un anti-inflammatoire non stéroïdien n'appartenant pas à la famille des anti-inflammatoires dérivés de la cortisone. L'ibuprofène est de la famille des AINS arylcarboxyliques. Il possède une activité anti-inflammatoire et antalgique.

Indications thérapeutiques

Traitement des entorses, contusions et tendinites.

Présentation

Gel dosé à 5 % d'ibuprofène.

Le gel est fabriqué à partir de liquides transformés en gelée par des gélifiants. Il a un aspect semi-solide et translucide. Il permet d'introduire des substances hydroalcooliques à appliquer sur la peau.

Posologie

Dans tous les cas, la posologie est déterminée par le médecin en fonction de la maladie à traiter et des caractéristiques individuelles du patient.

Réservé à l'adulte de plus de 15 ans.

1 application 3 fois par jour. Appliquer le gel par un massage doux et prolongé sur la région douloureuse ou inflammatoire. Bien se laver les mains après chaque utilisation.

À savoir

Face à une entorse grave, un examen radiologique s'impose pour éliminer le risque d'arrachement ligamentaire ou de fracture.

Ne pas appliquer sur une peau lésée : eczéma, lésion infectée, brûlure ou plaie, mycose. Ne pas appliquer sur les muqueuses ni sur les yeux.

En cas d'apparition d'une réaction cutanée, rincer abondamment à l'eau.

Ne pas utiliser de pansements occlusifs, car ils favorisent le passage dans le sang.

En l'absence de prescription, la durée du traitement est limitée à 5 jours. Au-delà, si les troubles persistent, consulter un médecin.

Effets secondaires éventuels

La fréquence d'apparition d'un effet secondaire dépend de la sensibilité de chacun à la substance administrée et de la faculté que possède cette substance à se concentrer dans un organe donné ou à modifier un système de régulation.

– Réactions cutanées de type prurit ou rougeur localisée à l'emplacement de l'application.

– Réactions d'hypersensibilité : survenue de crise d'asthme liée, chez certains sujets, à une allergie à l'aspirine ou à un AINS.

– Les effets généraux par passage transdermique dépendent de la quantité de gel appliquée, de la surface traitée et des lésions de la peau (effets digestifs, rénaux).

Principales contre-indications

Absolues : à partir du 6e mois de la grossesse (par précaution).

Utilisations déconseillées : antécédent d'allergie à l'ibuprofène et aux autres AINS, aspirine (par précaution).

Réglementation

Non inscrit sur une liste (en vente libre). Remboursé à 35 % par la Sécurité sociale.

Médicaments disponibles

Ibuprofène 5 % gel/tube et crème/tube
Médicaments de référence :
ANTARÈNE® 5 % gel/tube • ADVIL® 5 % gel/tube • DOLGIT® 5 % crème/tube

Ibuprofène gel
Non remboursés : TIBURON® gel 5 % • INTRALGIS® gel • IBUTOP® gel • CLIPTOL® gel

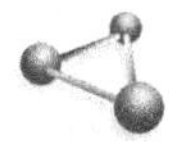

Ibuprofène + pseudoéphédrine

voir Pseudoéphédrine + ibuprofène

Ibutop® Gel

voir Ibuprofène gel

Idéos®

voir Calcium + cholécalciférol

Ikaran® Gé

voir Dihydroergotamine

Imodium®

voir Lopéramide

Imosselduo®

voir Lopéramide

Imossel®

voir Lopéramide

Imovane®

voir Zopiclone

Imurel® Gé

voir Azathioprine

Indapamide

FLUDEX® • INDAPAMIDE®

Activité pharmacologique

Antihypertenseur diurétique apparenté à la famille des diurétiques thiazidiques à propriété hypokaliémiante. Il augmente l'élimination de l'eau et du sodium, participant ainsi à la diminution de la masse aqueuse circulante et à la réduction de la contractibilité des fibres artérielles. Ces deux propriétés font de l'indapamide un antihypertenseur, en diminuant la pression intra-artérielle. Lorsque l'eau est éliminée par les urines, il y a départ de potassium (*kalium* en latin), donc moins de potassium dans le sang, d'où l'hypokaliémie.

Indications thérapeutiques

Traitement de l'hypertension artérielle. Le diurétique va normaliser et stabiliser la pression artérielle, qui doit être abaissée en permanence pour limiter l'élévation de la tension lors des poussées d'hypertension. Lorsque l'hypertension n'est pas stabilisée, elle peut se compliquer de lésions d'ordre neurologique (accident vasculaire cérébral, hémorragie cérébrale, paralysie), sensoriel (vertiges, perte de la vision par hémorragie), cardiaque (accident coronarien, œdème aigu du poumon), rénal (hématurie, insuffisance rénale).

Présentation

Comprimés dosés à 2,5 mg et 1,5 mg LP (libération prolongée) d'indapamide.

Posologie

Dans tous les cas, la posologie est déterminée par le médecin en fonction de la maladie à traiter et des caractéristiques individuelles du patient.

Prise de préférence le matin, au cours ou en dehors des repas.

À savoir

Une asthénie inhabituelle, une perte de poids, voire une hypotension orthostatique doivent faire penser à une déshydratation, surtout chez les sujets âgés et pendant l'été.

En raison des risques d'hypotension, le patient devra être prudent en cas de conduite de véhicules et d'utilisation de machines.

Les visites régulières permettent la surveillance du traitement, avec mesure de la tension artérielle et prescription par le médecin d'examens complémentaires et de bilans sanguin avec ionogramme (potassium, sodium, etc.), hépatique et rénal. En raison du risque d'hypokaliémie (inférieure à 3,5 mmol/1), il faut prévenir le médecin dès l'apparition de crampes ou de bradycardie favorisant la survenue des troubles du rythme.

Effets secondaires éventuels

La fréquence d'apparition d'un effet secondaire dépend de la sensibilité de chacun à la substance administrée et de la faculté que possède cette substance à se concentrer dans un organe donné ou à modifier un système de régulation.

– Hypotension, asthénie, déshydratation, céphalées.

– Hypokaliémie : crampes, troubles du rythme sévères.

– Réactions allergiques (rares) : éruptions cutanées, troubles hématologiques (rares).

– Hyperglycémie (diabète), hyperuricémie (goutte), troubles hépatiques (jaunisse).

– Troubles digestifs : nausées, constipation, sécheresse buccale.

Principales contre-indications

Absolues : insuffisance hépatique et rénale sévère, grossesse. Allergie aux sulfamides car sa structure chimique est proche de celle des sulfamides. Hypokaliémie (baisse du potassium dans le sang).

Utilisations déconseillées : lithium, érythromycine injectable, sultopride, vincamine, astémizole (Hismanal®), bépridil, halofantrine, pentamidine, allaitement.

Réglementation

Liste II (sur ordonnance). Remboursé à 65 % par la Sécurité sociale.

Sportifs : ce médicament induit une réaction positive aux tests pratiqués lors des contrôles antidopage.

Médicaments disponibles

Indapamide 2,5 mg comprimé
Médicament de référence :
FLUDEX® 2,5 mg comp.
Génériques : INDAPAMIDE BIOGARAN® 2,5 mg comp. • INDAPAMIDE MERCK® 2,5 mg comp.

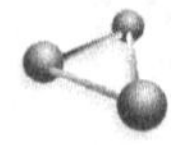

Indiaral®

voir Lopéramide

Indocid®

voir Indométacine

Indométacine

CHRONO-INDOCID®

Activité pharmacologique

Anti-inflammatoire non stéroïdien (AINS) de la famille des indoliques, n'appartenant pas à la famille des anti-inflammatoires dérivés de la cortisone. Il possède des propriétés antalgiques, antipyrétiques et participe à l'inhibition des fonctions plaquettaires (anticoagulant).

Indications thérapeutiques

– Traitement anti-inflammatoire des affections chroniques comme les rhumatismes chroniques (troubles des articulations d'évolution lente). On distingue, parmi ces pathologies, la spondylarthrite qui atteint les articulations sacro-iliaques du dos et du sacrum, et la polyarthrite rhumatoïde qui touche les doigts et les poignets (déformation). L'arthrose invalidante et douloureuses est également traitée à long terme. Il s'agit de lésions dégénératives des articulations s'exprimant par des douleurs à l'effort, calmées par le repos évoluant vers des poussées d'arthrose aiguë. Le cartilage s'amincit progressivement.

– Traitements à court terme et de courte durée :

• inflammations aiguës des articulations : tendinite, bursite, épaule douloureuses ;
• poussées inflammatoires aiguës de l'arthrose ;
• poussées inflammatoires de la goutte due au dépôt de l'acide urique ;
• sciatiques dues à l'irritation du nerf sciatique au niveau vertébral.

Présentation

Comprimés dosés à 75 mg d'indométacine.

Posologie

Dans tous les cas, la posologie est déterminée par le médecin en fonction de la maladie à traiter et des caractéristiques individuelles du patient.

Prise le soir.

À savoir

Les comprimés sont pris au milieu des repas, avec du lait ou une légère collation, pour protéger la paroi gastrique en raison du risque ulcérogène.

Une hémorragie digestive se caractérise par des selles noires (méléna) et nécessite de prévenir le médecin qui arrêtera le traitement.

Les patients asthmatiques peuvent déclencher une crise d'asthme lors de la prise d'AINS ou d'aspirine.

Si des signes d'allergie apparaissent (urticaire, visage qui enfle, sensation d'étouffement...) le traitement doit être arrêté et le médecin ou le service d'urgence prévenu.

Prudence lors de la conduite de véhicules et de l'utilisation de machines en raison des risques de

somnolence, de troubles visuels et de vertiges.
Il faut contacter le médecin si une sensation de brouillard visuel et des céphalées persistantes apparaissent.
Des examens ophtalmologiques seront prescrits en cas de traitement à long terme.
L'alcool est gastronocif.

Effets secondaires éventuels

La fréquence d'apparition d'un effet secondaire dépend de la sensibilité de chacun à la substance administrée et de la faculté que possède cette substance à se concentrer dans un organe donné ou à modifier un système de régulation.

– Troubles digestifs : douleurs épigastriques, ulcère, nausées, gastralgies, hémorragies digestives et perforation (rares), diarrhées, troubles hépatiques graves (rares).
– Troubles oculaires : diplopie, brouillard visuel pouvant révéler des anomalies rétiniennes ou des dépôts cornéens.
– Troubles respiratoires : crise d'asthme chez l'asthmatique, œdème pulmonaire (rares).
– Réactions allergiques : éruption cutanée de type urticaire, prurit, œdème, choc anaphylactique (rare).
– Troubles neurosensoriels : céphalées, vertiges, paresthésies (atteinte des fibres nerveuses avec perte de sensibilité, fourmillement et engourdissement des extrémités).
– Atteinte rénale (rare insuffisance rénale).
– Troubles psychiques : somnolence, insomnie, angoisse.

– Modification des seins chez l'homme (gynécomastie), saignements vaginaux, troubles de l'audition, hypersudation, épistaxis (saignements de nez).
– Troubles hématologiques et métaboliques possibles.

Principales contre-indications

Absolues : ulcère gastro-duodénal, insuffisance hépatique, cardiaque ou rénale sévère, hémorragies digestives en cours, antécédents d'allergie ou d'asthme, 3e trimestre de grossesse, allaitement, enfant de moins de 15 ans.
Utilisations déconseillées : méthotrexate, anticoagulants, autres AINS, salicylés à fortes doses, héparine injectable, ticlopidine (Ticlid®), lithium, deux premiers trimestres de grossesse, port de stérilet.

Réglementation

Liste I (sur ordonnance). Remboursé à 65 % par la Sécurité sociale.

Médicaments disponibles

Indométacine 75 mg gélule
Médicament de référence :
CHRONO-INDOCID® LP 75 mg gél.

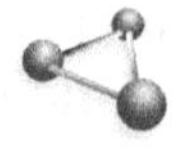

INDOCID® • DOLCIDIUM® GÉ

Activité pharmacologique

Anti-inflammatoire non stéroïdien (AINS) de la famille des indoliques.

Indications thérapeutiques

– Traitement anti-inflammatoire des affections chroniques comme le rhumatisme articulaire chronique et l'arthrose invalidante et douloureuse.

– Traitement anti-inflammatoire de courte durée des poussées aiguës comme la tendinite, l'arthrose, la lombalgie, l'épaule douloureuse.

Présentation

Suppositoires dosés à 50 mg ou 100 mg d'indométacine.

Posologie

Dans tous les cas, la posologie est déterminée par le médecin en fonction de la maladie à traiter et des caractéristiques individuelles du patient

Il est utilisé pour des raisons de commodité par rapport à la voie orale.

À savoir

L'utilisation de la voie rectale doit être la plus courte possible, en raison du risque de toxicité locale surajoutée aux risques par voie orale (voir Indométacine voie orale).

Effets secondaires éventuels

La fréquence d'apparition d'un effet secondaire dépend de la sensibilité de chacun à la substance administrée et de la faculté que possède cette substance à se concentrer dans un organe donné ou à modifier un système de régulation.

Brûlure ou irritation rectale, douleur et prurit, ténesme (contraction douloureuse du sphincter avec envie impérieuse d'aller à la selle), rectite. Voir voie orale pour les effets généraux.

Principale contre-indication

Absolue : antécédent récent de rectocolite hémorragique ou de rectite.

Voir Indométacine voie orale pour les contre-indications générales.

Réglementation

Liste II (sur ordonnance). Remboursé à 35 % par la Sécurité sociale. Suppositoires à conserver à l'abri de la chaleur.

Médicaments disponibles

Indométacine suppositoire 100 mg
Médicament de référence :
INDOCID® 100 mg
Générique : DOLCIDIUM® 100 mg GÉ

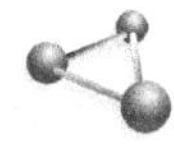

Inflaced® Gé

voir Piroxicam

Intercron® Gé

voir Acide cromoglycique

Intralgis®

voir Ibuprofène

Isoptine®

voir Vérapamil

Isorythm® Gé

voir Disopyramide

Isosorbide dinitrate

RISORDAN® • **LANGORAN®** • ISOSORBIDE®

Activité pharmacologique

Vasodilatateur coronodilatateur. Il agit sur les artères coronaires qui irriguent le muscle cardiaque (myocarde) permettant au cœur de battre. C'est un dérivé nitré d'action prolongée, de la famille de la trinitrine.

Il permet une redistribution du flux sanguin coronarien vers l'intérieur du myocarde. Le dérivé nitré garde la coronaire dilatée en permanence. Ainsi, si sa paroi est recouverte par une plaque d'athérome (dépôt de graisse), elle ne s'obstruera pas. L'obstruction a comme conséquence la crise d'angine de poitrine et l'infarctus du myocarde (crise cardiaque). Ce dérivé nitré possède également ment une action spasmolytique sur le spasme des coronaires.

Indications thérapeutiques

– Traitement préventif de la crise d'angor.

Lorsqu'un effort supplémentaire est demandé au myocarde, les coronaires doivent apporter plus de sang. Avec une plaque d'athérome sur la paroi, le sang passe mal. Le cœur est en souffrance. Celle-ci s'exprime par une crise d'angor avec douleur cardiaque caractéristique : l'angine de poitrine. On constate une douleur rétrosternale intense, accompagnée d'angoisse, de sueurs et de pâleur, constrictive, avec sensation d'oppression, irradiant vers le bras gauche, la mâchoire ou le dos.

– Traitement complémentaire de l'insuffisance cardiaque. C'est l'im-possibilité pour le cœur d'assurer correctement sa fonction d'irrigation des organes, car sa force contractile n'est pas assez élevée. Cela se traduit par un œdème des membres inférieurs, de l'hypertension, l'hypertrophie du ventricule gauche, de la tachycardie et un œdème pulmonaire avec difficulté respiratoire.

Présentation

Comprimés sécables dosés à 20 mg d'isosorbide dinitrate.

Gélules et comprimés à libération prolongée LP 20 mg, LP 40 mg, LP 60 mg, LP 80 mg.

Posologie

Dans tous les cas, la posologie est déterminée par le médecin en fonction de la maladie à traiter et des caractéristiques individuelles du patient.

Les comprimés ne doivent être ni croqués, ni sucés et les gélules doivent être avalées entières.

À savoir

Un intervalle libre de 8 à 12 h (la nuit) sans prise de dérivés nitrés est préconisé pour éviter le phénomène d'échappement thérapeutique, c'est-à-dire la diminution progressive de l'efficacité du médicament. Une couverture thérapeutique est assurée par un autre antiangoreux pendant la nuit.

Les céphalées violentes et l'hypotension existant au début du traitement s'atténuent progressivement.

En cas de douleur dans la poitrine, prévenir le médecin qui réévaluera la maladie coronarienne et modifiera le traitement.

L'alcool est déconseillé car il augmente l'hypotension.
Prudence lors de la conduite de véhicules et de l'utilisation de machines en raison des risques d'hypotension accompagnée de vertiges, voire d'une perte de connaissance.

Effets secondaires éventuels

La fréquence d'apparition d'un effet secondaire dépend de la sensibilité de chacun à la substance administrée et de la faculté que possède cette substance à se concentrer dans un organe donné ou à modifier un système de régulation.

– Risques de céphalées violentes et d'hypotension avec vertiges, étourdissement, fatigue, voire perte de connaissance, vasodilatation cutanée avec rougeurs et bouffées de chaleur. Les substances vasodilatatrices, antihypertensives et les diurétiques peuvent majorer l'hypotension provoquée par les dérivés nitrés.
– Gastralgies (douleurs à l'estomac).
– Cyanose par méthémoglobinémie (saturation de l'hémoglobine par le dérivé nitré), rare.

Principales contre-indications

Absolues : sildénafil et apparentés (Viagra®, etc.), risque de chute importante et brutale de la pression artérielle pouvant être notamment à l'origine d'une syncope ou d'un accident coronarien aigu.

Utilisations déconseillées : grossesse et allaitement, molsidomine ou nicorandil (mécanisme d'action similaire).

Réglementation

Liste II (sur ordonnance). Remboursé à 65 % par la Sécurité sociale.

Médicaments disponibles

Isosorbide dinitrate 20 mg LP comprimé et gélule
Médicaments de référence :
RISORDAN® LP 20 mg comp. • LANGORAN® LP 20 mg gél.
Génériques : ISOSORBIDE DINITRATE RPG® LP 20 mg comp. • ISOSORBIDE DINITRATE MERCK® LP 20 mg gél. • ISOSORBIDE TEVA® LP 20 mg gél.

Isosorbide dinitrate 40 mg LP comprimé et gélule
Médicaments de référence :
RISORDAN® LP 40 mg comp. • LANGORAN® LP 40 mg gél.
Génériques : ISOSORBIDE DINITRATE RPG® LP 40 mg comp. • ISOSORBIDE DINITRATE MERCK® LP 40 mg gél. • ISOSORBIDE TEVA® LP 40 mg gél.

Isosorbide dinitrate 60 mg LP comprimé sécable
Médicament de référence :
RISORDAN® LP 60 mg comp. séc.
Générique : ISOSORBIDE DINITRATE TEVA® LP 60 mg gél.

Isosorbide dinitrate 80 LP mg gélule
Médicament de référence :
LANGORAN® LP 80 mg gél.
Générique : ISOSORBIDE DINITRATE TEVA® LP 80 mg gél.

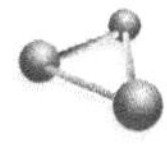

Isotrétinoïne

ROACCUTANE® • CURACNÉ® GÉ • PROCUTA® GÉ

Activité pharmacologique

Antiacnéique dérivé de la vitamine A, encore appelé vitamine A acide.

L'acné est due à l'inflammation des follicules pileux. Elle se traduit par la présence de microkystes (points blancs) et de comédons (points noirs) au niveau du visage et du torse ou du dos. Ils sont provoqués par l'oxydation du sébum contenu dans les follicules (substance grasse fabriquée par les glandes sébacées. L'isotrétinoïne réduit la sécrétion sébacée) et limite la rétention de sébum, favorisant ainsi l'expulsion des comédons. Elle atténue l'inflammation et limite l'infection.

Ce médicament est tératogène chez la femme. Il crée des malformations chez le fœtus. Une contraception orale et des tests de grossesse réalisés avant la consultation sont obligatoires pour les femmes en âge de procréer. L'accord de soins et de contraception sera lu et signé par la femme si elle décide d'accepter de suivre ce traitement.

Indications thérapeutiques

Traitement de l'acné sévère (nodulystique et conglobata) et de l'acné ayant résisté à un traitement classique d'au moins 3 mois, c'est-à-dire un traitement antibiotique (tétracycline) en association avec des traitements locaux.

Présentation

Capsules molles dosées à 5 mg, 10 mg et 20 mg d'isotrétinoïne.

Posologie

Dans tous les cas, la posologie est déterminée par le médecin en fonction de la maladie à traiter et des caractéristiques individuelles du patient.

Prise au cours des repas.

À savoir

Les patients ne doivent jamais conseiller ou donner leur médicament à une personne qui souffre d'acné, et particulièrement à une femme. Il ne faut pas faire de don de sang pendant le traitement et dans le mois qui suit.

Il est possible de constater une aggravation temporaire de l'acné en début de traitement. En raison de la fragilité cutanée engendrée par le traitement, il faut éviter l'exposition au soleil ou aux rayons U.V., l'application de produits agressifs et les épilations à la cire. Appliquer une crème hydratante pour apaiser la desquamation. Hydrater les lèvres. Instiller des larmes artificielles. Abandonner les lentilles pour les lunettes (diminution des sécrétions lacrymales). Utiliser un produit solaire haute protection pour le soleil.

Prévenir le médecin en cas d'apparition d'un état dépressif (insomnie au petit matin, tristesse, pleurs, etc.).

Une surveillance biologique sera envisagée par le médecin, en raison de l'augmentation des taux de cholestérol et de triglycérides.

Chez les patients asthmatiques, le traitement débute progressivement (risque de troubles respiratoires). Chez les patients diabétiques, il exige une surveillance accrue de la glycémie.

Prudence lors de la conduite de véhicules et de l'utilisation de machines, du fait de troubles réversibles de la vision en semi-obscurité ou dans l'obscurité.

Mesures obligatoires à respecter

– Chaque mois, la prescription initiale ou de renouvellement doit comporter :
• la date de réalisation du test de grossesse ;
• l'attestation de mise sous contraception ;
• la confirmation de la signature de l'accord de soins par la patiente ;
• l'évaluation du niveau de compréhension.
Puis le renouvellement se fait mois par mois.

– La contraception est obligatoire et sans interruption : 1 mois avant le début du traitement, pendant toute la durée du traitement et 1 mois après la fin de celui-ci, même si la patiente n'a pas d'activité sexuelle.

– Le test de grossesse sera contrôlé par le médecin : avant la mise en place du traitement, tous les mois à date fixe pendant le traitement et 5 semaines après l'arrêt, afin de s'assurer qu'une grossesse n'a pas débuté. Il se réalise au laboratoire d'analyses médicales le deuxième ou le troisième jour du cycle menstruel (règles), dans les 3 jours précédant la consultation. Il est bon de rappeler que le premier jour du cycle est le premier jour des règles.

Effets secondaires éventuels

La fréquence d'apparition d'un effet secondaire dépend de la sensibilité de chacun à la substance administrée et de la faculté que possède cette substance à se concentrer dans un organe donné ou à modifier un système de régulation.

– Chélite constante (inflammation aiguë de la muqueuse des lèvres).

– Sécheresse et irritation de la peau, particulièrement du visage.

– Irritation conjonctivale, troubles de la vision, difficultés d'adaptation à la lumière crépusculaire.

– Sécheresse buccale. La fragilité pharyngée aboutit à un enrouement et l'irritation nasale peut provoquer des saignements de nez (épistaxis). Sécheresse et irritation vaginale.

– Rares troubles hépatiques.

– Troubles psychiques rares : troubles du comportement et épisodes dépressifs avec leurs conséquences en cas d'antécédent dépressif.

– Douleurs musculaires ou articulaires, rares cas de tendinite ou d'arthrite (éviter l'activité physique intense pendant le traitement).

Principales contre-indications

Absolues : femme enceinte ou qui allaite et femme en âge de procréer en l'absence de moyens efficaces de contraception, insuffisance rénale ou hépatique, hypervitaminose A, association avec les tétracyclines, hyperlipidémie.

Réglementation

Liste I (sur ordonnance). Remboursé à 65 % par la Sécurité sociale.

Chez la femme en âge de procréer, les prescriptions initiales ou de renouvellement sont limitées à 1 mois. Chaque nouvelle prescription d'1 mois devra comporter la date du test de grossesse et l'attestation de la mise sous contraception. Il sera également précisé que l'évaluation du niveau de compréhension a été réalisée et que la patiente a signé l'accord de soins. Ces quatre données sont regroupées dans un tableau sur la prescription.

Médicaments disponibles

Isotrétinoïne 5 mg capsule
Médicament de référence :
ROACCUTANE® 5 mg caps.
Génériques : CURACNÉ® GÉ 5 mg caps. • PROCUTA® GÉ 5 mg caps.

Isotrétinoïne 10 mg capsule
Médicament de référence :
ROACCUTANE® 10 mg caps.
Génériques : CURACNÉ® GÉ 10 mg caps. • PROCUTA® GÉ 10 mg caps.

Isotrétinoïne 20 mg capsule
Médicament de référence :
ROACCUTANE® 20 mg caps.
Génériques : CURACNÉ® GÉ 20 mg caps. • PROCUTA® GÉ 20 mg caps.

Kardégic®

voir Acide acétylsalicylique
(Aspirine)

Kéal®

voir Sucralfate

Keforal®

voir Cefaléxine

Kelsef® Gé

voir Céfradine

Kessar® Gé

voir Tamoxifène

Kétoprofène

PROFÉNID® • TOPFÉNA® GÉ •
KÉTOPROFÈNE® • KÉTUM®

Activité pharmacologique

Anti-inflammatoire non stéroïdien
(AINS) de la famille des arylcarboxyliques. Les AINS sont des anti-inflammatoires n'appartenant pas à la
famille des anti-infammatoires dérivés de la cortisone. Ils possèdent
des propriétés anti-inflammatoires,
antalgiques et antipyrétiques. Ils
participent à l'inhibition des fonctions plaquettaires (anticoagulants).

Indications thérapeutiques

– Traitement anti-inflammatoire
des affections chroniques, comme
le rhumatisme chronique et l'arthrose invalidante et douloureuse.
– Traitement anti-inflammatoire de
courte durée des poussées aiguës
de tendinite, des lombalgies, de
l'épaule douloureuse.
– Traitement des douleurs aiguës,
de la sciatique et de l'arthrose.
– Poussées inflammatoires de la
goutte due à des dépôts d'acide urique.
– Affection post-traumatique de
l'appareil locomoteur avec douleur
et œdème : entorse, contusion, etc.
– Traitement de la fièvre (sirop enfant) et des douleurs.

Présentation

Gélules dosées à 50 mg de kétoprofène.
Comprimés dosés 100 mg de kétoprofène.
Gélules LP (à libération prolongée)
dosées à 200 mg ou comprimés LP
dosés à 200 mg de kétoprofène.
Sirop enfant/nourrisson dosé à
1 mg par ml de kétoprofène.

Posologie

Dans tous les cas, la posologie est déterminée par
le médecin en fonction de la maladie à traiter et
des caractéristiques individuelles du patient.
Prendre au milieu des repas avec un
grand verre d'eau.

À savoir
*Les comprimés sont pris au milieu
des repas pour protéger la paroi
gastrique en raison du risque ulcérogène. Une hémorragie digestive
se caractérise par des selles noires
(méléna) et nécessite de prévenir le
médecin qui arrêtera le traitement.*

Les patients asthmatiques peuvent déclencher une crise d'asthme lors de la prise d'AINS ou d'aspirine.

Si des signes d'allergie apparaissent (urticaire, visage qui enfle, sensation d'étouffement...), le traitement doit être arrêté et le médecin ou le service d'urgence prévenu.

Si la fièvre persiste après 3 à 4 jours, le traitement devra être réévalué.

Dans les traitements à long terme, la surveillance médicale doit être régulière et comporte un bilan sanguin (baisse des plaquettes), hépatique (reflet de la souffrance du foie) et rénal (insuffisance rénale).

Prudence lors de la conduite de véhicules et de l'utilisation de machines en raison des risques de somnolence, de troubles visuels et de vertiges.

Effets secondaires éventuels

La fréquence d'apparition d'un effet secondaire dépend de la sensibilité de chacun à la substance administrée et de la faculté que possède cette substance à se concentrer dans un organe donné ou à modifier un système de régulation.

– Troubles digestifs : brûlures d'estomac, ulcère, nausées, hémorragies digestives et perforation (rares), diarrhées, troubles hépatiques graves (rares).

– Troubles respiratoires : crise d'asthme chez l'asthmatique, bronchospasme.

– Réactions allergiques : éruptions cutanées de type urticaire, prurit, œdème des membres, visage et cou qui enflent (œdème de Quincke), choc anaphylactique (rare). Photosensibilisation au soleil en cas d'antécédents.

– Troubles neurosensoriels : céphalées, vertiges, paresthésies, vision floue, acouphènes, somnolence.

– Atteinte rénale (rare insuffisance rénale). Troubles hématologiques et métaboliques rares.

Principales contre-indications

Absolues : ulcère gastro-duodénal, insuffisance hépatique, cardiaque ou rénale sévère, antécédent d'allergie ou d'asthme déclenché par un AINS ou l'aspirine, 3e trimestre de grossesse, allaitement, enfant de moins de 15 ans, hémorragie en cours ou antécédents hémorragiques.

Utilisations déconseillées : méthotrexate, anticoagulants et troubles de la coagulation, autres AINS, salicylés à fortes doses, héparine injectable, ticlopidine (Ticlid®), lithium, deux premiers trimestres de grossesse, port de stérilet (baisse d'efficacité).

Réglementation

Liste II (sur ordonnance). Remboursé à 65 % par la Sécurité sociale.

Tenir les gélules à l'abri de la chaleur, de l'humidité et de la lumière. Conservation du sirop pendant 8 semaines après ouverture.

Médicaments disponibles

Kétoprofène 50 mg gélule
Médicament de référence :
PROFÉNID® 50 mg gél.
Génériques : TOPFÉNA® 50 mg GÉ gél. • KÉTOPROFÈNE RPG® 50 mg gél.

Kétoprofène 100 mg comprimé

Médicament de référence :
PROFÉNID® 100 mg comp.
Génériques : KÉTOPROFÈNE RPG® 100 mg comp. • KÉTUM® 100 mg GÉ comp.

Kétoprofène 200 mg comprimé et gélule

Médicament de référence :
PROFÉNID® LP 200 mg comp. et gél.

Génériques : KÉTOPROFÈNE RPG® LP 200 mg comp. et gél. • KÉTOPROFÈNE G GAM® LP 200 mg gél. • KÉTOPROFÈNE GNR® LP 200 mg gél. • KÉTUM® LP 200 mg GÉ gél. • TOPFÉNA® LP 200 mg GÉ gél. • KÉTOPROFÈNE MERCK® LP 200 mg gél. • KÉTOPROFÈNE ARROW® LP 200 mg gél. • KÉTOPROFÈNE TEVA® LP 200 mg gél.

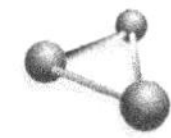

Kétoprofène gel

PROFÉNID® • **KÉTUM®** • TOPFÉNA® GÉ • KÉTOPROFÈNE®

Activité pharmacologique

Anti-inflammatoire non stéroïdien en application cutanée. Il possède une activité anti-inflammatoire et antalgique. Le kétoprofène est de la famille des AINS arylcarboxyliques.

Indications thérapeutiques

– Traitement de courte durée en traumatologie bénigne des entorses, foulures et contusions. Une entorse est le résultat d'une lésion des ligaments d'une articulation.
– Traitement d'appoint des poussées aiguës d'arthrose, de la tendinite, de la lombalgie.

Présentation

Gel dosé à 2,5 % de kétoprofène en tube de 60 g.
Le gel est fabriqué à partir de liquides transformés en gelée par des gélifiants. Il a un aspect semi-solide et translucide. Il permet d'introduire des substances hydroalcooliques à appliquer sur la peau.

Posologie

Dans tous les cas, la posologie est déterminée par le médecin en fonction de la maladie à traiter et des caractéristiques individuelles du patient.
Appliquer le gel par un massage doux et prolongé sur la région douloureuse. Se laver les mains après l'application.

À savoir
– Face à une entorse grave, un examen radiologique s'impose pour éliminer un arrachement ligamentaire ou une fracture.
– Ne pas s'exposer au soleil pendant le traitement et les 2 semaines suivant l'arrêt. Couvrir les zones traitées par un vêtement.
– Ne pas appliquer sur une peau lésée : eczéma, lésion infectée, brûlure ou plaie, mycose, etc. Ne pas appliquer sur les muqueuses ni sur les yeux.
– En cas d'apparition d'une réaction cutanée, il faut rincer à l'eau et cesser l'application..
– L'utilisation d'un pansement occlusif est à éviter car il favorise le passage dans le sang.

Effets secondaires éventuels

La fréquence d'apparition d'un effet secondaire dépend de la sensibilité de chacun à la substance

administrée et de la faculté que possède cette substance à se concentrer dans un organe donné ou à modifier un système de régulation.

– Réactions cutanées : irritation, sécheresse de la peau, prurit, rougeurs localisées, sensation de brûlure. Très rarement eczéma.

– Réactions allergiques : survenue de crises d'asthme liée chez certains sujets à une allergie à l'aspirine ou à un AINS, photosensibilisation.

– Les effets généraux par passage transdermique dépendent de la quantité de gel appliquée, de la surface traitée et des lésions de la peau (effets digestifs, rénaux).

Principales contre-indications

Absolues : à partir du 6ᵉ mois de grossesse (par précaution), antécédent d'allergie au kétoprofène, aux autres AINS et à l'aspirine. Enfant de moins de 15 ans.

Réglementation

Liste II (sur ordonnance). Remboursé à 65 % par la Sécurité sociale.

Médicaments disponibles

Kétoprofène gel/tube 2,5 %
Médicaments de référence :
PROFÉNID® 2,5 % gel/tube • KÉTUM® 2,5 % gel/tube

Génériques : KÉTOPROFÈNE RPG® 2,5 % gel/tube • KÉTOPROFÈNE IREX® 2,5 % gel/tube • TOPFÉNA® GÉ 2,5 % gel/tube • KÉTOPROFÈNE MERCK® 2,5 % gel/tube • KÉTOPROFÈNE BIOGARAN® 2,5 % gel/tube • KÉTOPROFÈNE TEVA® 2,5 % gel/tube • KÉTOPROFÈNE GNR® 2,5 % gel/tube • KÉTOPROFÈNE EG® 2,5 % gel/tube • KÉTOPROFÈNE IVAX® gel/tube.

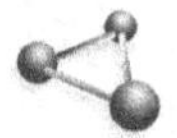

Kétotifène

ZADITEN® • KÉTOTIFÈNE®

Activité pharmacologique

Anti-allergique de la famille des antihistaminiques H1. L'histamine est une substance physiologique libérée lors de la réaction de défense contre la présence d'un allergène. C'est la libération d'histamine qui provoque indirectement la réaction allergique et le déclenchement des crises d'asthme. En bloquant la libération d'histamine, l'antihistaminique H_1 limite la réaction allergique. Il possède également des propriétés sédatives.

Indications thérapeutiques

Traitement préventif de l'asthme bronchique allergique.

Présentation

Gélules dosées à 1 mg de kétotifène. Comprimés LP dosés à 2 mg de kétotifène.
Solution buvable dosée à 1 mg pour 5 ml avec une mesurette de 5 ml (1 mg = 5 ml).

Posologie

Dans tous les cas, la posologie est déterminée par le médecin en fonction de la maladie à traiter et des caractéristiques individuelles du patient.
Prendre au cours des repas pour une meilleure tolérance digestive.

À savoir

L'effet préventif s'installe progressivement en 4 semaines. L'effet maximal n'est obtenu qu'après plusieurs mois. Il n'assure pas le traitement d'une crise. La prise d'alcool majore les effets sédatifs. Prudence lors de la conduite de véhicules et l'utilisation de machines en raison des risques de somnolence.

Effets secondaires éventuels

La fréquence d'apparition d'un effet secondaire dépend de la sensibilité de chacun à la substance administrée et de la faculté que possède cette substance à se concentrer dans un organe donné ou à modifier un système de régulation.

– Effet sédatif avec somnolence diurne, vertiges. Nervosité chez l'enfant.

– Troubles digestifs : sécheresse buccale et constipation, gastralgies.

Principales contre-indications

Utilisations déconseillées : antidiabétiques oraux, grossesse, allaitement. Médicaments sédatifs (tranquillisants) et médicaments antihistaminiques.

Réglementation

Liste II (sur ordonnance). Remboursé à 35 % par la Sécurité sociale.

Médicaments disponibles

Kétotifène 1 mg gélule
Médicament de référence :
ZADITEN® 1 mg gél.
Générique : KÉTOTIFÈNE G GAM® 1 mg gél.

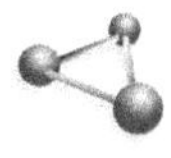

Kétum® Gé

voir Kétoprofène

Lactulose

DUPHALAC® • LACTULOSE® • LAXARON®

Activité pharmacologique

Laxatif osmotique dans le traitement de la constipation. Il augmente l'hydratation des selles par passage de l'eau vers le contenu du côlon, rendant celles-ci plus molles et plus mobiles.

Indications thérapeutiques

Traitement de la constipation en complément des règles hygiénodiététiques.

La constipation est le résultat du séjour prolongé des selles dans le côlon avec déshydratation des matières. Elle est définie par une fréquence de selles inférieure à 3 par semaine. Les selles ont alors une consistance dure et sont difficiles à évacuer. Le patient ressent des douleurs coliques dues à la présence permanente de matières dans le gros intestin.

La constipation occasionnelle peut être due à une modification récente du mode de vie (voyage par exemple).

La constipation chronique (constipation de longue durée) est liée soit à une maladie de l'intestin, soit à un déséquilibre de la fonction intestinale dû aux habitudes alimentaires et au mode de vie.

Présentation

Sachets de 15 ml dosés à 10 g de lactulose.

Solution buvable dosée à 10 g de lactulose pour 15 ml.

Posologie

Dans tous les cas, la posologie est déterminée par le médecin en fonction de la maladie à traiter et des caractéristiques individuelles du patient.

La dose idéale est celle qui conduit à 2 selles molles par jour sans diarrhées. Il peut être pris pur ou dilué dans une boisson (eau, infusion) ou de la nourriture (yaourt).

Traitement d'attaque de la constipation

– Adulte et enfant de plus de 15 ans : 1 à 3 sachets ou cuillères à soupe par jour en 1 prise le soir.

– Enfant de 7 à 14 ans : 1 godet dosé à 15 ml par jour ou 1 sachet par jour ou 1 cuillère à soupe par jour.

– Enfant de 1 à 6 ans : 1 godet dosé à 5 ml par jour à 1 godet dosé à 10 ml par jour ou 1 à 2 cuillères à café par jour.

– Nourrisson jusqu'à 1 an : 1 godet dosé à 5 ml par jour ou 1 cuillère à café par jour.

Traitement d'entretien

– Adulte et enfant de plus de 15 ans : 1 ou 2 sachets par jour.

– Enfant de 7 à 14 ans : 1 sachet par jour ou 1 cuillère à soupe par jour.

Autre indication spécifique et rare

Traitement en relais de l'encéphalopathie hépatique (complication cérébrale de l'atteinte grave du foie : hépatite, cirrhose, etc.), après hospitalisation d'urgence : 1 à 3 sachets par jour.

À savoir

Le laxatif ne doit pas être utilisé de façon prolongée. Le côlon peut devenir paresseux et dépendant du laxatif. En général, il n'est pas souhaitable de dépasser 8 jours de traitement consécutifs sans prendre l'avis d'un médecin.

Des règles hygiénodiététiques sont appliquées en association avec le traitement symptomatique par le laxatif :

– respecter une bonne hygiène de vie avec une alimentation équilibrée. Il faut favoriser une alimentation riche en fibres végétales comme les légumes verts, la salade, les céréales et les légumes secs et consommer des aliments de lest (cellulose, pectine, son). En présence d'eau, ces aliments vont gonfler et détendre la paroi de l'intestin. Par réaction, celle-ci se contracte et évacue le contenu digestif (les selles) ;

– prendre les repas à des heures régulières ;

– avoir une bonne hydratation en buvant 1,5 à 2 l d'eau par jour ;

– déclencher le réflexe gastrocolique matinal par un grand verre d'eau ou de jus de fruit frais ou un petit déjeuner copieux ;

– renforcer la sangle abdominale par des exercices physiques (marche, gymnastique, etc.) ;

– se présenter à la selle à des heures régulières ou à la moindre sensation de besoin spontané.

Chez l'enfant, il faut respecter la bonne quantité d'eau à mélanger avec la poudre de lait infantile. L'hydratation doit être abondante (eau ou jus de fruits).

Effets secondaires éventuels

La fréquence d'apparition d'un effet secondaire dépend de la sensibilité de chacun à la substance administrée et de la faculté que possède cette substance à se concentrer dans un organe donné ou à modifier un système de régulation.

– Ballonnements et selles semi-liquides en début de traitement, diarrhées.

– Rarement prurit et amaigrissement.

Principales contre-indications

Absolues : rectocolite ulcéreuse, maladie de Crohn (inflammation chronique de l'intestin avec diarrhée aiguë), syndrome occlusif ou subocclusif (arrêt de l'évacuation des matières fécales et des gaz), douleurs abdominales de cause indéterminée.

Utilisations déconseillées : grossesse, indication exceptionnelle chez l'enfant

Réglementation

Non inscrit sur une liste (en vente libre). Remboursé à 35 % par la Sécurité sociale.

Médicaments disponibles

Lactulose 10 g/15 ml, soluté buvable et sachet
Médicament de référence :
DUPHALAC® sol. buv. et sachet
Génériques : LACTULOSE EG® sol. buv. et sachet • LACTULOSE BIOGARAN® sol. buv. et sachet • LACTULOSE MERCK® sol. buv. et sachet • LACTULOSE RPG® sol. buv. et sachet • LACTULOSE QUALIMED® sol. buv. et sachet • LACTULOSE G GAM® 20 sachet • LACTULOSE IREX® 20 sachet • LACTULOSE RATIOPHARM® sachet • LACTULOSE BIPHAR® sachet • LACTULOSE TEVA® sachet • LACTULOSE GNR® sachet

Lactulose

Non remboursé : LAXARON® 10/15 ml sachet

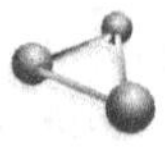

Langoran®

voir Isosorbide dinitrate

Laroscorbine®

voir Vitamine C

Laroxyl®

voir Amitriptyline

Lasilix®

voir Furosémide

Laxaron®

voir Lactulose

Lectil® Gé

voir Bétahistine

Léponex®

voir Clozapine

Lévonorgestrel + éthinylestradiol monophasique

MINIDRIL® • LUDÉAL® GÉ

Activité pharmacologique

Pilule contraceptive, constituée d'œstrogène (éthinylestradiol) et de progestatif (lévonorgestrel) de deuxième génération. Tous les comprimés contiennent la même quantité d'œstrogène et de progestatif et sont donc de la même couleur. Ils sont minidosés en œstrogène.

L'action des œstroprogestatifs se manifeste par trois actions simultanées :

– perturbation de la maturation de l'ovule avec blocage de l'ovulation (effet antigonadotrope) ;

– épaississement de la glaire cervicale (baisse du passage des spermatozoïdes) ;

– modification de l'endomètre (disparition de la capacité de nidation).

Indications thérapeutiques

Pilule à climat progestatif dominant, préférable en cas de règles abondantes, fréquentes et/ou douloureuses.

Présentation

Comprimés enrobés dosés à 0,15 mg de lévonorgestrel (progestatif) + 0,03 mg d'éthinyl-estradiol œstrogène.

Plaquette calendrier de 21 comprimés (boîtes de 1 ou 3 plaquettes).

Posologie

Prise à heure fixe.

Dans tous les cas, la posologie est déterminée par le médecin en fonction de la maladie à traiter et des caractéristiques individuelles du patient.

À savoir

– En cas d'oubli de moins de 12 heures, prendre le comprimé immédiatement oublié, et le comprimé suivant à l'heure prévue. En

cas d'oubli supérieur à 12 heures, poursuivre la contraception orale à l'heure prévue, en y associant une contraception mécanique (préservatif). Il en est de même en cas de vomissement important dans les 4 heures qui suivent la prise du comprimé.

– En raison du risque d'accident artériel (rare), l'obstruction d'une artère peut faire craindre chez les femmes à antécédent thromboembolique trois pathologies : l'accident vasculaire cérébral, la phlébite et l'embolie pulmonaire. L'apparition de céphalées importantes et inhabituelles, de troubles visuels, de vertiges, d'une HTA (hypertension artérielle), de signes de phlébite ou d'infarctus, doit être signalée immédiatement au médecin.

– Il y a toujours une suspicion que le cancer du sein puisse être généré par la pilule, bien que les données actuelles ne permettent pas de l'affirmer. Des douleurs importantes au sein (mastopathie) doivent être signalées.

– Les patientes ayant des pathologies associées telles que l'hypertension, l'épilepsie, le diabète, l'asthme, les migraines, doivent prévoir un suivi de leur contraception par un spécialiste de ces pathologies respectives.

– À l'arrêt du traitement, des aménorrhées (absence de règles) sont parfois constatées.

– Le risque d'accident thromboembolique s'accentue avec l'âge (à partir de 35 ans) et l'usage du tabac. Il

est fortement recommandé d'arrêter de fumer.

– Une surveillance médicale est nécessaire avant et au cours du traitement. Elle comprend la mesure du poids et de la tension artérielle, la palpation des seins, l'examen de l'utérus, un frottis vaginal, ainsi que des dosages sanguins (NFS, cholestérol, triglycérides), et une mammographie tous les 2 ans.

Effets secondaires éventuels

La fréquence d'apparition d'un effet secondaire dépend de la sensibilité de chacun à la substance administrée et de la faculté que possède cette substance à se concentrer dans un organe donné ou à modifier un système de régulation.

– Nausées, céphalées, prise de poids, irritabilité, jambes lourdes.

– Tension mammaire, saignements intermenstruels, c'est-à-dire en dehors des règles (s'ils persistent plusieurs mois, le médecin doit être prévenu), aménorrhée (absence de règles), modification de la libido (troubles du désir sexuel).

– Irritation oculaire avec le port de lentilles de contact, chloasma (taches pigmentaires brunes au niveau du visage exacerbées par le soleil).

Principales contre-indications

Absolues : maladies ou antécédents thromboemboliques (artères qui ont tendance à s'obstruer), troubles cardio-vasculaires et troubles oculaires d'origine vasculaire, diabète, hyperlipidémie, tabagisme, obésité, affections hépatiques graves, insuffisance rénale, grossesse, allaitement, tumeurs du sein ou de l'utérus, hémorragies génitales non diagnostiquées.

Utilisations déconseillées : inducteurs enzymatiques (médicaments qui accélèrent la destruction hépatique de la pilule : rifamycine, millepertuis, phénobarbital, carbamazépine, griséofulvine, etc.). Ritonavir (médicament anti-VIH).

Réglementation

Liste I (sur ordonnance). Remboursé à 65 % par la Sécurité sociale.

Médicaments disponibles

Lévonorgestrel + éthinylestradiol 0 15 mg + 0,03 mg comprimé monophasique
Médicament de référence :
MINIDRIL® comp.
Générique : LUDEAL® GÉ comp.

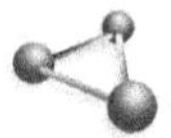

Lévonorgestrel + éthinylestradiol triphasique

TRINORDIOL® • DAILY® GÉ

Activité pharmacologique

Pilule contraceptive minidosée triphasique. Association d'un œstrogène et d'un progestatif de deuxième génération, à des doses variables dans les différents comprimés de la plaquette. On distingue trois groupes à œstrogène, croissant d'un groupe à l'autre. Ce type de pilule simule au plus près la réalité et permet de réduire les effets secondaires gynécologiques comme les métrorragies (saignements en dehors des règles). L'action des œstroprogestatifs se manifeste donc par trois actions simultanées :
– perturbation de la maturation de l'ovule avec blocage de l'ovulation (effet antigonadotrope) ;
– épaississement de la glaire cervicale (baisse du passage des spermatozoïdes) ;
– modification de l'endomètre (disparition de la capacité de nidation).

Indications thérapeutiques

Pilule à climat progestatif dominant, préférable en cas de règles abondantes, fréquentes et/ou douloureuses.

Présentation

Plaquette de 21 comprimés associant lévonorgestrel et éthinyl-estradiol :
– 6 comprimés roses dosés à 0,050 mg de lévonorgestrel + 0,03 mg d'éthinyl-estradiol ;
– 5 comprimés blancs dosés 0,075 mg de lévonorgestrel + 0,04 mg d'éthinyl-estradiol ;
– 10 comprimés jaunes 0,125 mg de lévonorgestrel + 0,03 mg d'éthinyl-estradiol.

Posologie

Dans tous les cas, la posologie est déterminée par le médecin en fonction de la maladie à traiter et des caractéristiques individuelles du patient.

L'ordre de prise des comprimés est : rose, blanc puis jaune.

À savoir

– En cas d'oubli de moins de 12 heures, prendre le comprimé oublié immédiatement et le com-

primé suivant à l'heure prévue. En cas d'oubli supérieur à 12 heures, poursuivre la contraception orale à l'heure prévue, en y associant une contraception mécanique (préservatif). Il en est de même en cas de vomissement important dans les 4 heures qui suivent la prise du comprimé.

– En raison du risque d'accident artériel (rare), l'obstruction d'une artère peut faire craindre chez les femmes à antécédent thromboembolique trois pathologies : l'accident vasculaire cérébral, la phlébite et l'embolie pulmonaire. L'apparition de céphalées importantes et inhabituelles, de troubles visuels, de vertiges, d'une HTA (hypertension artérielle), de signes de phlébite ou d'infarctus doit être signalée immédiatement au médecin.

– Il y a toujours une suspicion que le cancer du sein puisse être généré par la pilule, bien que les données actuelles ne permettent pas de l'affirmer. Des douleurs importantes au sein (mastopathie) doivent être signalées.

– Les patientes ayant des pathologies associées telles que l'hypertension, l'épilepsie, le diabète, l'asthme, les migraines, doivent prévoir un suivi de leur contraception par un spécialiste de ces pathologies respectives.

– À l'arrêt du traitement des aménorrhées sont parfois constatées.

– Le risque d'accident thromboembolique s'accentue avec l'âge (à partir de 35 ans) et l'usage du tabac. Il

est fortement recommandé d'arrêter de fumer.

– Une surveillance médicale est nécessaire avant et au cours du traitement. Elle comprend la mesure du poids et de la tension artérielle, la palpation des seins, l'examen de l'utérus, un frottis vaginal, ainsi que des dosages sanguins (NFS, cholestérol, triglycérides) et une mammographie tous les 2 ans.

Effets secondaires éventuels

La fréquence d'apparition d'un effet secondaire dépend de la sensibilité de chacun à la substance administrée et de la faculté que possède cette substance à se concentrer dans un organe donné ou à modifier un système de régulation.

– Nausées, céphalées, prise de poids, irritabilité, jambes lourdes.

– Tension mammaire, saignements intermenstruels, c'est-à-dire en dehors des règles (s'ils persistent plusieurs mois, le médecin doit être prévenu), aménorrhée (absence de règles), modification de la libido (troubles du désir sexuel).

– Irritation oculaire avec le port de lentilles de contact, chloasma (taches pigmentaires brunes au niveau du visage exacerbées par le soleil).

Principales contre-indications

Absolues : maladies ou antécédents thromboemboliques (artères qui ont tendance à s'obstruer), troubles cardio-vasculaires et troubles oculaires d'origine vasculaire, diabète, hyperlipidémie, tabagisme, obésité, affections hépatiques graves, insuffisance rénale, grossesse, allaitement, tumeurs du sein ou de l'utérus, hémorragies génitales non diagnostiquées. *Utilisations déconseillées* : inducteurs enzymatiques (médicaments qui accélèrent la destruction hépatique de la pilule : rifamycine, millepertuis, phénobarbital, carbamazépine, griséofulvine, etc.). Ritonavir (médicament anti-VIH).

Réglementation

Liste I (sur ordonnance). Remboursé à 65 % par la Sécurité sociale.

Médicaments disponibles

Lévonorgestrel + éthinylestradiol comprimé triphasique
Médicament de référence :
TRINORDIOL® comp.
Générique : DAILY® GÉ comp.

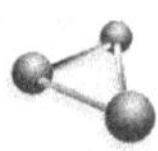

Lexomil®

voir Bromazépam

Lindilane®

voir Paracétamol + codéine

Liorésal®

voir Baclofène

Lipanor®

voir Ciprofibrate

Lipanthyl®

voir Fénofibrate

Lipirex® Gé

voir Fénofibrate

Loftyl® Gé®

voir Buflomédil

Logryx® Gé

voir Minocycline

IMODIUM® • ANTIDIAR® GÉ • ALTOCEL® GÉ • LOPÉRAMIDE®

DIARÉTYL® • DYSPAGON® • ERCÉSTOP® • IMOSSEL® • IMOSSELDUO® • INDIARAL® • NABUTIL® • PÉRACEL®

Activité pharmacologique

Antidiarrhéique. La diarrhée se définit comme une augmentation de la fréquence et du volume des selles. Ce médicament ralentit le transit intestinal. Il possède également une activité antisécrétoire qui limite la perte d'eau. Il a une structure chimique le rapprochant des opiacés (dérivés de l'opium), sans les effets secondaires de cette famille.

Indications thérapeutiques

Traitement de courte durée des diarrhées aiguës passagères en complément de mesures diététiques et d'une réhydratation. Les effets sont rapides et durables.
Il ne doit pas être utilisé en cas de diarrhées survenant au cours d'un traitement antibiotique à large

spectre (risque de stase bactérienne et de toxi-infection) ou en cas de fièvre importante (dysenterie non traitée).

Présentation

Gélules dosées à 20 mg de lopéramide.
Solution buvable à 0,2 mg par ml avec mesurette graduée en kg.

Posologie

Dans tous les cas, la posologie est déterminée par le médecin en fonction de la maladie à traiter et des caractéristiques individuelles du patient.

– Adulte et enfant de plus de 15 ans : 2 gélules en 1 prise d'emblée puis 1 gélule après chaque selle non moulée, sans dépasser 8 gélules par jour (maximum 0,2 mg par kg par jour).
– Enfant de plus de 8 ans : 1 gélule d'emblée puis 1 gélule après chaque selle non moulée sans dépasser 6 gélules par jour.
– Enfant de 2 à 8 ans : 1,5 ml par 10 kg après chaque selle liquide, en respectant un intervalle de 4 heures entre chaque prise, sans dépasser 5 prises par jour. Le médicament est pris dans le biberon ou à la cuillère.

À savoir

Si au bout de 2 jours la diarrhée persiste ou si elle s'accompagne de sang ou de glaires dans les selles, de fièvre ou de vomissements, le traitement sera réévalué par le médecin.
La perte de poids due à la diarrhée doit être strictement surveillée, surtout chez le nourrisson. Une réhydratation par solution de réhy-dratation orale ou par voie intra-veineuse devra être envisagée en cas de diarrhée aiguë. L'hydrata-tion doit être abondante (2 l par jour). Elle est réalisée à l'aide de bouillon, de soupe, de tisanes sucrées et de jus de fruits. Le Coca-Cola® dégazéifié sans caféine (non light), apprécié des enfants, apporte eau, sels minéraux et sucre. L'eau de cuisson du riz en soupe est un moyen naturel pour lutter contre les diarrhées.
Les aliments à privilégier sont les grillades et le riz. Il faut éviter les crudités et les épices, le lait et les lai-tages. La banane, les pommes et les coings (petits pots pour bébés) ont des propriétés régulatrices du tran-sit. Il en est de même pour le riz et la carotte. L'alimentation normale doit être reprise progressivement.
Prudence lors de la conduite de véhicules et l'utilisation de machi-nes à cause des risques de somno-lence et de vertiges. L'alcool est gastronocif.

Effets secondaires éventuels

La fréquence d'apparition d'un effet secondaire dépend de la sensibilité de chacun à la substance administrée et de la faculté que possède cette substance à se concentrer dans un organe donné ou à modifier un système de régulation.

– Constipation qui nécessite l'arrêt du traitement devenu inutile, dou-leurs abdominales, ballonnements, nausées, vomissements, sécheresse buccale.
– Réactions allergiques et hépati-ques rares.
– Asthénie, somnolence, vertiges.

Principales contre-indications

Absolues : poussées aiguës de recto-colite hémorragique, enfant de moins de 8 ans (pour les gélules, en raison du risque de fausse route).
Utilisations déconseillées : grossesse. Café, thé, chocolat, alcool, lait en grande quantité, et jus de pruneaux (augmentation de la diarrhée).

Réglementation

Le lopéramide en boîte de 20 comprimés est sur liste II (sur ordonnance). Le conditionnement en boîte de 12 comprimés est en vente libre et permet un traitement limité à 2 jours. Non remboursé par la Sécurité sociale.

Médicaments disponibles

Lopéramide (chlorhydrate de) 2 mg comprimé et gélule (sur ordonnance)
Médicament de référence :
IMODIUM® 2 mg gél.

Génériques : LOPÉRAMIDE RATIOPHARM® 2 mg comp. • ANTIDIAR® 2 mg GÉ gél. • LOPÉRAMIDE EG® 2 mg gél. • ALTOCEL® 2 mg GÉ gél. • LOPÉRAMIDE BIOGARAN® 2 mg gél. • LOPÉRAMIDE G GAM® 2 mg gél. • LOPÉRAMIDE GIFRER® 2 mg gél. • LOPÉRAMIDE GNR® 2 mg gél. • LOPÉRAMIDE MERCK® 2 mg gél. • LOPÉRAMIDE RPG® 2 mg gél. • LOPÉRAMIDE ARROW® 2 mg gél. • LOPÉRAMIDE IREX® 2 mg gél. • LOPÉRAMIDE QUALIMED® 2 mg gél. • LOPÉRAMIDE TEVA® 2 mg gél.

Lopéramide boite de 12 gélules (en vente libre)
Non remboursés : DIARÉTYL® 2 mg gél. • DYSPAGON® gél. • ERCÉSTOP® gél. • IMOSSEL® gél. • IMOSSELDUO® comp. à croquer • INDIARAL® gél. • NABUTIL® gél. • PERACEL® gél.

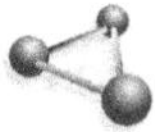

Lopressor®

voir Métoprolol

Lopril®

voir Captopril

Lorazépam

TÉMESTA® • LORAZÉPAM®

Activité pharmacologique

Anxiolytique de la famille des benzodiazépines, à présence longue dans l'organisme. Il possède également des effets sédatifs (effet calmant), myorelaxants (relâchement musculaire), hypnotiques (somnifère), anticonvulsivants (prévention des convulsions) et amnésiants (perte de mémoire).

Indications thérapeutiques

Traitement anxiolytique. L'anxiété est un trouble émotionnel provoquant une sensation d'insécurité.
– Traitement de l'anxiété réactionnelle (décès, chômage, rupture), anxiété de l'adaptation (stress, conflits) et anxiété post-traumatique (accident, agression, attentat).
– Anxiété associée à des troubles somatiques (sévères ou douloureux).
– Traitement de la névrose d'angoisse et de l'anxiété au cours des névroses, notamment hystérie, hypocondrie et phobie.
– Traitement de l'anxiété généralisée ou névrose au long cours après avis d'un spécialiste.

– Traitement de la crise d'angoisse en urgence.

– Traitement du *delirium tremens* (trouble grave dû au sevrage brutal d'une personne alcoolique). Aide au sevrage alcoolique (3 à 6 semaines).

Présentation

Comprimés sécables dosés à 1 mg et à 2,5 mg de lorazépam.

Posologie

Dans tous les cas, la posologie est déterminée par le médecin en fonction de la maladie à traiter et des caractéristiques individuelles du patient.

À savoir

Il y a un risque de dépendance et de tolérance au traitement, lié à l'administration prolongée ou aux antécédents de dépendance médicamenteuse ou d'alcoolisme. Cette dépendance est responsable d'un syndrome de sevrage à l'arrêt du traitement, qui s'exprime par de l'insomnie, des céphalées, de l'anxiété, des myalgies (douleurs musculaires) et de la tension musculaire, de l'irritabilité. L'arrêt du traitement doit être progressif, ce qui permet d'éviter les phénomènes de rebond d'anxiété (réapparition exagérée des symptômes).

Les benzodiazépines ne doivent pas être utilisées seules pour traiter l'anxiété associée à la dépression, dans la mesure où elles peuvent favoriser un passage à l'acte suicidaire. Un contrôle régulier par le médecin est nécessaire dès la survenue d'idées suicidaires. Les benzodiazépines ne constituent pas le traitement des psychoses, même dans le cas où l'anxiété y est importante.

On doit éviter la prise de boissons alcoolisées car elles majorent l'effet sédatif et l'altération de la vigilance.

Prudence lors de la conduite de véhicules et l'utilisation de machines en raison des risques de somnolence et d'altération de la vigilance.

Effets secondaires éventuels

La fréquence d'apparition d'un effet secondaire dépend de la sensibilité de chacun à la substance administrée et de la faculté que possède cette substance à se concentrer dans un organe donné ou à modifier un système de régulation.

– Baisse de la vigilance, ébriété, fatigue, somnolence, hypotonie musculaire (affaiblissement des muscles).

– Dépendance physique et psychique, troubles de la mémoire, phénomène de rebond à l'arrêt du traitement, baisse de la libido.

– Chez l'insuffisant respiratoire, l'effet dépresseur respiratoire des benzodiazépines peut générer une insuffisance respiratoire.

– Chez certaines personnes, les benzodiazépines peuvent provoquer des réactions paradoxales : insomnie, nervosité, irritabilité, accès de colère, agressivité, idées délirantes, hallucinations. Les proches du patient peuvent prévenir le médecin.

– Éruptions cutanées.

Principales contre-indications

Absolues : insuffisance respiratoire et hépatique sévère, myasthénie (fatigue musculaire), syndrome d'ap-

née du sommeil (arrêt de la respiration sans arrêt cardiaque).
Utilisations déconseillées : 1er trimestre de grossesse, allaitement.

Réglementation

La durée de la prescription est limitée à 12 semaines, même si le reste de la prescription est indiqué pour une période supérieure à 3 mois.
Liste I (sur ordonnance). Remboursé à 65 % par la Sécurité sociale.

Médicaments disponibles

Lorazépam 1 mg
comprimé sécable
Médicament de référence :
TÉMESTA® 1 mg comp. séc.
Générique : LORAZÉPAM MERCK® 1 mg comp. séc.

Lorazépam 2,5 mg
comprimé
Médicament de référence :
TÉMESTA® 2,5 mg comp.
Générique : LORAZÉPAM MERCK® 2,5 mg comp. séc.

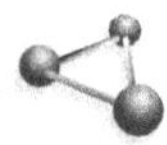

Ludéal® Gé

voir Lévonorgestrel
+ éthinylestradiol

Lumifurex® Gé

voir Nifuroxazide

Mag 2®

voir Magnésium

Magnésium

MAG 2® • TOP MAG® • ÉFIMAG® •
SOLUMAG® • MAGNÉSPASMYL® •
MAGNOSOL® • THALAMAG®

Activité pharmacologique

Apport de magnésium. Il a la propriété d'être régulateur de l'excitabilité neuromusculaire.

Indications thérapeutiques

– Traitement des carences en magnésium.
– Traitement des symptômes assimilés à la carence (souvent due à une alimentation pauvre en magnésium ou à un alcoolisme chronique). Il est actif sur les troubles neuromusculaires, comme la spasmophilie (ou « tétanie latente ») qui se manifeste par des maux de tête, de l'anxiété, de la fatigue, des insomnies, associés à des crampes, des palpitations des paupières et des contractures des membres inférieurs.

Présentation

Comprimés dosés à 100 mg de pidolate de magnésium.
Sachets dosés à 2,5 mg de pidolate de magnésium.
Ampoules buvables dosées à 1,5 g de pidolate de magnésium.

Posologie

Dans tous les cas, la posologie est déterminée par le médecin en fonction de la maladie à traiter et des caractéristiques individuelles du patient.

Adulte : 3 à 4 comprimés par jour ou 3 à 4 ampoules par jour ou 2 sachets par jour.
Enfant de plus de 6 ans : 1 à 4 comprimés par jour ou 1 à 3 ampoules ou 1 à 2 sachets par jour.
La prise du traitement s'effectue avant ou au cours des repas.
Les comprimés s'avalent avec un 1/2 verre d'eau. Les sachets se diluent dans un grand verre d'eau. Les ampoules se diluent dans un 1/2 verre d'eau.

À savoir

Prendre à distance (2 heures minimum) du calcium et des cyclines. Les sources alimentaires en magnésium sont les amandes, les noix, les légumes secs, le chocolat. La carence en calcium est souvent associée à celle en magnésium. Le retour à la normale du taux de magnésium, constaté par analyse biologique, permet d'arrêter le traitement.

Effets secondaires éventuels

La fréquence d'apparition d'un effet secondaire dépend de la sensibilité de chacun à la substance administrée et de la faculté que possède cette substance à se concentrer dans un organe donné ou à modifier un système de régulation.

– Possibilité de diarrhées à forte dose et de douleurs abdominales.

Principales contre-indications

Absolue : insuffisance rénale sévère (élimination défaillante).
Utilisations déconseillées : grossesse, allaitement, médicaments antiarythmiques de la famille des quinidiniques.

Réglementation

Non inscrit sur une liste (en vente libre). Remboursé à 35 % par la Sécurité sociale.

Médicaments disponibles

Magnésium (pidolate de) sachet
Médicaments de référence :
MAG 2® sachet • TOP MAG® sachet • EFI-MAG® sachet

Magnésium
Non remboursés : SOLUMAG® sachet • MAGNÉSPASMYL® comp. et gran. • MAGNO-SOL® sachet • THALAMAG® gél.

Magnésium associé à la vitamine B
MAGNÉ B6® comp. • UVIMAG B6 amp. buv.

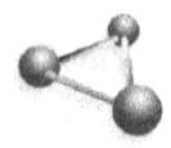

Magnéspasmyl®

voir Magnésium

Magnosol®

voir Magnésium

Maxilase®

voir Alpha Amylase

Mébévérine

DUSPATALIN® • COLOPRIV® GÉ • SPASMOPRIV® GÉ • MÉBÉVÉRINE®

Activité pharmacologique

Antispasmodique agissant, au niveau du tube digestif, sur le muscle lisse intestinal spasmé et douloureux. Les fibres lisses intestinales sont soumises à des contractions réflexes lorsqu'elles sont activées : il s'agit de spasmes appelés aussi « crampes abdominales ». L'antispasmodique évite l'excès de contraction. La mébévérine est donc un régulateur de la contractibilité intestinale.

Indications thérapeutiques

– Traitement des douleurs spasmodiques intestinales.
– Traitement de l'inconfort intestinal lié aux troubles fonctionnels du tube digestif, c'est-à-dire les troubles du transit (diarrhée ou constipation) et les douleurs situées au niveau du côlon.

Présentation

Comprimés, capsules, gélules dosés à 100 mg et 200 mg de mébévérine. Suspension buvable dosée à 10 mg par ml de mébévérine. Le flacon doit être agité avant emploi.

Posologie

Dans tous les cas, la posologie est déterminée par le médecin en fonction de la maladie à traiter et des caractéristiques individuelles du patient.

Prendre avant les repas avec un verre d'eau.

À savoir
Elle n'est pas responsable d'une constipation, de sécheresse de la bouche ni de troubles visuels.
Éviter épices, café et thé qui dérèglent le fonctionnement intestinal.

Effets secondaires éventuels

La fréquence d'apparition d'un effet secondaire dépend de la sensibilité de chacun à la substance administrée et de la faculté que possède cette substance à se concentrer dans un organe donné ou à modifier un système de régulation.

– Rares nausées et rares éruptions cutanées.
– Céphalées et vertiges à forte dose.

Principales contre-indications

Utilisations déconseillées : 1er trimestre de grossesse, allaitement.

Réglementation

Liste II (sur ordonnance). Remboursé à 35 % par la Sécurité sociale.

Médicaments disponibles

Mébévérine 100 mg, comprimé et capsule

Médicament de référence :
DUSPATALIN® 100 mg comp.

Génériques : COLOPRIV® 100 mg GÉ caps. • MÉBÉVÉRINE BIOGARAN® 100 mg caps. • SPASMOPRIV® 100 mg GÉ caps. • MÉBÉVÉRINE TEVA® 100 mg caps.

Mébévérine 200 mg comprimé et gélule

Médicament de référence :
DUSPATALIN® 200 mg gél.

Génériques : SPASMOPRIV® 200 mg GÉ comp. séc. et gél. • COLOPRIV® 200 mg GÉ gél. • MÉBÉVÉRINE MERCK® 200 mg gél. • MÉBÉVÉRINE BIOGARAN® 200 mg gél. • MÉBÉVÉRINE QUALIMED® 200 mg gél. • MÉBÉVÉRINE TEVA® 200 mg gél. • MÉBÉVÉRINE QUALIMED® 200 mg gél. • MÉBÉVÉRINE EG® 200 mg gél.

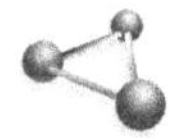

Médiveine® Gé

voir Diosmine

Mégamylase Alpha®

voir Alpha amylase

Mégavix® Gé

voir Tétrazépam

Ménorest®

voir Estradiol

Mestacine®

voir Minocycline

Metformine

GLUCOPHAGE® • GLYMAX® • DIABAMYL® • METFORMINE®

Activité pharmacologique

Antidiabétique oral de type biguanide. Dans le diabète, les taux de sucre sanguin sont élevés (hyperglycémie). C'est l'insuline sécrétée par le pancréas qui régularise la glycémie. La metformine ne stimule pas le pancréas et n'a pas d'effet sur la sécrétion d'insuline. Elle agit en retardant l'absorption intestinale du glucose. La metformine réduit la fabrication de glucose à partir des réserves de sucre (glycogène) et favorise son utilisation par les cellules qui en consomment. Elle agit également sur les graisses, car elle diminue les taux de cholestérol total, de LDL cholestérol (mauvais cholestérol) et de triglycérides.

Indications thérapeutiques

Traitement du diabète non insulino-dépendant (DNID) de type 2, en cas de surcharge pondérale, après échec du régime alimentaire. Ce diabète se caractérise par une hyperglycémie (taux élevé de glucose dans le sang) dont les effets ne se font sentir qu'à long terme.

Présentation

Comprimés dosés à 500 mg, 850 mg et 1 000 mg de metformine.

Posologie

Dans tous les cas, la posologie est déterminée par le médecin en fonction de la maladie à traiter et des caractéristiques individuelles du patient.

Prendre au cours ou à la fin des repas pour une meilleure tolérance digestive.

À savoir

En raison de l'élimination rénale de la metformine, il faut boire 1 à 1,5 l d'eau par jour.

Le médecin doit être prévenu en cas de crampes, de malaises, de fatigue qui sont des signes de surdosage.

L'alimentation doit être suffisante, régulière et équilibrée pour éviter l'hypoglycémie. Il ne faut jamais sauter un repas ni faire de jeûne prolongé. Il faut consommer les deux types de glucides (sucres lents et glucides simples) et réduire les graisses pour diminuer les apports caloriques. Une activité physique quotidienne favorise une dépense énergétique et évite la surcharge pondérale.

Les analyses biologiques recommandées pour la surveillance du diabète et de la fonction rénale doivent être effectuées régulièrement.

Il faut éviter la consommation d'alcool.

Effets secondaires éventuels

La fréquence d'apparition d'un effet secondaire dépend de la sensibilité de chacun à la substance administrée et de la faculté que possède cette substance à se concentrer dans un organe donné ou à modifier un système de régulation.

– La metformine administrée seule ne provoque pas d'accident d'hypoglycémie.

– Risque d'acidose lactique, rare mais grave, dû au surdosage de metformine dans le sang. Il s'agit d'une acidité excessive du sang. La metformine favorise en effet l'accumulation d'acide lactique dans le sang. Cette acidose s'exprime par une dyspnée (difficultés à respirer), des douleurs abdominales avec des crampes, un malaise et une hypothermie suivis d'un coma.

– Nausées, vomissements, diarrhées, goût métallique et perte d'appétit. La persistance des diarrhées et des vomissements impose l'arrêt du traitement.

Principales contre-indications

Absolues : insuffisance rénale, insuffisance hépatique sévère, diabète acidocétosique (signe de déstabilisation du diabète), intoxication alcoolique aiguë et alcoolisme, insuffisance cardiaque, infarctus du myocarde récent, insuffisance respiratoire, antécédents d'acidose lactique, allaitement, déshydratation.

Utilisations déconseillées : grossesse, danazol (Danatrol®), produits de contraste iodés qui peuvent entraîner une insuffisance rénale, avec accumulation de metformine, et exposer à un risque d'acidose lactique. La metformine doit être suspendue avant l'examen radiologique et réintroduite 48 heures après.

Réglementation

Liste I (sur ordonnance). Remboursé à 65 % par la Sécurité sociale.

Médicaments disponibles

Metformine 850 mg comprimé

Médicament de référence :
GLUCOPHAGE® 850 mg comp.

Génériques : METFORMINE G GAM® 850 mg comp. • METFORMINE MERCK® 850 mg comp. • METFORMINE BIOGARAN® 850 mg comp. • METFORMINE RATIOPHARM® 850 mg comp. • METFORMINE EG® 850 mg comp. • GLYMAX® 850 mg GÉ comp. • DIABA-MYL® 850 mg GÉ comp. • METFORMINE RPG® 850 mg comp. • METFORMINE GNR® 850 mg comp. • METFORMINE ARROW® 850 mg comp. • METFORMINE IREX® 850 mg comp. • METFORMINE TEVA® 850 mg comp. • MET-FORMINE QUALIMED® 850 mg comp. • MET-FORMINE IVAX® 850 mg comp.

Metformine 1 000 mg comprimé

Médicament de référence :
GLUCOPHAGE® 1 000 mg comp.

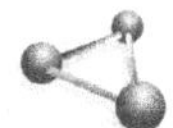

Méthyldopa

ALDOMET®

Activité pharmacologique

Antihypertenseur à action centrale, agissant sur le centre de contrôle cérébral de la tension. La Méthyldopa n'a pas d'effet sur le ralentissement du cœur ni sur la fonction rénale.

Indications thérapeutiques

– Traitement de l'hypertension modérée ou sévère.
L'antihypertenseur normalise et stabilise la pression artérielle qui doit être abaissée en permanence pour limiter l'élévation de tension lors des poussées d'hypertension.
Lorsque l'hypertension n'est pas stabilisée, elle est accompagnée de lésions vasculaires qui sont d'ordre :
• neurologique : accident vasculaire cérébral, hémorragie cérébrale, paralysie totale unilatérale ou transitoire ;
• sensoriel : vertiges par hémorragie labyrinthique, hémorragie rétinienne avec perte de la vision d'un œil par décollement rétinien ;
• cardiaque : accident coronarien, œdème aigu du poumon ;
• rénal : hématurie, insuffisance rénale.

Présentation

Comprimés dosés à 250 mg ou 500 mg de méthyldopa.

Posologie

Dans tous les cas, la posologie est déterminée par le médecin en fonction de la maladie à traiter et des caractéristiques individuelles du patient.

À savoir

Devant des signes d'anémie (pâleur de la peau, fatigue même au repos), le médecin doit être prévenu. Les visites doivent être régulières en début de traitement pour dépister une éventuelle souffrance hépatique (fièvre, hépatite, teint jaune, urines sombres). L'alcool potentialise l'hypotension et peut aggraver des troubles du foie préexistants.
Prudence lors de la conduite de véhicules et l'utilisation de machines en raison des risques de somnolence liés au méthyldopa.

Les visites médicales régulières permettent la surveillance du traitement avec mesure de la tension artérielle et prescription par le médecin d'examens complémentaires et de bilans sanguin (cholestérol, triglycérides), hépatique, rénal, etc.

Effets secondaires éventuels

La fréquence d'apparition d'un effet secondaire dépend de la sensibilité de chacun à la substance administrée et de la faculté que possède cette substance à se concentrer dans un organe donné ou à modifier un système de régulation.

– Hypotension orthostatique, sensation de tête vide, fatigue, sensation de faiblesse.
– Effets sédatifs, tendance dépressive, cauchemars.
– Nausées, constipation, bouche sèche.
– Troubles hépatiques, jaunisse.
– Troubles hématologiques, anémies hémolytiques par destruction des globules rouges.
– Troubles allergiques, troubles endocriniens rares.

Principales contre-indications

Antécédents d'état dépressif grave ou d'hépatite, porphyrie (maladie du foie très rare se manifestant par des bulles sur la peau et des douleurs abdominales), anémie hémolytique.

Réglementation

Liste I (sur ordonnance). Remboursé à 65 % par la Sécurité sociale.

Médicaments disponibles

Méthyldopa 250 mg comprimé
Médicament de référence :
ALDOMET® 250 mg comp.

Méthyldopa 500 mg comprimé
Médicament de référence :
ALDOMET® 500 mg comp.

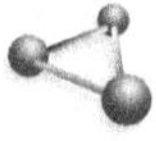

Métocalcium®

voir Calcium + cholécalciférol

Métoclopramide

PRIMPÉRAN® • MÉTOCLOPRAMIDE®

Activité pharmacologique

Antivomitif et antinauséeux. Il prévient les vomissements en bloquant la communication entre les neurones, au niveau du centre cérébral du vomissement. Celui-ci n'est plus activé quand des informations sensorielles ou viscérales susceptibles de déclencher un vomissement lui parviennent. Le métoclopramide possède également la propriété de stimuler la motricité gastro-intestinale. Ainsi, en vidant l'estomac, le risque de vomissement est moindre. Le métoclopramide est rattaché à une famille proche des neuroleptiques.

Indications thérapeutiques

Traitement symptomatique des nausées et des vomissements.

Présentation

– Comprimés dosés à 10 mg de métoclopramide.
– Suppositoires dosés à 10 mg de métoclopramide.
– Solution buvable (1 cuillère à café contient 5 mg de métoclopramide).

– Solution en gouttes buvables (1 goutte = 0,1 mg de métoclopramide).
Seule la forme en gouttes buvables est seule adaptée aux nourrissons.

Posologie

Dans tous les cas, la posologie est déterminée par le médecin en fonction de la maladie à traiter et des caractéristiques individuelles du patient.
Prendre le traitement 10 à 15 minutes avant les repas.

À savoir

Le métoclopramide étant rattaché à la famille des neuroleptiques en raison de sa structure chimique, l'apparition rare d'hyperthermie et de sudation importante peut être le signe d'un syndrome malin des neuroleptiques, et le médecin doit être rapidement prévenu.

Les pertes en eau et en sels minéraux provoquées par les vomissements, s'ils sont fréquents, doivent être compensées par des boissons salées ou sucrées (bouillons, sodas).

Les vomissements seront prévenus par des mesures hygiénodiététiques :
– choisir des aliments appétissants et éviter les odeurs de nourriture provoquant des nausées ;
– prendre les repas au calme et préférer une alimentation riche en sucres et pauvre en graisses ;
– sortir à l'air frais ;
– éviter l'anxiété et le stress.
Au-delà de 4 semaines sans amélioration, il faut recontacter le médecin ou le spécialiste (gastro-entérologue, etc.).

Effets secondaires éventuels

La fréquence d'apparition d'un effet secondaire dépend de la sensibilité de chacun à la substance administrée et de la faculté que possède cette substance à se concentrer dans un organe donné ou à modifier un système de régulation.
– Somnolence, vertiges, céphalées, diarrhées et ballonnements.
– Le syndrome malin (rarissime) se traduit par de la fièvre, une déshydratation, l'altération de la conscience, une rigidité musculaire.
– Les mouvements anormaux apparaissant après une prise (1 à 3 heures) sous forme de spasme du visage (trismus), crise oculogyre, protusion de la langue, plafonnement du regard, torticolis, etc., sont des signes de surdosage : prévenir immédiatement le médecin.

Principales contre-indications

Absolues : lévodopa (Modopar®, Sinemet®...) et autres antiparkinsoniens dopaminergiques (antagonisme), hémorragie digestive, occlusion ou perforation intestinale qui serait aggravée par la stimulation de l'estomac et des intestins. Antécédents de dyskinésie tardive aux neuroleptiques (mouvements anormaux après usage prolongé des neuroleptiques), phéochromocytome (tumeur des surrénales responsable d'hypertension), allaitement.
Utilisations déconseillées : alcool. Grossesse et allaitement.

Réglementation

Liste II (sur ordonnance). Remboursé à 65 % par la Sécurité sociale.

Médicaments disponibles

Métoclopramide 10 mg comprimé sécable
Médicament de référence :
PRIMPÉRAN® 10 mg comp. séc.

Génériques : MÉTOCLOPRAMIDE GNR® 10 mg comp. séc. • MÉTOCLOPRAMIDE MERCK® 10 mg comp. séc

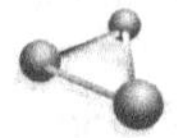

Métoprolol

SÉLOKEN® • LOPRESSOR® • MÉTOPROLOL

Activité pharmacologique

Bêtabloquant cardiosélectif. Le cœur et les vaisseaux sont innervés par le système nerveux sympathique (système nerveux autonome) qui permet la régulation de leur fonctionnement. Le bêtabloquant freine l'activité du système sympathique en agissant sur des récepteurs cellulaires appelés récepteurs bêta. Ainsi, les artères sont moins réactives, donc plus souples (action antihypertensive). Il en est de même du cœur dont la capacité de travail est diminuée (prévention des crises d'angor). Si le bêtabloquant agit spécifiquement sur les récepteurs bêta du cœur, il est dit « cardiosélectif ». Les autres récepteurs bêta situés ailleurs dans l'organisme ne sont pas activés, et il y a donc moins d'effets secondaires. Il possède des propriétés antiarythmiques.

Indications thérapeutiques

– Traitement de l'hypertension
Quand les artères sont plus souples, le tonus artériel est diminué et il en résulte une vasodilatation avec augmentation du diamètre artériel. Cette vasodilatation se traduit par une baisse de la pression intra-artérielle et l'hypertension est maintenue dans la limite des chiffres tensionnels normaux en fonction de l'âge.
– Prophylaxie des crises d'angor d'effort et traitement de fond préventif après infarctus du myocarde (mise au repos du cœur).
Le cœur assure la circulation du sang destiné à irriguer les organes vitaux. Il est lui-même oxygéné grâce aux artères coronaires situées dans le muscle cardiaque (myocarde). Lorsqu'un effort supplémentaire est demandé au myocarde, les coronaires doivent lui apporter plus de sang. Quand une plaque d'athérome tapisse la paroi de ces artères, le sang passe mal. Le cœur est alors en souffrance, qui s'exprime par une crise d'angor avec douleur cardiaque caractéristique encore appelée angine de poitrine.
Sous bêtabloquant, le cœur ne répond pas à une demande de travail supplémentaire et les efforts demandés par l'organisme (course, colère, effort physique) ne peuvent se réaliser. C'est le but recherché. En effet, ces efforts auraient demandé au cœur un travail supplémentaire, responsable potentiel d'obstruction des coronaires et de déclenchement de la crise d'angor.
L'angine de poitrine est une douleur rétrosternale au niveau de la poitrine,

intense et angoissante (peurs, sueurs et pâleur), constrictive, avec sensation d'oppression et irradiant vers le bras gauche, la mâchoire ou le dos.
– Traitement de certains troubles du rythme (tachycardie, extrasystole, fibrillations auriculaires...) et traitement de l'éréthisme cardiaque (hyperexcitabilité du cœur).
– Traitement de fond de la migraine.

Présentation

Comprimés dosés à 100 mg et comprimés LP dosés à 200 mg de métoprolol.

Posologie

Dans tous les cas, la posologie est déterminée par le médecin en fonction de la maladie à traiter et des caractéristiques individuelles du patient.

Prendre au cours du repas.

À savoir

Ne jamais interrompre brutalement le traitement chez les angineux car l'arrêt brusque peut entraîner de graves troubles du rythme, un infarctus du myocarde ou une mort subite.

Si la fréquence cardiaque baisse au-dessous de 50 à 55 battements par minute, il faut prévenir le médecin. Il en est de même devant toute aggravation d'un psoriasis (maladie de peau dont la cause est encore inconnue, caractérisée par des taches rouges avec squames, localisées à la face postérieure des coudes et des genoux, dans le dos et les cheveux), d'une réaction allergique, d'une claudication (arrêt de la marche en raison du manque d'irrigation sanguine au niveau des mollets).

En cas de besoin, ce médicament peut être pris par une femme enceinte.

Les visites médicales régulières permettent la surveillance du traitement avec mesure de la tension artérielle et la prescription par le médecin d'examens complémentaires et de bilans sanguin (cholestérol, triglycérides et enzymes), hépatique, rénal, etc.

Effets secondaires éventuels

La fréquence d'apparition d'un effet secondaire dépend de la sensibilité de chacun à la substance administrée et de la faculté que possède cette substance à se concentrer dans un organe donné ou à modifier un système de régulation.
– Troubles cardio-vasculaires : bradycardie (diminution du nombre de battements), douleur thoracique (risque au sevrage chez le coronarien), insuffisance cardiaque, hypotension, syncope.
– Troubles neurosensoriels : fatigue, vertiges, céphalées, essoufflement, fatigabilité.
– Aggravation d'une claudication intermittente existante, refroidissement des extrémités (syndrome de Raynaud).
– Signes d'hypoglycémie masqués par de l'hypotension chez le diabétique.
– Bronchospasmes chez l'asthmatique.
– Troubles dermatologiques : éruptions cutanées, exacerbation d'un psoriasis.
– Troubles gastro-intestinaux : nausées, vomissements, gastralgies.

– Troubles psychiques : insomnie, cauchemars, impuissance.

Principales contre-indications

Absolues :

Pathologies cardiaques : troubles du rythme (bradycardie inférieure à 45-50 battements par minute, BAV II et III non pourvus de pacemaker, choc cardiogénique, maladies du sinus cardiaque, allongement de l'espace QT, torsades de pointe), hypotension, angor de Prinzmétal.

Autres pathologies : asthme, bronchopneumopathies obstructives sévères, phénomène de Raynaud, phéochromocytome (tumeur bénigne dans la glande médullosurrénale responsable d'hypertension sévère et de troubles du rythme cardiaque) non traité.

Floctafénine (Idarac®), antiarythmiques pouvant induire des torsades de pointe (quinidiniques, disopyramide, brétylium, amiodarone), autres médicaments pouvant induire des torsades de pointe (vincamine, érythromycine injectable, sultopride, bépridil).

Utilisations déconseillées : allaitement, amiodarone, diltiazem, vérapamil.

Réglementation

Liste I (sur ordonnance). Remboursé à 65 % par la Sécurité sociale.

Sportifs : le métoprolol induit une réaction positive aux tests pratiqués lors des contrôles antidopage.

Médicaments disponibles

Métoprolol 50 mg comprimé

Générique : MÉTOPROLOL G GAM® 50 mg comp.

Métoprolol 100 mg comprimé

Médicaments de référence :

SELOKEN® 100 mg comp. séc. • LOPRESSOR® 100 mg comp. séc.

Génériques : MÉTOPROLOL G GAM® 100 mg comp. • MÉTOPROLOL RPG® 100 mg comp. séc.

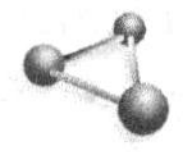

Métronidazole

ROZEX® • ROSICED® • ROZAGEL® • ROZACRÈME®

Activité pharmacologique

Antiparasitaire et antibactérien.

Indications thérapeutiques

Traitement de la rosacée qui se caractérise par l'association de rougeurs, couperose et éruption cutanée sur le visage. Elle s'observe surtout chez les femmes de 30 à 40 ans. La couperose est une dilatation des capillaires de la peau du visage.

Présentation

Gel et crème dosés à 0,75 % de métronidazole (en tube).

POSOLOGIE

Dans tous les cas, la posologie est déterminée par le médecin en fonction de la maladie à traiter et des caractéristiques individuelles du patient.

À savoir

Le traitement est long, soit 3 à 4 mois.

Éviter le contact avec les yeux et les muqueuses (laver à l'eau).

Se laver les mains après application.

Le traitement doit être arrêté dès l'apparition d'intolérances locales. Il ne faut pas réduire la durée du traitement ni la dose prescrite par le médecin au risque de rendre les bactéries résistantes aux traitements ultérieurs, ni réutiliser le médicament sans avis du médecin, même si les symptômes sont semblables à ceux pour lesquels il a été prescrit.

Les soins locaux reposent sur l'utilisation de savon neutre et de crèmes antirougeurs.

Le traitement des éventuelles causes nécessite l'administration d'antihistaminiques, une alimentation équilibrée, voire un traitement antibiotique par voie générale (tétracyclines).

Effets secondaires éventuels

La fréquence d'apparition d'un effet secondaire dépend de la sensibilité de chacun à la substance administrée et de la faculté que possède cette substance à se concentrer dans un organe donné ou à modifier un système de régulation.

Irritations locales, picotement, prurit et sensation de brûlure, photosensibilisation au soleil.

Principales contre-indications

Utilisations déconseillées : grossesse et allaitement.

Réglementation

Liste I (sur ordonnance). Remboursé à 35 % par la Sécurité sociale.
Ne pas réfrigérer.

Médicaments disponibles

Métronidazole 0,75 % gel/tube et crème
Médicaments de référence :
ROZEX® 0,75 % gel/tube et crème • ROSICED® 0,75 % gel/tube • ROZAGEL® 0,75 % gel/tube • ROZACRÈME® 0,75 % crème/tube

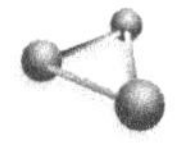

Miacalcic®

voir Calcitonine

Miansérine

ATHYMIL® • MIANSÉRINE®

Activité pharmacologique

Antidépresseur qui a pour but l'amélioration de l'humeur. Des troubles tels que la tristesse, la dépréciation de soi, le sentiment d'échec doivent disparaître. L'antidépresseur va corriger dans un premier temps les trois autres éléments de la dépression : le ralentissement psychomoteur (asthénie, manque d'entrain), les troubles somatiques (insomnies, anorexie, etc.) et l'anxiété. Il possède également des propriétés sédatives, anxiolytiques et régulatrices du sommeil.

Indications thérapeutiques

Traitement des épisodes dépressifs caractérisés.

Présentation

Comprimés dosés à 10 mg, 30 mg ou 60 mg de miansérine.

Posologie

Dans tous les cas, la posologie est déterminée par le médecin en fonction de la maladie à traiter et des caractéristiques individuelles du patient.

Prise du traitement le soir, de préférence au coucher.

À savoir

Chez les patients en dépression confirmée, un traitement est nécessaire voire indispensable. Il existe un risque suicidaire chez le dépressif, dû à sa dépression. Ce risque augmente en début de traitement, en raison de la levée de l'inhibition psychomotrice qui précède l'action antidépressive de l'humeur.

En effet, l'action de l'antidépresseur pour faire cesser l'humeur négative ne se manifeste qu'au bout de plusieurs jours, mais pendant ce temps le patient n'est plus inhibé. S'il constate après 1 semaine à 10 jours de traitement des modifications dans son comportement ou son état psychique, il devra en référer à son médecin ou son psychiatre. Celui-ci modifiera alors le traitement ou le complétera pour permettre sa poursuite et la guérison de l'épisode dépressif. Le traitement est long. Il est au minimum de 6 mois pour éviter les rechutes. Une prise en charge par une psychothérapie est généralement conseillée.

L'apparition de fièvre, d'angine, de signes d'infection doit faire rapidement consulter un médecin. Prudence lors de la conduite de véhicules et l'utilisation de machines en raison de l'altération de la vigilance et des somnolences dont il est responsable.

Ne pas cesser brutalement le traitement en raison du syndrome de sevrage à l'arrêt (céphalée, anxiété, insomnie, malaises).

L'alcool est contre-indiqué car il augmente les effets sédatifs.

Effets secondaires éventuels

La fréquence d'apparition d'un effet secondaire dépend de la sensibilité de chacun à la substance administrée et de la faculté que possède cette substance à se concentrer dans un organe donné ou à modifier un système de régulation.

– Troubles psychiques :

• levée de l'inhibition psychomotrice avec risque suicidaire (rare) ;

• manifestations paroxystiques et aggravation de l'angoisse. L'adjonction d'un traitement sédatif ou anxiolytique peut être utile en début de traitement ;

• insomnie ou nervosité en début de traitement, phénomènes de somnolence, inversion de l'humeur avec apparition d'épisodes maniaques ;

• réactivation d'un délire chez les sujets psychotiques.

– Troubles neurosensoriels (rares) : sécheresse de la bouche, constipation, prise de poids.

– Troubles hématologiques (très rares) : baisse de certains globules blancs dans le sang (agranulocytose).

Principales contre-indications

Absolues : enfant de moins de 15 ans. La survenue de crises convulsives, en raison de la possibilité d'abaissement du seuil épileptogène, impose l'arrêt du traitement chez l'épileptique.

Utilisations déconseillées : clonidine, grossesse (par précaution), allaitement.

Réglementation

Liste I (sur ordonnance). Remboursé à 65 % par la Sécurité sociale.

Médicaments disponibles

Miansérine 10 mg comprimé
Médicament de référence :
ATHYMIL® 10 mg comp.

Génériques : MIANSÉRINE MERCK® 10 mg comp. • MIANSÉRINE EG® 10 mg comp. • MIANSÉRINE ARROW® 10 mg comp. • MIANSÉRINE BIOGARAN® 10 mg comp. • MIANSÉRINE G GAM® 10 mg comp. • MIANSÉRINE GNR® 10 mg comp. • MIANSÉRINE IREX® 10 mg comp. • MIANSÉRINE IVAX® 10 mg • MIANSÉRINE RATIOPHARM® 10 mg comp. • MIANSÉRINE QUALIMED® 10 mg comp. • MIANSÉRINE TEVA® 10 mg comp.

Miansérine 30 mg comprimé sécable
Médicament de référence :
ATHYMIL® 30 mg comp. séc.

Génériques : MIANSÉRINE MERCK® 30 mg comp. • MIANSÉRINE ARROW® 30 mg comp. séc. • MIANSÉRINE BAYER® 30 mg comp. séc. • MIANSÉRINE EG® 30 mg comp. séc. • MIANSÉRINE G GAM® 30 mg comp. séc. • MIANSÉRINE GNR® 30 mg comp. séc. • MIANSÉRINE IREX® 30 mg comp. séc. • MIANSÉRINE® IVAX 30 mg • QUALIMED® 30 mg comp. séc. • MIANSÉRINE RATIOPHARM® 30 mg comp. séc. • MIANSÉRINE TEVA® 30 mg comp. séc.

Miansérine 60 mg comprimé sécable
Médicament de référence :
ATHYMIL® 60 mg comp. séc.

Génériques : MIANSÉRINE MERCK® 60 mg comp. séc. • MIANSÉRINE ARROW® 60 mg comp. séc. • MIANSÉRINE BIOGARAN® 60 mg comp. séc. • MIANSÉRINE EG® 60 mg comp. séc. • MIANSÉRINE G GAM® 60 mg comp. séc. • MIANSÉRINE GNR® 60 mg comp. séc. • MIANSÉRINE IREX® 60 mg comp. séc. • MIANSÉRINE IVAX® 60 mg • MIANSÉRINE QUALIMED® 60 mg comp. séc. • MIANSÉRINE RATIOPHARM® 60 mg comp. • MIANSÉRINE TEVA® 60 mg comp.

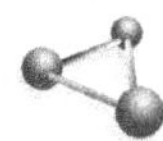

Miglucan®

voir Glibenclamide

Migpriv®

voir Acide acétylsalicylique + métoclopramide

Minidiab®

voir Glipizide

Minidril®

voir Lévonorgestrel + éthinylestradiol

Minocycline

MYNOCINE® • ZACNAN® GÉ • MINOLIS® GÉ • YELNAC® GÉ • **MESTACINE®** • LOGRYX® GÉ • MINOCYCLINE®

Activité pharmacologique

Antibiotique appartenant à la famille des tétracyclines de deuxième génération.

Indications thérapeutiques

Indications usuelles : traitement de l'acné, de la surinfection de la bronchite chronique et des infections ORL à *Hæmophilus*, des infections génitales (gonococcies, syphilis...).

Indications spécifiques : infections ophtalmiques, pulmonaires et génito-urinaires à chlamydia, infections pulmonaires et génito-urinaires à mycoplasmes, maladie de Lyme (transmise par une piqûre de tique), leptospirose, choléra, rickettsioses (fièvre des montagnes), brucellose.

Présentation

Comprimés dosés à 50 et 100 mg de minocycline.

Posologie

Dans tous les cas, la posologie est déterminée par le médecin en fonction de la maladie à traiter et des caractéristiques individuelles du patient.

Prendre à distance du coucher en raison des risques de brûlures d'estomac et d'œsophagites.

À savoir

En raison d'un risque de photosensibilisation, il est conseillé de ne pas s'exposer directement au soleil ou aux U.V. et d'appliquer une crème solaire. Toute exposition doit être interrompue en cas d'apparition de manifestations cutanées (rougeurs sur la peau).

Prendre à distance (2 heures) fer, magnésium, calcium, zinc et aluminium qui inhibent l'effet des tétracyclines.

Prudence lors de la conduite de véhicules et l'utilisation de machines en raison des risques de vertige dont la minocycline est responsable.

En raison du risque de rechute, le traitement ne doit pas être arrêté avant la date recommandée par le médecin, même si les symptômes ont disparu. La guérison des signes d'infection ne correspond pas toujours à la guérison bactériologique avec disparition de tous les germes pathogènes.

Il ne faut pas réduire la durée du traitement ni la dose prescrite par le médecin au risque de rendre les bactéries résistantes aux traitements ultérieurs. Il ne faut pas réutiliser un antibiotique sans avis du médecin, même si les symptômes sont semblables à ceux pour lesquels il a été prescrit

Effets secondaires éventuels

La fréquence d'apparition d'un effet secondaire dépend de la sensibilité de chacun à la substance administrée et de la faculté que possède cette substance à se concentrer dans un organe donné ou à modifier un système de régulation.

– Réactions allergiques : urticaire, rash, prurit, fièvre, adénopathies (affections des ganglions lymphatiques), œdème de Quincke (gonflement de la langue, de la glotte et du larynx avec risque d'étouffement), hyperéosinophilie, photosensibilisation.

– Troubles digestifs : nausées, vomissements, diarrhées, candidose. La survenue de diarrhées est prévenue par la prise de levure prescrite par le médecin (Ultralevure®, etc.) ou par la consommation de yaourts. Elle est généralement sans gravité, sauf cas exceptionnel. La survenue de diarrhées avec fièvre nécessite de prévenir le médecin.

– Troubles hématologiques et hépatotoxicité (rares).
– Sensations d'ébriété, vertiges avec impression d'action ralentie. Hypertension intracrânienne bénigne rare avec céphalées et troubles de la vision (rares).

Principales contre-indications

Absolues : allergie aux autres antibiotiques de la famille des tétracyclines. Rétinoïdes (Roaccutane®). Grossesse (à partir du 2ᵉ trimestre) et allaitement. Enfant de moins de 8 ans en raison du risque de coloration permanente des dents et d'hypoplasie de l'émail dentaire.

Réglementation

Liste I (sur ordonnance). Remboursé à 65 % par la Sécurité sociale.

Médicaments disponibles

Minocycline 50 mg comprimé ou gélule
Médicament de référence :
MYNOCINE® 50 mg gél.
Génériques : MINOCYCLINE MERCK® 50 mg gél. • ZACNAN® 50 mg GÉ gél. • MINOLIS® 50 mg GÉ gél. • MINOCYCLINE GNR® 50 mg gél. • MINOCYCLINE IREX® 50 mg gél. • YELNAC GÉ® 50 mg gél. • MINOCYCLINE TEVA® 50 mg gél.

Minocycline 100 mg comprimé et gélule
Médicaments de référence :
MESTACINE® 100 mg comp. séc. • MYNOCINE® 100 mg gél.
Génériques : LOGRYX® 100 mg GÉ comp. séc. • MINOCYCLINE BIOGARAN® 100 mg comp. séc. • MINOCYCLINE EG® 100 mg gél. • MINOCYCLINE MERCK® 100 mg gél. • ZACNAN® 100 mg GÉ gél. • MINOCYCLINE IREX® 100 mg gél. • YELNAC® GÉ 100 mg gél. • MINOCYCLINE TEVA® 100 mg gél. • MINOLIS® 100 mg GÉ gél. • MINOCYCLINE GNR® 100 mg gél.

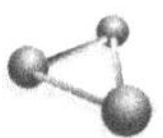

Minolis® Gé

voir Minocycline

Miorel® Gé

voir Thiocolchicoside

Modulon® Gé

voir Trimébutine

Modurétic®

voir Hydrochlorothiazide + amiloride (chlorhydrate)

Molsidomine

CORVASAL® • MOLSIDOMINE®

Activité pharmacologique

Antiangoreux, vasodilatateur. La vasodilatation se fait essentiellement au niveau des troncs vasculaires cardiaques (coronaires) qui irriguent le muscle cardiaque (myocarde). Cette dilatation favorise la circulation dans les coronaires partiellement obstruées par une plaque d'athérome. Il s'agit d'une plaque de graisse qui s'est déposée sur la paroi d'une coronaire. L'obstruction a comme conséquence la crise d'angine de poitrine et l'infarctus du myocarde (crise cardiaque). La molsidomine prévient ainsi le risque d'angor grâce à une dilatation continue.

Indications thérapeutiques

– Traitement préventif de la crise d'angor : lorsqu'un effort est demandé au myocarde, les coronaires doivent lui apporter plus de sang. Avec une plaque d'athérome sur leur paroi, le sang passe mal et le cœur est en souffrance. Celle-ci s'exprime par une crise d'angor avec douleur cardiaque caractéristique : l'angine de poitrine. On constate généralement une douleur rétrosternale intense et angoissante (anxiété, sueurs et pâleur), constrictive avec sensation d'oppression, irradiant vers le bras gauche, la mâchoire ou le dos.

– Traitement de l'angor sévère : il s'agit d'une crise d'angor qui survient spontanément, sans effort déclencheur apparent, ou en cas d'effort minime. Il est encore appelé angor instable pour cette raison.

Présentation

Comprimés dosés à 2 et 4 mg de molsidomine.

Posologie

Dans tous les cas, la posologie est déterminée par le médecin en fonction de la maladie à traiter et des caractéristiques individuelles du patient.

À savoir

La baisse de la pression artérielle et les céphalées sont fréquentes surtout en début de traitement. Lorsqu'il sera prévenu, le médecin prendra en compte les autres traitements vasodilatateurs éventuellement associés, si la baisse de la tension artérielle et les céphalées sont excessives.

La mise en place de mesures visant à lutter contre les facteurs de risque est indispensable.

Les facteurs déclenchants les plus fréquents sont la marche rapide, la marche contre le vent, la période après le repas, le froid intense, les pratiques sexuelles, les colères et le stress. Il faut limiter l'apport de graisses alimentaires et pratiquer un sport (marche, gymnastique). L'arrêt du tabac est obligatoire.

Le patient doit toujours avoir sur lui, si elle lui a été prescrite, la trinitrine en spray à pulvériser sous la langue ou en comprimés à croquer, pour faire cesser une crise d'angor. Le suivi médical est indispensable pour constater que l'angor n'évolue pas en angor stable et constant, stade ultime avant l'infarctus du myocarde.

Effets secondaires éventuels

La fréquence d'apparition d'un effet secondaire dépend de la sensibilité de chacun à la substance administrée et de la faculté que possède cette substance à se concentrer dans un organe donné ou à modifier un système de régulation.

– Une légère baisse de la pression artérielle et des céphalées sont fréquentes en début de traitement.

– Risque d'hypotension ou de vertiges à forte dose, et risque de chutes.

Principales contre-indications

Absolues : sildénafil (Viagra®) et dérivés en raison du risque d'augmentation de l'hypotension et du déclenchement d'un accident coronarien, hypotension importante avec état de choc.

Utilisation déconseillée : grossesse.

Réglementation

Liste I (sur ordonnance). Remboursé à 65 % par la Sécurité sociale.

Médicaments disponibles

Molsidomine 2 mg comprimé sécable

Médicament de référence :

CORVASAL® 2 mg comp. séc.

Génériques : MOLSIDOMINE EG® 2 mg comp. séc. • MOLSIDOMINE MERCK® 2 mg comp. séc. • MOLSIDOMINE BIOGARAN® 2 mg comp. séc. • MOLSIDOMINE ARROW® 2 mg comp. séc. • MOLSIDOMINE G GAM® 2 mg comp. séc. • MOLSIDOMINE GNR® 2 mg comp. séc. • MOLSIDOMINE IREX® 2 mg comp. séc. • MOLSIDOMINE QUALIMED® 2 mg comp. séc. • MOLSIDOMINE RPG® 2 mg comp. séc. • MOLSIDOMINE RATIOPHARM® 2 mg comp. séc. • MOLSIDOMINE TEVA® 2 mg comp.

Molsidomine 4 mg comprimé sécable

Médicament de référence :

CORVASAL® 4 mg comp. séc.

Génériques : MOLSIDOMINE EG® 4 mg comp. séc. • MOLSIDOMINE MERCK® 4 mg comp. séc. • MOLSIDOMINE BIOGARAN® 4 mg comp. séc. • MOLSIDOMINE ARROW® 4 mg comp. séc. • MOLSIDOMINE G GAM® 4 mg comp. séc. • MOLSIDOMINE GNR® 4 mg comp. séc. • MOLSIDOMINE IREX® 4 mg comp. séc. • MOLSIDOMINE QUALIMED® 4 mg comp. séc. • MOLSIDOMINE RPG® 4 mg comp. séc. • MOLSIDOMINE RATIOPHARM® 4 mg comp. séc. • MOLSIDOMINE TEVA® 4 mg comp.

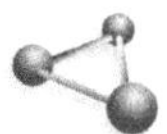

Mono-Tildiem®

voir Diltiazem

Mopral®

voir Oméprazole

Morphine généralités

Activité pharmacologique

La morphine est issue de l'opium. C'est à partir des capsules de la fleur de pavot que l'on obtient (par incision) une résine qui, séchée, devient l'opium.

C'est un antalgique opiacé majeur actif sur le système nerveux central (cerveau).

Un message douloureux est analysé au niveau du cortex (substance grise). Les informations sur la douleur sont alors classées, localisées, interprétées et mémorisées. La douleur est également analysée d'une manière psychoaffective par les centres cérébraux du comportement qui la transforment ou non en souffrance.

La morphine bloque la remontée du message douloureux vers les centres supérieurs et inhibe l'analyse corticale de la douleur. Elle jouerait aussi un rôle sur les enképhalines cérébrales physiologiques (« hormones antidouleur », de structure chimique proche de la morphine).

Elle possède également une action dépressive sur les centres respiratoires et sur celui de la toux. Elle active le centre du vomissement. La morphine provoque un myosis (contraction de la pupille) d'origine centrale. Elle diminue le transit intestinal (constipation et propriétés antidiarrhéiques) et bloque le sphincter vésical (vessie).

Indications thérapeutiques

Douleurs intenses ou ne cédant pas aux traitements antalgiques d'efficacité moindre.

Posologie

Dans tous les cas, la posologie est déterminée par le médecin en fonction de la maladie à traiter et des caractéristiques individuelles du patient.

À savoir

– La morphine peut conduire à une dépendance physique et psychique, ainsi qu'à une tolérance (accoutumance) à la suite d'administrations répétées et non contrôlées, si son utilisation se fait en dehors du traitement de la douleur.

– Une demande pressante et réitérée de morphine nécessite de la part du médecin de reconsidérer l'état du patient et son niveau de douleur. Il s'agit, le plus souvent, d'un véritable besoin de calmer une douleur, sans comportement addictif. Il n'y a pas de dose maximale tant que les effets secondaires sont maîtrisés.

– L'arrêt de la morphine doit être progressif pour éviter un syndrome de sevrage. Son apparition est fonction de la durée du traitement, de la dose administrée et de l'évolution de la douleur. Le syndrome de sevrage est caractérisé par les symptômes suivants : anxiété, irritabilité, frissons, sudation, bouffées de chaleur, arthralgies, mydriase (dilatation de la pupille), larmoiement, rhinorrhée, nausées, vomissements, crampes abdominales, diarrhées.

– L'utilisation de morphine s'accompagne d'une surveillance de l'intensité de la douleur, de la vigilance et de la fonction respiratoire. L'environnement du patient doit savoir que la somnolence constitue un signe d'appel de décompensation respiratoire. Les deux symptômes sont liés.

– La constipation qui accompagne le traitement par la morphine doit être traitée.

– L'alcool est déconseillé car il potentialise les effets sédatifs de la morphine.

– L'utilisation de la morphine est possible pendant la grossesse, si nécessaire.

– Prudence lors de la conduite de véhicules et l'utilisation de machines en raison de l'altération de la vigilance et des somnolences dont la morphine est responsable.

Effets secondaires éventuels

La fréquence d'apparition d'un effet secondaire dépend de la sensibilité de chacun à la substance administrée et de la faculté que possède cette substance à se concentrer dans un organe donné ou à modifier un système de régulation.

– Risque de dépendance si les règles d'utilisation de la morphine ne sont pas respectées. La morphine est utilisée à intervalles réguliers et non à la demande. Le traitement est préventif et à horaires réguliers. Les prises se font à l'heure prévue, jamais avant. On n'attend pas que la douleur revienne pour administrer la morphine. La peur de l'apparition de la douleur est ainsi supprimée.

– Troubles psychiques : hallucinations, excitation, cauchemars, délires, sensation artificielle de bien-être absolu.

– Constipation qui nécessite d'être prévenue par des laxatifs. Il faut surveiller le transit. L'absence de selles doit être inférieure à 3 jours. Le régime alimentaire doit contenir des fibres pour favoriser le transit (salades, légumes verts).

– Somnolence et état de sédation pouvant aller jusqu'au syndrome confusionnel. Un patient qui dort trop souvent a probablement reçu un traitement surdosé en morphine et présente un risque de dépression respiratoire.

– Dépression respiratoire avec dyspnée. Elle provoque le décès du patient à très forte dose.

– Nausées et vomissements qui peuvent être prévenus par l'administration d'antiémétiques.

– Rétention urinaire fréquente. Elle est due au blocage du sphincter de la vessie par la morphine.

Principales contre-indications

Absolues : insuffisance respiratoire, syndrome abdominal aigu (occlusion intestinale) d'étiologie inconnue, insuffisance hépatocellulaire grave, traumatisme crânien et hypertension intracrânienne, états convulsifs, intoxication alcoolique aiguë et *delirium tremens*. Autres antalgiques centraux.

Utilisations déconseillées : alcool, allaitement.

Réglementation

Stupéfiant : prescription sur ordonnance sécurisée. La prescription est libellée en toutes lettres par le médecin. La durée du traitement commence à la date de la prescription et les quantités obtenues à la pharmacie sont limitées au nombre de jours restant à partir de cette date. Le médecin est limité dans la durée du traitement par la forme de morphine prescrite (7 jours, 14 jours, 28 jours). Les ordonnances de morphine ne sont pas renouvelables. Remboursé à 65 % par la Sécurité sociale.

Sportifs : la morphine induit une réaction positive aux tests pratiqués lors des contrôles.

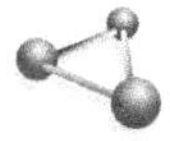

Morphine orale

SKÉNAN® • MOSCONTIN® • ACTISKÉNAN® • SÉVRÉDOL®

Indications thérapeutiques

Douleurs persistantes intenses ou rebelles aux antalgiques de niveau plus faible, en particulier douleurs chroniques ou d'origine cancéreuse.

Présentation

Comprimés et gélules dosés à 10 mg, 20 mg et 30 mg de morphine à action immédiate.

Comprimés et gélules LP (à libération prolongée) dosés à 10 mg, 30 mg, 60 mg, 100 mg, 200 mg de morphine à action prolongée.

Posologie

Dans tous les cas, la posologie est déterminée par le médecin en fonction de la maladie à traiter et des caractéristiques individuelles du patient.

Il n'y a pas de dose maximale tant que les effets secondaires sont maîtrisés.

Réglementation

Stupéfiant : prescription sur ordonnance sécurisée, limitée à 28 jours. Voir Morphine généralités.

Médicaments disponibles

Morphine à libération prolongée comprimé et gélule
Médicaments de référence :
SKÉNAN® LP gél. 10 mg, 30 mg, 60 mg, 100 mg, 200 mg • MOSCONTIN® LP comp. 10 mg, 30 mg, 60 mg, 100 mg, 200 mg

Morphine à action immédiate comprimé et gélule
Médicaments de référence :
ACTISKÉNAN® gél. 10 mg, 20 mg, 30 mg • SÉVRÉDOL® comp. séc. 10 mg, 20 mg

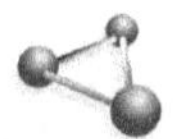

Morphine injectable

MORPHINE®

Indications thérapeutiques

Douleurs persistantes intenses ou rebelles aux antalgiques de niveau plus faible, en particulier douleurs chroniques ou d'origine cancéreuse.

Présentation

Ampoules de 1 ml contenant 1 mg, 10 mg ou 20 mg de morphine base.

Posologie

Dans tous les cas, la posologie est déterminée par le médecin en fonction de la maladie à traiter et des caractéristiques individuelles du patient.

Les injections se pratiquent avec du matériel à usage unique et en respectant une asepsie rigoureuse.

Réglementation

Stupéfiant : prescription sur ordonnance sécurisée, limitée à 7 jours. Voir Morphine généralités.

Médicament disponible

Morphine injectable amp. 1 ml
Médicament de référence :
MORPHINE® amp. 10 mg/1 ml, 20 mg/1 ml

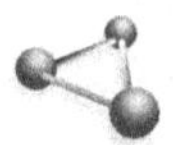

Moscontin® LP

voir Morphine

Motilium®

voir Dompéridone

Muciclar®

voir Carbocistéine

Mucolator®

voir Acétylcystéine

Mucomyst®

voir Acétylcystéine

Mucospire®

voir Acétylcystéine

Multicrom®

voir Cromoglycique Acide

Muxol® Gé

voir Ambroxol

Mycoapaisyl®

voir Éconazole

Mynocine®

voir Minocycline

Myolastan®

voir Tétrazépam

Myoplège® Gé

voir Thiocolchicoside

Nabutil®

voir Lopéramide

Naftidrofuryl

PRAXILÈNE® • DI-ACTANE® GÉ • NAFTILUX® GÉ • GÉVATRAN® • NAFTIDROFURYL®

Activité pharmacologique

Vasodilatateur artériolaire périphérique. Il régule la microcirculation au niveau des muscles et de la peau mal irrigués. C'est un anti-ischémique : il restaure une oxygénation correcte dans ces zones. Il s'oppose aux effets vasoconstricteurs du stress et du froid. Il augmente le périmètre de marche.

Indications thérapeutiques

– Traitement de l'artériopathie chroniques des membres inférieurs avec claudication intermittente. L'artériopathie oblitérante des membres inférieurs est due à l'obstruction des grosses artères périphériques par des plaques d'athérome (dépôts de graisse) sur leur paroi. Elle entraîne à long terme, en raison du sang qui n'arrive plus (ischémie), une altération des tissus avec formation de plaies (ulcères de la peau) pouvant évoluer vers une gangrène et une amputation.
Le principal symptôme de l'artériopathie est la claudication intermittente. C'est l'arrêt de la marche en raison du manque d'irrigation sanguine au niveau des mollets. L'apparition de crampes lors de la marche délimite un périmètre que le patient ne peut pas dépasser. Après un repos de quelques minutes, il reprend sa marche. Sous traitement, ce périmètre est augmenté.
– Traitement des troubles cognitifs chroniques (à l'exclusion de la maladie d'Alzheimer et des autres démences) du sujet âgé. Les troubles cognitifs concernent les fonctions cérébrales aboutissant à la connaissance, c'est-à-dire l'attention, la perception, la mémoire, l'intelligence et le langage.
– Traitement symptomatique du déficit neurosensoriel chronique de la personne âgée, d'origine vasculaire. Il s'agit de troubles liés à l'audition, la vision, l'équilibre, etc.
• Traitement de la baisse d'acuité visuelle et des troubles du champ visuel d'origine vasculaire.
• Traitement des vertiges d'origine circulatoire et de la baisse de l'audition.
• Traitement des acouphènes d'origine vasculaire. Les acouphènes sont des impressions auditives (bourdonnement, sifflement, grésillement).
– Suites des accidents vasculaires cérébraux ischémiques.
– Traitement d'appoint du phénomène de Raynaud qui se caractérise par une vasoconstriction des artérioles des doigts et des orteils sous l'effet du froid, entraînant pâleur, refroidissement et douleurs de ces extrémités (bien les garder au chaud, porter des gants).

Présentation

Comprimés dosés à 200 mg de naftidrofuryl.

Gélules dosées à 100 mg de naftidrofuryl.

Posologie

Dans tous les cas, la posologie est déterminée par le médecin en fonction de la maladie à traiter et des caractéristiques individuelles du patient.

Prise du traitement au cours des repas avec un grand verre d'eau.

À savoir

Le naftidrofuryl contenant de l'acide oxalique, il peut provoquer des calculs rénaux de type oxalocalcique (rares), car cette substance a la faculté de précipiter dans les reins en présence de calcium. Une hydratation adaptée est nécessaire pour maintenir une élimination rénale suffisante.

Ne pas avaler sans eau (risque d'œsophagite) et éviter la prise au coucher.

L'arrêt du tabac et l'exercice physique (la marche) sont les deux mesures thérapeutiques prioritaires dans le traitement des artériopathies, ainsi que les soins d'hygiène des pieds.

Effets secondaires éventuels

La fréquence d'apparition d'un effet secondaire dépend de la sensibilité de chacun à la substance administrée et de la faculté que possède cette substance à se concentrer dans un organe donné ou à modifier un système de régulation.

Nausées, vomissements, brûlures d'estomac, diarrhées. Rare hépatotoxicité.

Principales contre-indications

Absolues : hyperoxalurie connue (présence en excès de cristaux calcaires dans les urines dus à l'acide oxalique) et antécédents de lithiase rénale récidivante (calculs à répétition dans les reins).

Utilisations déconseillées : grossesse et allaitement.

Réglementation

Liste II (sur ordonnance). Remboursé à 35 % par la Sécurité sociale.

Médicaments disponibles

Naftidrofuryl 100 mg gélule

Médicament de référence :
PRAXILÈNE® 100 mg gél.

Génériques : DI-ACTANE® 100 mg GÉ gél. • NAFTIDROFURYL MERCK® 100 mg gél. • NAFTIDROFURYL QUALIMED® 100 mg gél.

Naftidrofuryl 200 mg comprimé et gélule

Médicament de référence :
PRAXILÈNE® 200 mg comp.

Génériques : NAFTIDROFURYL MERCK® 200 mg comp. • GÉVATRAN® 200 mg gél. • NAFTILUX® 200 mg gél. • DI-ACTANE® 200 mg GÉ gél. • NAFTIDROFURYL QUALIMED® 200 mg gél. • NAFTIDROFURYL BIOGARAN® 100 mg gél.

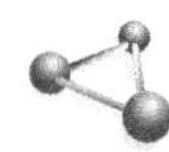

Naftilux®

voir Naftidrofuryl

Nalcron®

voir Cromoglicique acide

Naprosyne®

voir Naproxène

Naproxène

**NAPROSYNE® • APRANAX® • ALÈVE® •
NAPROXÈNE®**

Activité pharmacologique

Anti-infammatoire non stéroïdien (AINS), c'est-à-dire n'appartenant pas à la famille des anti-inflammatoires dérivés de la cortisone. Il possède des propriétés anti-inflammatoires, antalgiques et antipyrétiques. Il participe à l'inhibition des fonctions plaquettaires avec les risques hémorragiques que cela comporte (anticoagulant). AINS de la famille des arylcarboxyliques.

Indications thérapeutiques

– Traitement anti-inflammatoire des affections chroniques comme les rhumatismes articulaires chroniques et les arthroses invalidantes et douloureuses.
– Traitement anti-inflammatoire de courte durée des poussées aiguës comme la tendinite, l'arthrose, la lombalgie, l'épaule douloureuse. Affection post-traumatique de l'appareil locomoteur.
– Traitement anti-inflammatoire en stomatologie, douleurs dentaires et gingivite.
– Traitement de la dysménorrhée (règles douloureuses).

Présentation

Comprimés dosés à 250 mg ou 275 mg et 500 mg ou 550 mg de naproxène.
Comprimés dosés à 750 mg de naproxène.
Sachets dosés à 250 mg et 500 mg de naproxène.

Posologie

Dans tous les cas, la posologie est déterminée par le médecin en fonction de la maladie à traiter et des caractéristiques individuelles du patient.
Prendre au milieu des repas.

À savoir

Les comprimés sont pris au milieu des repas pour protéger la paroi gastrique en raison du risque ulcérogène. Une hémorragie digestive se caractérise par des selles noires (méléna) et nécessite de prévenir le médecin qui arrêtera le traitement.
Les patients asthmatiques peuvent déclencher une crise d'asthme lors de la prise d'AINS ou d'aspirine.
Il faut respecter la durée des traitements et consulter si les symptômes ne sont pas améliorés, sans augmenter les doses soi-même.
Si des signes d'allergie apparaissent (urticaire, visage qui enfle, sensation d'étouffement...), le traitement doit être arrêté et le médecin ou le service d'urgence prévenu.
L'alcool est gastronocif.
Vigilance lors de la conduite de véhicules en raison du risque de vertige, de somnolence et de troubles visuels.

Effets secondaires éventuels

La fréquence d'apparition d'un effet secondaire dépend de la sensibilité de chacun à la substance administrée et de la faculté que possède cette substance à se concentrer dans un organe donné ou à modifier un système de régulation.
– Troubles digestifs : douleurs gastriques, ulcère, nausées, ballonnements, diarrhées, hémorragie digestive et perforation, rares.

– Troubles respiratoires : crise d'asthme chez l'asthmatique.
– Réactions allergiques : éruptions cutanées de type urticaire, prurit, œdème des membres ou du visage, œdème de Quincke (gonflement de la gorge et du visage avec difficulté à respirer), choc anaphylactique (rare).
– Troubles neurosensoriels : céphalées, vertiges (rares), somnolence, troubles visuels, acouphènes.

Principales contre-indications

Absolues : ulcère gastro-duodénal, insuffisance hépatique ou rénale sévère, antécédent d'allergie ou d'asthme déclenché par un AINS ou par l'aspirine, grossesse à partir du 3e mois, allaitement, enfant de moins de 15 ans.

Utilisations déconseillées : méthotrexate. Les anticoagulants, autres AINS et aspirine à fortes doses (qui augmentent le risque d'hémorragie digestive), héparine injectable, ticlopidine (Ticlid®), lithium, port de stérilet (diminution de l'efficacité).

Réglementation

Liste II (sur ordonnance). Remboursé à 65 % (voie orale) par la Sécurité sociale.

Médicaments disponibles

Naproxène 220 mg comprimé
Médicament de référence :
ALÈVE® 220 mg comp.

Naproxène 250 mg ou 275 mg comprimé et sachet
Médicaments de référence :
NAPROSYNE® 250 mg comp. • APRANAX® 250 mg sachet • APRANAX® 275 mg comp.
Génériques : NAPROXÈNE TEVA® 250 mg comp. • NAPROXÈNE SODIQUE TEVA® 275 mg

Naproxène 500 mg ou 550 mg comprimé et sachet
Médicaments de référence :
NAPROSYNE® 500 mg comp. et sachet • APRANAX® 500 mg sachet • APRANAX® 550 mg comp. séc.
Génériques : NAPROXÈNE TEVA® 500 mg comp. • NAPROXÈNE SODIQUE TEVA® 550 mg comp.

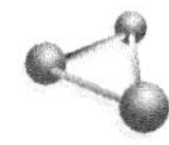

Naproxène suppositoires

NAPROSYNE® • APRANAX®

Activité pharmacologique

AINS de la famille des arylcarboxyliques.

Indications thérapeutiques

– Traitement anti-inflammatoire des affections chroniques comme les rhumatismes chroniques et les arthroses invalidantes et douloureuses.
– Traitement anti-inflammatoire de courte durée des poussées aiguës comme la tendinite, l'arthrose, la lombalgie, l'épaule douloureuse. Affection post-traumatique de l'appareil locomoteur.
– Traitement anti-inflammatoire en stomatologie.
– Traitement des règles douloureuses.

Présentation

Suppositoires dosés à 500 mg de naproxène.

Posologie

Dans tous les cas, la posologie est déterminée par le médecin en fonction de la maladie à traiter et des caractéristiques individuelles du patient.

À savoir

L'utilisation de la voie rectale doit être la plus courte possible en raison du risque de toxicité locale, surajouté aux risques par voie orale (voir Naproxène voie orale, pour les recommandations générales).

Effets secondaires éventuels

La fréquence d'apparition d'un effet secondaire dépend de la sensibilité de chacun à la substance administrée et de la faculté que possède cette substance à se concentrer dans un organe donné ou à modifier un système de régulation.
– Brûlures rectales, douleurs et démangeaisons rectales.
– Voir Naproxène voie orale.

Principale contre-indication

Absolue : antécédent récent de rectocolite hémorragique ou de rectite. Voir Naproxène voie orale.

Réglementation

Liste II (sur ordonnance). Remboursé à 35 % (voie rectale) par la Sécurité sociale.
Suppositoires à conserver à l'abri de la chaleur.

Médicaments disponibles

Naproxène 500 mg suppositoire
Médicaments de référence :
NAPROSYNE® 500 mg • APRANAX® 500 mg

Nicergoline

SERMION® • NICERGOLINE®

Activité pharmacologique

Vasodilatateur périphérique qui augmente le débit artériel périphérique et central sans modifier la pression artérielle et le rythme cardiaque. L'irrigation du cerveau de la personne âgée est ainsi améliorée. Les zones en ischémie périphérique (peau et muscles) sont mieux irriguées.

Indications thérapeutiques

– Traitement de l'artériopathie chronique des membres inférieurs avec claudication intermittente. L'artériopathie oblitérante des membres inférieurs est due à l'obstruction des grosses artères périphériques par des plaques d'athérome sur leur paroi. Elle entraîne à long terme, en raison du sang qui n'arrive plus (ischémie), une altération des tissus avec formation de plaies (ulcères de la peau) pouvant évoluer vers une gangrène et une amputation.
Le principal symptôme de l'artériopathie est la claudication intermittente. C'est l'arrêt de la marche en raison du manque d'irrigation sanguine au niveau des mollets. L'apparition de crampes lors de la marche délimite un périmètre que le patient ne peut pas dépasser. Après un repos de quelques minutes, il reprend sa marche. Sous traitement, ce périmètre est augmenté.
– Traitement des troubles cognitifs chroniques (à l'exclusion de la maladie d'Alzheimer et des autres dé-

mences) du sujet âgé. Les troubles cognitifs concernent les fonctions cérébrales aboutissant à la connaissance, c'est-à-dire l'attention, la perception, la mémoire, l'intelligence et le langage.

– Traitement symptomatique du déficit neurosensoriel chronique de la personne âgée, d'origine vasculaire. Il s'agit de troubles liés à l'audition, la vision, l'équilibre, etc.

– Traitement des baisses d'acuité visuelle et des troubles du champ visuel d'origine vasculaire.

– Traitement des baisses de l'audition et des vertiges d'origine circulatoire. Traitement des acouphènes d'origine vasculaire. Les acouphènes sont des impressions auditives (bourdonnement, sifflement, grésillement).

– Suites d'accidents vasculaires cérébraux ischémiques.

Présentation

Gélules et lyocs dosés à 5 mg et 10 mg de nicergoline.

Posologie

Dans tous les cas, la posologie est déterminée par le médecin en fonction de la maladie à traiter et des caractéristiques individuelles du patient.

– Artériopathie : 3 gélules ou 3 lyocs à 10 mg par jour en 3 prises.

– Autres traitements : 3 à 6 gélules dosées à 5 mg en 3 prises, soit 15 à 30 mg par jour.

Prise du traitement avant les repas avec un verre d'eau. Les lyocs ont un délitement homogène dans l'eau et peuvent également fondre sous la langue.

À savoir

Il est nécessaire d'améliorer l'hygiène de vie. L'arrêt du tabac, l'exercice physique (la marche), les soins d'hygiène des pieds et un régime alimentaire pauvre en graisses sont les mesures thérapeutiques prioritaires.

Effets secondaires éventuels

La fréquence d'apparition d'un effet secondaire dépend de la sensibilité de chacun à la substance administrée et de la faculté que possède cette substance à se concentrer dans un organe donné ou à modifier un système de régulation.

– Troubles digestifs : douleurs gastriques, crampes.

– Bouffées de chaleur et vertiges.

Principales contre-indications

Utilisations déconseillées : grossesse et allaitement.

Réglementation

Liste II (sur ordonnance). Remboursé à 35 % par la Sécurité sociale.

Médicaments disponibles

Nicergoline 5 mg gélule

Médicament de référence :
SERMION® 5 mg gél.

Génériques : NICERGOLINE RPG® 5 mg gél. • NICERGOLINE BIOGARAN® 5 mg gél. • NICERGOLINE EG® 5 mg gél. • NICERGOLINE MERCK® 5 mg gél. • NICERGOLINE QUALI-MED® 5 mg gél.

Nicergoline 10 mg gélule

Médicament de référence :
SERMION® 10 mg gél.

Génériques : NICERGOLINE RPG® 10 mg gél. • NICERGOLINE BIOGARAN® 10 mg gél. • NICERGOLINE EG® 10 mg gél. • NICERGO-

LINE MERCK® 10 mg gél. • NICERGOLINE QUALIMED® 10 mg gél.

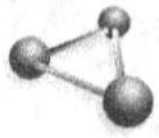

Nidrel®

voir Nitrendipine

Nifédipine

ADALATE® • NIFÉDIPINE®

Activité pharmacologique

Antihypertenseur et vasodilatateur de la famille des inhibiteurs calciques à effets vasculaires prédominants.

Le calcium ionisé (Ca^{++}) active le couplage excitation-contraction du tissu artériel. Les artères sont ainsi toniques et contractées. La nifédipine inhibe la pénétration et la diffusion des ions calcium dans les cellules de ces tissus. Le tonus artériel est donc diminué et il en résulte une vasodilatation avec une augmentation du diamètre artériel. Cette vasodilatation se traduit par une baisse de la pression intra-artérielle. La nifédipine a donc une activité antihypertensive. Elle possède également des propriétés vasodilatatrices périphériques (peau, muscles, membres inférieurs).

Indications thérapeutiques

Traitement de l'hypertension artérielle.

Présentation

Capsules dosées à 10 mg de nifédipine.

Comprimés LP dosés à 20 mg de nifédipine. Ne pas croquer.

Posologie

Dans tous les cas, la posologie est déterminée par le médecin en fonction de la maladie à traiter et des caractéristiques individuelles du patient.

Prise au cours des repas.

À savoir

La nifédipine peut entraîner des douleurs angineuses déclenchées par une hypotension et une augmentation réactionnelle de la fréquence cardiaque qui survient dans les 30 minutes suivant la prise.

Il faut contacter en urgence le médecin dès l'apparition d'une hypotension excessive suivie d'une tachycardie marquée.

Il faut signaler au médecin la présence éventuelle d'œdème des chevilles et de constipation.

Effets secondaires éventuels

La fréquence d'apparition d'un effet secondaire dépend de la sensibilité de chacun à la substance administrée et de la faculté que possède cette substance à se concentrer dans un organe donné ou à modifier un système de régulation.

– Troubles cardiaques, hypotension avec fatigue, vertiges et étourdissements, tachycardie réactionnelle, crise d'angor (rare).

– Céphalées, rougeur du visage, bouffées de chaleur, augmentation de la diurèse au début du traitement (volume des urines).

– Œdème des membres inférieurs non sensible aux diurétiques. Il est très fréquent chez les patients ayant une mauvaise circulation veineuse.

– Gingivite avec gonflement des gencives (rare).

– Réactions allergiques hépatiques et hématologiques (rares).

Principales contre-indications

Absolues : infarctus de moins de 1 mois et angor instable (grave). Grossesse et allaitement.
Utilisations déconseillées : insuffisance hépatique et cardiaque (traitement sous surveillance accrue), ciclosporine, dantrolène injectable.

Réglementation

Liste I (sur ordonnance). Remboursé à 65 % par la Sécurité sociale.

Médicaments disponibles

Nifédipine 10 mg capsule

Médicament de référence :
ADALATE® 10 mg caps.
Générique : NIFÉDIPINE G GAM® 10 mg caps.

Nifédipine LP 20 mg comprimé

Médicament de référence :
ADALATE® LP 20 mg comp.
Génériques : NIFÉDIPINE MERCK® LP 20 mg comp. • NIFÉDIPINE G GAM® LP 20 mg comp. • NIFÉDIPINE RATIOPHARM® LP 20 mg comp. • NIFÉDIPINE RPG® LP 20 mg comp. • NIFÉDIPINE TEVA® LP 20 mg comp.

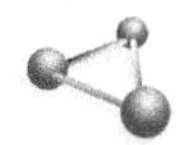

Nifuroxazide

ERCÉFURYL® • LUMIFUREX® GÉ • PANFUREX® GÉ • NIFUROXAZIDE® BIFIX® • SEPTIDIARYL® • ERCÉRYL®

Activité pharmacologique

Anti-infectieux intestinal de la famille des nitrofuranes. La diarrhée est l'augmentation de la fréquence et du volume des selles. Un traitement antibactérien est nécessaire si une cause infectieuse est envisagée. Il s'agit souvent de toxi-infection alimentaire.

La fréquence des parasitoses digestives augmente en Europe du fait de la multiplication des voyages intercontinentaux. La turista, par exemple, est la diarrhée du voyageur due aux bactéries contenues le plus souvent dans l'eau et sur les légumes mal lavés.

Le nifuroxazide ne doit pas être utilisé en cas de diarrhées survenant au cours d'un traitement antibiotique à large spectre (risque de stase bactérienne et de toxi-infection) ou en cas de fièvre importante (dysenterie non traitée). Les traitements associés visent à réduire l'intensité de la diarrhée et à diminuer le nombre de selles.

Indications thérapeutiques

Traitement des diarrhées aiguës d'origine bactérienne.

Présentation

Gélules dosées à 100 mg et 200 mg de nifuroxazide.
Solution buvable dosée à 4 %.

Posologie

Dans tous les cas, la posologie est déterminée par le médecin en fonction de la maladie à traiter et des caractéristiques individuelles du patient.

• En gélule :
– Adulte et enfant au-dessus de 15 ans : 4 gélules dosées à 200 mg par jour en 2 à 4 prises, soit 800 mg par jour.
– Enfant à partir de 6 ans : 6 à 8 gélules dosées à 100 mg, ou 3 à 4 gélules dosées à 200 mg par jour, soit 600 à 800 mg par jour en 3 prises. Il est pos-

sible de mettre le contenu des gélules dans les aliments si nécessaire.

• En suspension buvable :

– Enfant de 2 à 6 ans : 3 cuillères-mesures par jour, soit 660 mg par jour.

– Nourrisson : 1 à 2 cuillères-mesures en 2 prises, soit 220 à 440 mg par jour.

La durée du traitement est limitée à 7 jours. Les prises sont effectuées en dehors des repas.

À savoir

Si au bout de 2 jours la diarrhée persiste ou si elle s'accompagne de sang ou de glaires dans les selles, de fièvre ou de vomissements, le traitement sera réévalué par le médecin. Des signes de déshydratation, tels que sensation de soif, perte de poids, bouche sèche, doivent être pris au sérieux. Une réhydratation par solution de réhydratation orale ou par voie intraveineuse devra être envisagée en cas de diarrhée aiguë.
L'hydratation doit être abondante (2 l par jour). Elle est réalisée à l'aide de bouillon, de soupe, de tisanes sucrées et de jus de fruits. Le Coca-Cola® dégazéifié sans caféine (non light), apprécié des enfants, apporte eau, sels minéraux et sucre. L'eau de cuisson du riz en soupe est un moyen naturel pour lutter contre les diarrhées. La banane, les pommes et les coings (petits pots pour bébés) ont des propriétés régulatrices du transit. Il en est de même pour le riz et la carotte.

L'alimentation normale doit être reprise progressivement.
Éviter les crudités, les fruits, les plats épicés et les aliments et boissons glacés. Il est préférable de consommer des viandes grillées et du riz. L'alcool est gastronocif.

Effets secondaires éventuels

La fréquence d'apparition d'un effet secondaire dépend de la sensibilité de chacun à la substance administrée et de la faculté que possède cette substance à se concentrer dans un organe donné ou à modifier un système de régulation.
Réactions allergiques possibles.

Principales contre-indications

Absolues : nouveau-né et prématuré.
Utilisation déconseillée : grossesse.

Réglementation

Liste II (sur ordonnance). Remboursé à 35 % par la Sécurité sociale.
Les formes contenant 12 comprimés sont en vente libre et le traitement est limité à 3 jours.

Médicaments disponibles

Nifuroxazide 100 mg gélule
Médicament de référence :
ERCÉFURYL® 100 mg gél.

Nifuroxazide 200 mg gélule
Médicament de référence :
ERCÉFURYL® 200 mg gél.

Génériques : NIFUROXAZIDE GNR® 200 mg gél. • NIFUROXAZIDE BIOGARAN® 200 mg gél. • NIFUROXAZIDE MERCK® 200 mg gél. • NIFUROXAZIDE RPG® 200 mg gél. • LUMIFUREX® 200 mg GÉ gél. • NIFUROXAZIDE RATIOPHARM® 200 mg gél. PANFUREX® 200 mg GÉ gél. • NIFUROXAZIDE G GAM® 200 mg gél. • NIFUROXAZIDE EG® 200 mg gél. • NIFUROXAZIDE ARROW® 200 mg gél. • NIFUROXAZIDE IREX® 200 mg gél. • NIFUROXAZIDE QUALIMED® 200 mg gél. • NIFUROXAZIDE TEVA® 200 mg gél.

Nifuroxazide 4 % soluté buvable

Médicament de référence :
PANFUREX® 4 % sol. buv.

Génériques : NIFUROXAZIDE MERCK® 4 % sol. buv. • NIFUROXAZIDE RATIOPHARM® 4 % sol. buv. • NIFUROXAZIDE RPG® 4 % sol. buv. • NIFUROXAZIDE G GAM® 4 % sol. buv. • NIFUROXAZIDE EG® 4 % sol. buv. • NIFU-ROXAZIDE IREX® 4 % sol. buv • NIFUROXA-ZIDE QUALIMED® 4 % sol. buv • NIFUROXA-ZIDE TEVA® 4 % sol. buv. • NIFUROXAZIDE ARROW® 4 % sol. buv

Nifuroxazide

Non remboursés : BIFIX® gél. • SEPTIDIA-RYL® 200 mg gél. • ERCÉRYL® 200 mg gél.

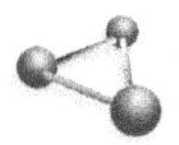

Nitrendipine

BAYPRESS® • **NIDREL®** • NITRENDIPINE MERCK®

Activité pharmacologique

Antihypertenseur et vasodilatateur de la famille des inhibiteurs calci-ques (dihydropyridines). Le calcium ionisé joue un rôle sur l'activation du couplage excitation-contraction du tissu artériel. Les artères sont ainsi toniques et contractées. La ni-trendipine inhibe la pénétration et la diffusion des ions calcium dans les cellules de ces tissus. Le tonus artériel est donc diminué et il en ré-sulte une vasodilatation avec aug-mentation du diamètre artériel. Cette vasodilatation se traduit par une baisse de la pression intra-arté-rielle. La nitrendipine a donc une ac-tivité antihypertensive. Elle possède également des propriétés vasodila-tatrices périphériques (peau, mus-cles, membres inférieurs).

Indications thérapeutiques

Traitement de l'hypertension arté-rielle.

Présentation

Comprimés dosés à 10 mg et à 20 mg de nitrendipine.

Posologie

Dans tous les cas, la posologie est déterminée par le médecin en fonction de la maladie à traiter et des caractéristiques individuelles du patient.
Prendre au cours des repas.

À savoir
Une constipation peut être due au traitement et nécessite de prévenir le médecin qui prescrira un laxatif. Il faut également prévenir le méde-cin en cas d'œdème des chevilles. La nitrendipine peut entraîner des douleurs angineuses déclenchées par une hypotension et une aug-mentation réactionnelle de la fré-quence cardiaque qui survient dans les 30 minutes suivant la prise. Ces douleurs imposent de contacter le médecin en urgence. Prudence lors de la conduite de véhicules et l'utilisation de machi-nes en raison des risques d'étour-dissement et de fatigue dont la nitrendipine est responsable. L'alcool potentialise l'hypotension.

Effets secondaires éventuels

La fréquence d'apparition d'un effet secondaire dépend de la sensibilité de chacun à la substance administrée et de la faculté que possède cette substance à se concentrer dans un organe donné ou à modifier un système de régulation.

– Céphalées, rougeur du visage et bouffées de chaleur.

– Hypotension, fatigue, étourdissement, tachycardie, crise d'angor (rare).

– Œdème des membres inférieurs non sensible aux diurétiques, très fréquent chez les patients ayant une mauvaise circulation veineuse.

– Gingivite (rare) avec hyperplasie gingivale.

– Réactions allergiques, hépatiques et hématologiques (rares).

– Troubles rénaux : augmentation possible de la diurèse (volume des urines).

Principales contre-indications

Absolues : infarctus de moins de 1 mois et angor instable grave. Grossesse, allaitement.

Utilisation déconseillée : dantrolène (en perfusion).

Réglementation

Liste I (sur ordonnance). Remboursé à 65 % par la Sécurité sociale.

Médicaments disponibles

Nitrendipine 10 mg comprimé
Médicaments de référence :
BAYPRESS® 10 mg comp. • NIDREL® 10 mg comp.

Génériques : NITRENDIPINE MERCK® 10 mg comp. • NITRENDIPINE TEVA® 10 mg comp.

Nitrendipine 20 mg comprimé
Médicaments de référence :
BAYPRESS® 20 mg comp. • NIDREL® 20 mg comp.

Génériques : NITRENDIPINE MERCK® 20 mg comp. • NITRENDIPINE TEVA® 20 mg comp.

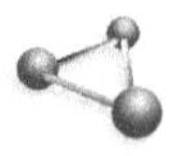

Nolvadex®

voir Tamoxifène

Nootropyl®

voir Piracétam

Norfloxacine

NOROXINE® • NORFLOXACINE®

Activité pharmacologique

Antibiotique antibactérien de la famille des quinolones.

Indications thérapeutiques

– Traitement de la cystite aiguë non compliquée de la femme. Il s'agit d'une infection bactérienne des voies urinaires basses s'exprimant par des brûlures, des douleurs abdominales et des difficultés mictionnelles.

– Traitement des infections urinaires.

– Traitement de l'urétrite gonococcique (blennorragie) masculine aiguë. C'est une maladie sexuellement transmissible s'exprimant par des écoulements, des brûlures locales accentuées à la miction.

Présentation

Comprimés dosés à 400 mg de norfloxacine.

Posologie

Dans tous les cas, la posologie est déterminée par le médecin en fonction de la maladie à traiter et des caractéristiques individuelles du patient.

Prendre au cours des repas avec un grand verre d'eau. Ne pas absorber avec du lait ou un produit laitier (diminution de l'absorption intestinale de la Norfloxacine).

À savoir

Il faut éviter l'exposition au soleil pendant le traitement en raison du risque de photosensibilisation, responsable de réaction cutanée de type brûlure.

À l'apparition de signes de tendinite (rares), c'est-à-dire l'inflammation d'un tendon qui devient douloureux, il faut rester au repos et prévenir le médecin. La tendinite peut conduire à une rupture du tendon d'Achille, le gros ligament qui relie l'os du talon au muscle de la jambe. Ces ruptures sont favorisées par l'association à une corticothérapie.

Le non-respect de la posologie et de la durée du traitement prescrit peut être responsable de la sélection de germes résistants, en particulier lors de traitements longs ou d'infections nosocomiales (contractées à l'hôpital et non liées à l'affection dont souffre le patient hospitalisé). En effet, chaque fois que l'on prend un antibiotique, celui-ci élimine certaines bactéries, mais en renforce également d'autres.

En raison du risque de rechute, le traitement ne doit pas être arrêté avant la date recommandée par le médecin, même si les symptômes ont disparu. La guérison des signes d'infection ne correspond pas toujours à la guérison bactériologique avec disparition de tous les germes pathogènes. De plus, il ne faut jamais prendre d'antibiotiques sans l'avis du médecin. Prudence lors de la conduite de véhicules et l'utilisation de machines en raison des troubles de la vigilance que la norfloxacine peut induire.

Effets secondaires éventuels

La fréquence d'apparition d'un effet secondaire dépend de la sensibilité de chacun à la substance administrée et de la faculté que possède cette substance à se concentrer dans un organe donné ou à modifier un système de régulation.

– Troubles articulaires et musculaires : atteinte des articulations en raison de la faculté des fluoroquinolones à s'y concentrer. Troubles fréquents chez l'enfant et les adolescents sportifs. Douleurs aux articulations, myalgie, tendinite, arrachement du tendon d'Achille. Myasthénie avec faiblesse des muscles.

– Troubles neurosensoriels : céphalées, vertiges, acouphènes s'exprimant par des bruits (bourdonnements, sifflements). Troubles visuels, convulsions, tremblements.

– Troubles psychiques : euphorie, nervosité, insomnie, irritabilité, anxiété, hallucinations.

– Troubles digestifs : nausées, vomissements, gastralgie et crampes abdominales, candidose, diarrhées. La survenue de diarrhées est prévenue par la prise de levure prescrite par le médecin (Ultralevure®, etc.) ou par la consommation de yaourts. Elle est généralement sans gravité, sauf cas exceptionnel. La survenue de diarrhées avec fièvre nécessite de prévenir le médecin.

– Troubles cutanés : prurit, photosensibilisation, syndrome de Lyell avec apparition de cloques et brûlures sur tout le corps (rare).

– Réactions allergiques : urticaire, œdème de Quincke (gonflement de la gorge et des lèvres avec difficultés à respirer) et choc de type anaphylactique (malaise cardio-vasculaire).

– Les troubles hématologiques (anémie), hépatiques (jaunisse) et rénaux (néphrotoxicité) sont rares.

– Troubles gynécologiques : mycose vaginale à candida.

Principales contre-indications

Absolues : allergie aux fluoroquinolones, antécédents de tendinopathie avec une fluoroquinolone, enfant en période de croissance.

Utilisations déconseillées : antécédents de convulsions (surveillance accrue), grossesse et allaitement.

Réglementation

Liste I (sur ordonnance). Remboursé à 65 % par la Sécurité sociale.

Médicaments disponibles

Norfloxacine 400 mg comprimé
Médicament de référence :
NOROXINE® 400 mg comp.
Génériques : NORFLOXACINE ARROW® 400 mg • NORFLOXACINE RATIOPHARM® 400 mg comp. • NORFLOXACINE EG® 400 mg comp. • NORFLOXACINE GNR® 400 mg comp.

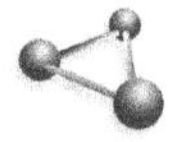

Noroxine®

voir Norfloxacine

Novazam® Gé

voir Diazépam

Nureflex®

voir Ibuprofène

Nurofen®

voir Ibuprofène

Nurofen® Rhume

voir Pseudoéphédrine et ibuprofène

Nyolol® Gé

voir Timolol

Oflocet®

voir Trimébutine

Ofloxacine

OFLOCET® • OFLOXACINE

Activité pharmacologique

Antibiotique de la famille des fluoroquinolones à spectre large, c'est-à-dire actif sur un grand nombre de types de bactéries.

Indications thérapeutiques

– Traitement des infections urinaires aiguës ou chroniques.
– Traitement de l'urétrite gonococcique et non gonococcique.
– Traitement des infections gynécologiques hautes (3 semaines), associé à un macrolide par exemple (couverture complémentaire).
– Traitement de relais des infections ostéoarticulaires.
– Traitement des surinfections bronchiques chez le sujet à risque (alcoolique chronique, fumeur, personne âgée) et des poussées infectieuses de la bronchite chronique.
– Traitement des infections ORL : sinusite chronique, surinfection de l'otite chronique. Mais l'ofloxacine ne constitue pas le traitement de première intention des infections à streptocoques et à pneumocoques.

Présentation

Comprimés dosés à 200 mg d'ofloxacine.

Posologie

Dans tous les cas, la posologie est déterminée par le médecin en fonction de la maladie à traiter et des caractéristiques individuelles du patient.

Prendre au cours des repas pour une meilleure tolérance digestive.

À savoir

Il faut éviter l'exposition au soleil pendant le traitement, en raison du risque de photosensibilisation responsable d'une réaction cutanée de type brûlure vive.

L'apparition de signes de tendinite, c'est-à-dire l'inflammation d'un tendon qui enfle et devient douloureux (rare), doit immédiatement être signalée au médecin car elle peut conduire à une rupture du tendon d'Achille, gros ligament qui relie l'os du talon au muscle de la jambe. La tendinite est favorisée par l'association à une corticothérapie.

Le non-respect de la posologie et de la durée du traitement prescrit peut être responsable de la sélection de germes résistants, en particulier lors de traitements longs ou d'infections nosocomiales. En effet, chaque fois que l'on prend un antibiotique, celui-ci élimine certaines bactéries, mais en renforce aussi d'autres.

En raison du risque de rechute, le traitement ne doit pas être arrêté avant la date recommandée par le médecin, même si les symptômes ont disparu. La guérison des signes d'infection ne correspond pas toujours à la guérison bactériologique avec disparition de tous les germes pathogènes. De plus, il ne faut jamais reprendre d'antibiotiques restant sans l'avis du médecin.

Prudence lors de la conduite de véhicules et l'utilisation de machines en raison des perturbations de la vigilance et des troubles neurologiques que l'ofloxacine peut induire.

Effets secondaires éventuels

La fréquence d'apparition d'un effet secondaire dépend de la sensibilité de chacun à la substance administrée et de la faculté que possède cette substance à se concentrer dans un organe donné ou à modifier un système de régulation.

– Troubles articulaires et musculaires. L'atteinte des articulations est due à la faculté des fluoroquinolones de s'y concentrer. Troubles fréquents chez l'enfant et les adolescents sportifs. Douleurs aux articulations, myalgie (douleurs musculaires), tendinite, arrachement du tendon d'Achille. Myasthénie avec faiblesse des muscles.

– Troubles neurosensoriels et neurologiques : céphalées, vertiges, acouphènes (bourdonnements, sifflements qui ne correspondent à aucun son extérieur). Troubles visuels, convulsions, tremblements.

– Troubles psychiques : euphorie, nervosité, insomnie, irritabilité, anxiété, hallucinations.

– Troubles digestifs : nausées, vomissements, brûlures d'estomac, candidose, diarrhées. La survenue de diarrhées est prévenue par la prise de levure prescrite par le médecin (Ultralevure®, etc.) ou par la consommation de yaourts. Elle est généralement sans gravité, sauf cas exceptionnel. La survenue de diarrhées avec fièvre nécessite de prévenir le médecin.

– Troubles cutanés : éruptions cutanées, rougeur, prurit, photosensibilisation, syndrome de Lyell avec apparition de cloques et brûlures sur tout le corps (rare).

– Réactions allergiques : urticaire, œdème de Quincke (gonflement de la gorge et des lèvres avec difficultés à respirer) et choc de type anaphylactique (malaise cardio-vasculaire).

– Les troubles hématologiques (thrombopénie et leucopénie), hépatiques (jaunisse) et rénaux (néphrotoxicité) sont rares.

– Troubles gynécologiques : mycose vaginale à candida.

Principales contre-indications

Absolues : allergie aux fluoroquinolones, antécédents de tendinopathie avec une fluoroquinolone.

Utilisations déconseillées : enfant en période de croissance, grossesse et allaitement, antécédents de convulsions et de myasthénie (surveillance accrue).

Réglementation

Liste I (sur ordonnance). Remboursé à 65 % par la Sécurité sociale.

Médicaments disponibles

Ofloxacine 200 mg comprimé
Médicament de référence :
OFLOCET® 200 mg comp.

Génériques : OFLOXACINE BIOGARAN® 200 mg comp. • OFLOXACINE MERCK® 200 mg comp. • OFLOXACINE QUALIMED® 200 mg comp. • OFLOXACINE TEVA® 200 mg comp.

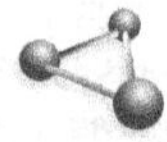

OLCAM Gé

voir Piroxicam

Oméprazole

MOPRAL® • ZOLTUM®

Activité pharmacologique

Antiulcéreux. Antisécrétoire d'acidité gastrique de la famille des inhibiteurs de la pompe à protons. La production d'acidité au niveau de l'estomac se fait par un mécanisme cellulaire appelé pompe à protons. Les inhibiteurs de la pompe à protons limitent la sécrétion d'acidité, ce qui permet la cicatrisation des ulcères.

Indications thérapeutiques

– Traitement préventif des lésions duodénales induites par les AINS (anti-inflammatoires non stéroïdiens). Traitement des brûlures d'estomac induites par les AINS, quand elles n'ont pas été prévenues par l'oméprazole.
– Traitement symptomatique du reflux gastro-œsophagien correspondant à l'évacuation passive du contenu de l'estomac. La conséquence est une remontée acide se traduisant par des brûlures œsophagiennes (pyrosis) accompagnées de difficultés, et des douleurs à la déglutition.
– Traitement de l'ulcère de l'estomac évolutif. L'ulcère est une perte de substance de la muqueuse gastrique. L'acidité crée l'érosion de la muqueuse et altère la sécrétion de mucus qui la protège. Il y a des risques d'hémorragie digestive et de perforation si l'ulcère s'aggrave. À long terme, un ulcère non traité ou mal soigné peut se cancériser.
– Prévention des récidives d'ulcère en traitement d'entretien.
– Traitement d'entretien de l'œsophagite.
– Traitement du syndrome de Zollinger-Ellison. C'est une maladie rare qui associe des ulcères multiples à une diarrhée et à la présence de graisses dans les selles.

Présentation

Gélules dosées à 10 mg ou 20 mg d'oméprazole.

Posologie

Dans tous les cas, la posologie est déterminée par le médecin en fonction de la maladie à traiter et des caractéristiques individuelles du patient.
La prise du traitement se fait au cours d'un repas ou à jeun.

À savoir

Le respect des règles hygiénodiététiques améliore la réussite du traitement :
– éviter les épices, agrumes, fritures, alcools qui irritent la muqueuse gastro-duodénale, ainsi que les repas copieux, riches en graisses ou protéines qui augmentent le travail de l'estomac et entraînent une hypersécrétion d'acide chlorhydrique ;
– prendre les repas au calme et à heures régulières ;
– réduire la consommation de tabac et de café.
Ne pas interrompre le traitement, même en l'absence de douleurs. En effet, il y a risque de rebond

d'acidité et de rechute de l'ulcère avant sa cicatrisation complète. Prendre à distance des antiacides, en raison du risque de diminution de l'efficacité de l'antisécrétoire. Une surveillance médicale régulière doit être effectuée et comporte des examens de l'estomac (fibroscopie, radiologie).

Effets secondaires éventuels

La fréquence d'apparition d'un effet secondaire dépend de la sensibilité de chacun à la substance administrée et de la faculté que possède cette substance à se concentrer dans un organe donné ou à modifier un système de régulation.

– Troubles digestifs : nausées, gastralgie, diarrhées ou constipation.
– Réactions allergiques : éruptions cutanées, urticaire, prurit.
– Troubles neurosensoriels : céphalées, vertiges.
– Troubles hépatiques (jaunisse), rénaux (insuffisance rénale) et hématologiques, rares.
– Troubles neurologiques : confusion, hallucinations, agitation. Ces effets sont rares et sont constatés essentiellement chez la personne âgée.

Principales contre-indications

Utilisations déconseillées : grossesse et allaitement (par précaution).

Réglementation

Liste II (sur ordonnance). Remboursé à 65 % par la Sécurité sociale.

Médicaments disponibles

Oméprazole 10 mg gélule
Médicaments de référence :
MOPRAL® 10 mg • ZOLTUM 10 mg

Oméprazole 20 mg gélule
Médicaments de référence :
MOPRAL® 20 mg • ZOLTUM 20 mg

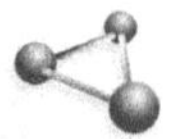

Oncotam® Gé

voir Tamoxifène

Ophtim®

voir Timolol

Opticron®

voir Cromoglycique acide

Oracéfal®

voir Céfadroxil

Oracilline®

voir Phénoxyméthylpénicilline

Orocal®

voir Calcium

Orocal® Vit. D3

voir Calcium + cholécalciférol

Osséans® Vit. D3

voir Calcium + cholécalciférol

Ostéocal® Gé

voir Calcium

Ostéocal® Vit. D3

voir Calcium + cholécalciférol

Ostram®

voir Calcium

Ostram® Vit. D3

voir Calcium + cholécalciférol

Oxybutynine

DITROPAN® • DRIPTANE® GÉ • ZATUR GÉ® • OXYBUTYNINE®

Activité pharmacologique

Antispasmodique urinaire. Il relâche le muscle de la vessie et diminue la fréquence des contractions vésicales responsables des émissions d'urine. Il y aura moins d'impériosité urinaire (besoin immédiat d'uriner) et de pollakiurie (augmentation anormale du nombre de mictions).

Indications thérapeutiques

Utilisé dans le traitement de l'incontinence urinaire (perte involontaire d'urine le jour ou la nuit). L'oxybutynine ne traite pas l'incontinence due à l'effort.

Présentation

Comprimés dosés à 5 mg d'oxybutynine.

Posologie

Dans tous les cas, la posologie est déterminée par le médecin en fonction de la maladie à traiter et des caractéristiques individuelles du patient.

Prendre à jeun, 30 minutes avant les repas ou à leur début en cas de douleurs gastriques.

À savoir

En raison de la diminution de la sécrétion salivaire, les inconvénients dentaires et buccaux nécessitent un suivi chez le dentiste. La rétention urinaire peut favoriser les infections urinaires (fièvre et douleurs) qui obligent à prévenir le médecin.

L'évaluation du traitement après 4 à 6 semaines permet de constater la réussite de celui-ci ou de réajuster la posologie en fonction des effets secondaires ou des pathologies associées (hyperthyroïdie, maladie coronarienne, insuffisance cardiaque, hypertrophie de la prostate).

Prudence lors de la conduite de véhicules et l'utilisation de machines en raison des risques de somnolence et de vision trouble dont l'oxybutine est responsable.

L'alcool aggrave l'hypotension et la somnolence.

Effets secondaires éventuels

La fréquence d'apparition d'un effet secondaire dépend de la sensibilité de chacun à la substance administrée et de la faculté que possède cette substance à se concentrer dans un organe donné ou à modifier un système de régulation.

– Sécheresse de la bouche, constipation, nausées.

– Hypotension, tachycardie.

– Rétention urinaire avec difficulté à uriner.

– Troubles de l'accommodation visuelle, mydriase (dilatation de la pupille), vision floue.

– Somnolence, étourdissements, céphalées, rougeur du visage, éruptions cutanées (rares).

– Troubles psychiques rares : confusion mentale, anxiété, agitation, troubles du caractère (paranoïa).

Principales contre-indications

Absolues : glaucome à angle fermé, hypertrophie prostatique avec rétention urinaire, mégalocôlon toxique (inflammation du côlon), myasthénie grave (affaiblissement musculaire), atonie intestinale avec constipation importante, occlusion intestinale (arrêt de l'évacuation des matières et des gaz contenus dans l'intestin). Grossesse et allaitement.

Réglementation

Liste II (sur ordonnance). Remboursé à 35 % par la Sécurité sociale.

Médicaments disponibles

Oxybutynine 5 mg comprimé sécable
Médicament de référence : DITROPAN® 5 mg comp. séc.

Génériques : OXYBUTYNINE MERCK® 5 mg comp. séc. • DRIPTANE® 5 mg GÉ comp. séc. • OXYBUTYNINE EG® 5 mg comp. séc. • OXYBUTYNINE RATIOPHARM® 5 mg comp. séc. • ZATUR® GÉ 5 mg comp. séc. • OXYBUTYNINE G GAM® 5 mg comp. séc.

Panfurex® Gé

voir Nifuroxazide

Panogel®

voir Benzoyle peroxyde

Panos® Gé

voir Tétrazépam

Panoxyl®

voir Benzoyle peroxyde

Paracétamol adulte

DOLIPRANE® • EFFERALGAN® • DOLKO® •
PARALYOC® • FÉBRECTOL® • CLARADOL® •
EXPANDOL® • PARACÉTAMOL® •
DAFALGAN® • GÉLUPRANE®

Activité pharmacologique

Antalgique. Antipyrétique. Le paracétamol appartient aux antalgiques du premier palier de la classification de l'OMS (Organisation mondiale de la santé).

Indications thérapeutiques

Traitement des douleurs légères à modérées et/ou des états fébriles : maux de tête, états grippaux, douleurs dentaires, courbatures, règles douloureuses.

Présentation

Comprimés, comprimés effervescents, gélules, sachets, lyocs dosés à 500 mg de paracétamol.
Comprimés et comprimés effervescents dosés à 1 g de paracétamol.

Posologie

Dans tous les cas, la posologie est déterminée par le médecin en fonction de la maladie à traiter et des caractéristiques individuelles du patient.

– Adulte et enfant de plus de 15 ans : 1 à 2 comprimés ou gélules ou sachets dosés à 500 mg, à renouveler si besoin au bout de 4 heures (maximum 6 comprimés par jour). En cas de douleurs intenses, la quantité maximale de comprimés ou gélules ou sachets dosés à 500 mg est de 8 par jour. La dose totale de paracétamol ne doit pas excéder 4 g par jour. Traitement des douleurs rhumatismales : 3 comprimés dosés à 1 g par jour sans dépasser 4 comprimés dosés à 1 g par jour espacés de 4 heures.

– Enfant de plus de 27 kg, ou à partir de 8 ans : 1 comprimé ou gélule ou sachet dosé à 500 mg toutes les 6 heures. Maximum 4 prises par jour.

– Enfant de 40 à 50 kg ou à partir de 12 ans : 1 comprimé ou gélule ou sachet dosé à 500 mg toutes les 4 heures. Maximum 6 prises par jour. Prendre avec un verre d'eau, de jus de fruit ou de lait.

À savoir

L'administration à heures régulières permet d'éviter les oscillations de fièvre et la réapparition des douleurs. Le paracétamol peut être prescrit en alternance avec de l'aspirine, ce qui diminue les effets secondaires de chacun et permet une couverture antalgique ou antipyrétique plus rapprochée.

Pour éviter un risque de surdosage, vérifier l'absence de paracétamol

dans la composition des médicaments prescrits en même temps que lui. En cas de surdosage constaté (très fortes doses), il faut consulter un médecin ou un service d'urgence. Surdosage : 10 g de paracétamol en une seule prise chez l'adulte (hospitalisation d'urgence).
Le paracétamol peut être prescrit pendant toute la grossesse et l'allaitement. En cas d'automédication, si la douleur persiste plus de 5 jours et la fièvre plus de 3 jours aux doses maximales autorisées, il faut consulter un médecin.

Effets secondaires éventuels

La fréquence d'apparition d'un effet secondaire dépend de la sensibilité de chacun à la substance administrée et de la faculté que possède cette substance à se concentrer dans un organe donné ou à modifier un système de régulation.

– Rares troubles allergiques : éruptions cutanées avec rougeurs et urticaire.

– En cas de surdosage : nausées, vomissements et douleurs abdominales. Il y a risque de souffrance hépatique.

Principales contre-indications

Absolues : allergie connue au paracétamol, insuffisance hépatocellulaire.

Réglementation

Non inscrit sur une liste (en vente libre). Remboursé à 65 % par la Sécurité sociale.
Comprimés effervescents et lyocs sont à conserver à l'abri de la chaleur et de l'humidité.

Médicaments disponibles

Paracétamol 500 mg comprimé effervescent ou sachet
Médicaments de référence :
CLARADOL® 500 mg comp. eff. • DOLIPRANE® 500 mg comp. eff. et sachet • EFFERALGAN® 500 mg comp. eff. • DOLKO® 500 mg sachet
Générique : PARACÉTAMOL RPG® 500 mg comp. eff.

Paracétamol 500 mg comprimé ou gélule
Médicaments de référence :
EFFERALGAN® 500 mg comp. • EXPANDOL® 500 mg comp. • FÉBRECTOL® 500 mg comp. • CLARADOL® 500 mg comp. séc. • DOLIPRANE® 500 mg gél. ou comp. séc. • DOLKO® 500 mg comp. séc. • DAFALGAN® 500 mg gél. • GÉLUPRANE® 500 mg gél.
Génériques : PARACÉTAMOL EG® 500 mg comp. • PARACÉTAMOL G GAM® 500 mg comp. • PARACÉTAMOL GNR® 500 mg comp. • PARACÉTAMOL MERCK® 500 mg comp. • PARACÉTAMOL RPG® 500 mg comp. • PARACÉTAMOL BIOGARAN® 500 mg comp. séc. • PARACÉTAMOL ARROW® 500 mg comp. • PARACÉTAMOL QUALIMED® 500 mg comp. • PARACÉTAMOL RATIOPHARM® 500 mg comp. séc. • PARACÉTAMOL BIOGARAN® 500 mg gél.

Paracétamol 500 mg lyophilisat
Médicament de référence :
PARALYOC® 500 mg lyophilisat

Paracétamol 1 g comprimé, comprimé effervescent, comprimé sécable
Médicaments de référence :
EFFERALGAN® 1 g comp. eff. • DOLIPRANE® 1 g comp. et comp. eff. • DAFALGAN® 1 g comp.
Générique : PARACÉTAMOL BIOGARAN® 1 g comp. eff.

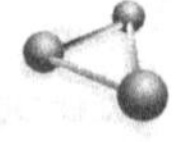

Paracétamol pédiatrique

DOLIPRANE® • EFFERALGAN® • DAFALGAN®

Activité pharmacologique

Antalgique. Antipyrétique.

Indications thérapeutiques

Traitement des états fébriles et des douleurs légères à modérées (douleurs dentaires, maux de tête, etc.).

Présentation

Lyocs dosés à 250 mg.

Sachets dosés à 80 mg ou 100 mg, 150 mg, 200 mg, 250 mg, 300 mg de paracétamol.

Suspension buvable pédiatrique en flacon.

Posologie

Dans tous les cas, la posologie est déterminée par le médecin en fonction de la maladie à traiter et des caractéristiques individuelles du patient.

Il est impératif de respecter les posologies définies en fonction du poids de l'enfant (le peser le cas échéant) afin de lui donner la dose la mieux adaptée. La prise de comprimé et de gélule est contre-indiquée chez l'enfant avant 6 ans, car elle peut entraîner une fausse route.

Formes pédiatriques en sachet

La dose quotidienne de paracétamol recommandée est d'environ 60 mg par kg par jour, à répartir en 4 ou 6 prises, soit environ 15 mg par kg et par prise toutes les 6 heures ou 10 mg par kg et par prise toutes les 4 heures :

- **de 6 à 8 kg** (environ de 3 à 9 mois) : 1 sachet dosé à 100 mg par prise, à renouveler si besoin au bout de 6 heures, sans dépasser 4 sachets par jour.
- **de 8 à 12 kg** (environ de 6 à 24 mois) : 1 sachet dosé à 150 mg par prise, à renouveler si besoin au bout de 6 heures, sans dépasser 4 sachets par jour.
- **de 12 à 16 kg** (environ de 2 à 5 ans) : 1 sachet dosé à 200 mg par prise, à renouveler si besoin au bout de 6 heures, sans dépasser 4 sachets par jour.
- **de 16 à 24 kg** (environ de 4 à 9 ans) : 1 sachet dosé à 300 mg par prise, à renouveler si besoin au bout de 6 heures, sans dépasser 4 sachets par jour.
- **de 25 à 30 kg** (environ de 9 à 11 ans) : 1 sachet dosé à 300 mg par prise, à renouveler si besoin au bout de 4 heures, sans dépasser 6 sachets par jour.

Sachet et comprimé effervescent dosés à 500 mg :

- Enfant de 12 à 15 ans : 1 comprimé ou sachet à renouveler si besoin au bout de 4 heures (maximum 6 comprimés par jour).
- Enfant de 8 à 12 ans : 1 comprimé ou sachet à renouveler si besoin au bout de 6 heures (maximum 4 comprimés par jour).

Suspension buvable

Cette présentation est adaptée, grâce aux mesurettes (pipettes graduées), à une administration de 4 prises par jour : 60 mg par kg par jour en 4 prises.

La suspension buvable est prélevée dans le flacon avec la pipette jusqu'à la graduation correspondant au poids de l'enfant. Elle est bue directement à la mesurette, ou dans un peu d'eau ou dans un biberon.

Doses maximales recommandées :
• Enfant de moins de 37 kg : la dose totale de paracétamol ne doit pas dépasser 80 mg par kg et par jour.
• Enfant de 38 kg à 50 kg : la dose totale de paracétamol ne doit pas excéder 3 g par jour.
• Enfant de plus de 50 kg : la dose totale de paracétamol ne doit pas excéder 4 g par jour.

À savoir

Il faut prévenir le médecin si la douleur persiste plus de 5 jours ou la fièvre plus de 3 jours.

L'administration à heures régulières permet d'éviter les oscillations de fièvre et la réapparition des douleurs.

Le paracétamol peut être prescrit en alternance avec de l'aspirine, ce qui diminue les effets secondaires de chacun et permet une couverture antalgique ou antipyrétique plus rapprochée.

Pour éviter un risque de surdosage, vérifier l'absence de paracétamol dans la composition des médicaments pédiatriques prescrits en même temps que lui.

Conseils aux parents en cas de fièvre élevée : découvrir l'enfant, le faire boire, ne pas le laisser dans un endroit trop chaud et, éventuellement, le baigner dans une eau à 2 degrés de moins que sa température.

Effets secondaires éventuels

La fréquence d'apparition d'un effet secondaire dépend de la sensibilité de chacun à la substance administrée et de la faculté que possède cette substance à se concentrer dans un organe donné ou à modifier un système de régulation.

Rares troubles allergiques : rashs cutanés avec érythème et urticaire.

Surdosage et accident

L'intoxication est surtout fréquente chez les jeunes enfants. Elle est due à un surdosage thérapeutique ou à une intoxication accidentelle. **Ne jamais laisser les médicaments à la portée des enfants.**

L'intoxication s'exprime par des nausées, des vomissements, des douleurs abdominales, et par une anorexie. Il faut prévenir le médecin ou contacter un service d'urgence.

Il y a intoxication massive à partir de 150 mg par kg en 1 seule prise chez l'enfant. Par exemple, pour un enfant de 10 kg qui aurait bu l'équivalent d'environ 1/2 flacon de suspension buvable en 1 prise. Elle provoque des troubles hépatiques graves, voire très graves. Il faut le conduire d'urgence à l'hôpital pour un lavage gastrique et l'administration d'un contrepoison.

Principales contre-indications

Absolues : allergie connue au paracétamol, insuffisance hépatocellulaire.

Réglementation

Non inscrit sur une liste (en vente libre). Remboursé à 65 % par la Sécurité sociale.

Comprimés effervescents et lyocs sont à conserver à l'abri de la chaleur et de l'humidité.

Médicaments disponibles

Paracétamol 150 mg sachet
Médicaments de référence :
DOLIPRANE® 150 mg sachet • EFFERALGAN®
150 mg sachet

Paracétamol 250 mg lyophilisat, comprimé dispersible, sachet
Médicaments de référence :
PARALYOC® 250 mg lyophilisat • FÉBRECTOL®
250 mg comp. disp. • DOLIPRANE® 250 mg
sachet • EFFERALGAN® 250 mg sachet

Paracétamol soluté buvable
Médicaments de référence :
DOLIPRANE® susp. buv. • EFFERALGAN pédia-
trique® sol. buv. • DOLKO® enf. et nour. sol. buv.

Paracétamol suppositoires

DOLKO® • EFFERALGAN • DOLIPRANE®

Activité pharmacologique

Antalgique. Antipyrétique.

Indications thérapeutiques

Traitement de la fièvre et/ou des douleurs d'intensité légère à modérée.

Présentation

Suppositoires sécables dosés à 100 mg ou à 80 mg de paracétamol. Suppositoires dosés à 150 mg, 200 mg et 300 mg de paracétamol. Suppositoires adultes dosés à 1 g de paracétamol, réservés à l'adulte et à l'enfant de plus de 15 ans.

Posologie

Dans tous les cas, la posologie est déterminée par le médecin en fonction de la maladie à traiter et des caractéristiques individuelles du patient.

Elle dépend du poids de l'enfant. Il faut le peser, le cas échéant, afin de lui donner la dose la mieux adaptée.

La dose quotidienne est d'environ 60 mg/kg/jour, à répartir en 4 pri-ses, soit environ 15 mg/kg toutes les 6 heures.

La dose maximale recommandée à ne pas dépasser est de 80 mg/kg/ jour chez l'enfant de moins de 35 kg.

– Nourrisson de 3 à 4 kg (environ de la naissance à 1 mois) : 50 mg soit 1/2 suppositoire à 100 mg, à renou-veler si besoin au bout de 6 heures.

– Nourrisson de 5 à 8 kg (environ de 2 à 9 mois) : 1 suppositoire à 100 mg, à renouveler si besoin au bout de 6 heures.

– Nourrisson de 8 à 12 kg (environ de 6 à 24 mois) : 1 suppositoire à 150 mg, à renouveler si besoin au bout de 6 heures.

– Enfant de 12 à 16 kg (environ de 2 à 5 ans) : 1 suppositoire à 200 mg, à renouveler si besoin au bout de 6 heures.

– Enfant de 15 à 24 kg (environ de 4 à 9 ans) : 1 suppositoire à 300 mg, à renouveler si besoin au bout de 6 heures.

– Adulte et enfant de plus de 15 ans : 1 suppositoire dosé à 1 g, 1 à 3 fois par jour.

À savoir

Chez l'enfant, les prises systéma-tiques doivent être espacées d'au moins 4 heures et de préférence 6 heures.

Pour éviter un risque de surdosage, vérifier l'absence de paracétamol dans la composition d'autres médi-caments pédiatriques prescrits en même temps que lui.

En cas de diarrhées, la forme sup-positoire n'est pas adaptée.

Si la douleur persiste plus de 5 jours ou la fièvre plus de 3 jours, il ne faut pas continuer le traitement sans avis du médecin
Conseils aux parents en cas de fièvre élevée : découvrir l'enfant, le faire boire, ne pas le laisser dans un endroit trop chaud et, éventuellement, le baigner dans une eau à 2 degrés de moins que sa température.

Effets secondaires éventuels

La fréquence d'apparition d'un effet secondaire dépend de la sensibilité de chacun à la substance administrée et de la faculté que possède cette substance à se concentrer dans un organe donné ou à modifier un système de régulation.

– Irritation rectale et anale.

– Accidents allergiques rares : éruptions cutanées, rougeurs, urticaire.

Principales contre-indications

Absolues : hypersensibilité au paracétamol, antécédents récents de rectite, d'anite ou de rectorragie, insuffisance hépatique.

Réglementation

Non inscrit sur une liste (en vente libre). Remboursé à 65 % par la Sécurité sociale.
Tenir à l'abri de la chaleur.

Médicaments disponibles

Paracétamol suppositoire
Médicaments de référence :
DOLKO® nourrisson 80 mg et 170 mg • EFFERALGAN® 80 mg, 150 mg et 300 mg • DOLIPRANE® 150 mg et 300 mg

Paracétamol + codéine

CODOLIPRANE® • PARACÉTAMOL CODÉINE® • CLARADOL CODÉINE® • SUPADOL® • DAFALGAN CODÉINE® • EFFERALGAN CODÉINE® • LINDILANE® • ALGISÉDAL®

Activité pharmacologique

Antalgique. Antipyrétique.

Indications thérapeutiques

Traitement des douleurs d'intensité modérée à intense, non calmées par l'administration d'antalgiques du premier palier seuls (aspirine ou paracétamol, AINS, antalgique).

Présentation

Comprimés dosés à 400 mg ou 500 mg de paracétamol + 20 mg ou 25 mg de codéine.

Comprimés et comprimés effervescents dosés à 500 mg de paracétamol + 30 mg de codéine.

Comprimés effervescents au goût de pamplemousse.

Posologie

Dans tous les cas, la posologie est déterminée par le médecin en fonction de la maladie à traiter et des caractéristiques individuelles du patient.

À savoir

L'usage prolongé conduit à la dépendance et au syndrome de sevrage à l'arrêt du traitement. La prise systématique toutes les 6 heures permet de prévenir la réapparition des douleurs. Il faut prendre l'avis du médecin si les douleurs intenses persistent après 5 jours de traitement. Ne pas augmenter les doses soi-même en raison des risques de dépendance à la codéine, ni raccourcir la période entre 2 prises sans avis médical.

L'association avec l'alcool est déconseillée car il majore l'effet sédatif de la codéine.

Prudence lors de la conduite de véhicules et l'utilisation de machines en raison des risques de somnolence dont la codéine est responsable. Signaler au médecin la présence de somnolence ou de constipation.

Effets secondaires éventuels

La fréquence d'apparition d'un effet secondaire dépend de la sensibilité de chacun à la substance administrée et de la faculté que possède cette substance à se concentrer dans un organe donné ou à modifier un système de régulation.

– Constipation, nausées.
– Somnolence, vertiges, dépression respiratoire.
– Risque de dépendance lors d'un traitement prolongé.
– Réactions allergiques et hématologiques (rares).
– Troubles hépatiques rares.

Principales contre-indications

Absolues : insuffisance hépatique ou respiratoire, asthme, agonistes-antagonistes morphiniques (Subutex®, Temgésic®, Nubain®), enfant de moins de 15 kg, allergie à la codéine ou au paracétamol, allaitement.
Utilisations déconseillées : administration à l'enfant (sous surveillance), encombrements bronchiques.

Réglementation

Liste I (sur ordonnance), dosé à 30 mg de codéine. Remboursé à 65 % par la Sécurité sociale.

Non inscrit (vente libre), dosé à 20 et 25 mg de codéine.
Remboursé à 65 % par la Sécurité sociale.
Sportifs : ce médicament induit une réaction positive aux tests pratiqués lors des contrôles antidopage.

Médicaments disponibles

Paracétamol + codéine 400 mg + 20 mg comprimé sécable (en vente libre)
Médicament de référence :
CODOLIPRANE® comp. séc.
Génériques : PARACÉTAMOL CODÉINE GNR® comp. séc. • PARACÉTAMOL CODÉINE ARROW® comp. séc.

Paracétamol + codéine 400 mg + 25 mg comprimé (en vente libre)
Médicaments de référence :
LINDILANE® comp. • ALGISÉDAL® comp.

Paracétamol + codéine 500 mg + 20 mg comprimé sécable (liste I, en vente libre)
Médicaments de référence :
CLARADOL CODÉINE® comp. • SUPADOL® comp.

Paracétamol + codéine 500 mg + 30 mg comprimé (sur ordonnance)
Médicaments de référence :
DAFALGAN CODÉINE® comp. • EFFERALGAN CODÉINE® comp. eff.
Générique : PARACÉTAMOL CODÉINE TEVA® comp. eff.

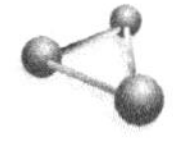

Paralyoc®

voir Paracétamol

Parkinane®

voir Trihexyphénidyle

Parlodel®

voir Bromocriptine

Paroxétine

DÉROXAT® • DIVARIUS® • PAROXÉTINE®

Activité pharmacologique

Antidépresseur de la famille des inhibiteurs de la recapture de la sérotonine. Cette sélectivité pourrait expliquer la faible apparition d'effet rebond (réapparition de la dépression) de certains effets indésirables. On recherche l'amélioration de l'humeur et des troubles tels que la tristesse, la dépréciation de soi, le sentiment d'échec doivent disparaître. L'antidépresseur va corriger dans un premier temps les trois autres éléments de la dépression : le ralentissement psychomoteur (asthénie, manque d'entrain), les troubles somatiques (insomnies, anorexie) et l'anxiété.

Indications thérapeutiques

– Traitement des épisodes dépressifs confirmés.
– Traitement des TOC. Les troubles obsessionnels compulsifs sont caractérisés par des obsessions et des comportements répétitifs inappropriés (compulsions).
– Prévention des attaques de panique, forte anxiété avec impression d'impuissance devant une situation ressentie comme menaçante.
– Prévention de l'agoraphobie. Il s'agit de la peur angoissante des grands espaces et de la foule.
– Prévention des phobies sociales, caractérisées par la peur et le repli sur soi. Elles perturbent les relations sociales et professionnelles.

Présentation

Comprimés dosés à 20 mg de paroxétine.
Solution buvable dosée à 20 mg/ 5 ml, munie d'une pipette doseuse.

Posologie

Dans tous les cas, la posologie est déterminée par le médecin en fonction de la maladie à traiter et des caractéristiques individuelles du patient.

La prise journalière se fait avec un grand verre d'eau.

À savoir

Chez les patients en dépression confirmée, un traitement est nécessaire voire indispensable. Il existe un risque suicidaire chez le dépressif, dû à sa dépression. Ce risque augmente au début du traitement, en raison de la levée de l'inhibition psychomotrice qui précède l'action antidépressive de l'humeur.

En effet, l'action de l'antidépresseur sur l'humeur négative ne se manifeste qu'au bout de plusieurs jours, mais pendant ce temps le patient n'est plus inhibé. S'il constate après 1 semaine à 10 jours de traitement des modifications dans son comportement ou son état psychique, il devra en référer à son médecin ou son psychiatre. Celui-ci modifiera alors la pres-

cription ou la complétera pour permettre la poursuite du traitement et la guérison de l'épisode dépressif.

Une accentuation de l'anxiété ou de l'angoisse peut également survenir, une prise en charge par une psychothérapie est donc généralement conseillée.

Le traitement est long. Il est au minimum de 6 mois pour éviter les rechutes.

L'arrêt brutal du traitement peut entraîner un syndrome de sevrage (état de manque) avec vertiges, insomnies, agitation, anxiété.

Prudence lors de la conduite de véhicules et l'utilisation de machines en raison de l'altération de la vigilance dont ce médicament est responsable. L'alcool est déconseillé.

Effets secondaires éventuels

La fréquence d'apparition d'un effet secondaire dépend de la sensibilité de chacun à la substance administrée et de la faculté que possède cette substance à se concentrer dans un organe donné ou à modifier un système de régulation.

– Troubles psychiques :
• levée de l'inhibition psychomotrice avec risque suicidaire ;
• insomnie ou nervosité, tremblements en début de traitement ;
• risque d'inversion de l'humeur avec apparition d'agitation en cas de surdosage. Réactivation d'un délire chez les sujets psychotiques (perturbation de la personnalité, hallucinations remplaçant la réalité, délires) ;
• manifestations d'angoisse et aggravation de celle-ci. L'adjonction d'un traitement sédatif ou anxioly-tique peut être utile en début de traitement ;
• troubles de la libido et de l'éjaculation.
– Troubles digestifs : nausées, vomissements, sécheresse de la bouche, diarrhées.
– Troubles divers : troubles visuels, prise de poids, hypoglycémie chez le diabétique, troubles hépatiques rares.
– Troubles hématologiques : hématomes, saignement des gencives et rares cas d'hémorragies gynécologiques.
– La présence de certains troubles est un signe de surdosage : troubles psychiques (agitation, confusion, éventuellement coma), troubles moteurs (tremblements, rigidité, hyperactivité), troubles végétatifs (hypo ou hypertension, tachycardie, frissons, hyperthermie, sueurs) et troubles digestifs (diarrhées).

Principales contre-indications

Absolues : alcool. Enfant de moins de 15 ans. Association avec certains antidépresseurs de type IMAO (nialamide, iproniazide). La survenue de crises convulsives en raison de la possibilité d'abaissement du seuil épileptogène impose l'arrêt du traitement chez l'épileptique.

Utilisations déconseillées : IMAO sélectifs A (moclobémide, toloxatone), clonidine, anticoagulant, autre antidépresseur, grossesse par précaution, allaitement. Millepertuis par voie orale (surdosage).

Réglementation

Liste I (sur ordonnance). Remboursé à 65 % par la Sécurité sociale.

Médicaments disponibles

Paroxétine 20 mg comprimé
Médicaments de référence :
DEROXAT® 20 mg • DIVARIUS® 20 mg
Génériques : PAROXÉTINE G GAM® 20 mg • PAROXÉTINE MERCK® 20 mg • PAROXÉTINE QUALIMED® 20 mg • PAROXÉTINE RATIOPHARM® 20 mg

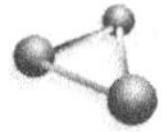

Penglobe®

voir Bacampicilline

Pentoflux® Gé

voir Pentoxifylline

Pentoxifylline

TORENTAL® • PENTOFLUX® GÉ • HATIAL® GÉ • PENTOXIFYLLINE®

Activité pharmacologique

Vasodilatateur périphérique artériel qui possède, en plus, la propriété de modifier la déformabilité des globules rouges.

Indications thérapeutiques

– Traitement de l'artériopathie chronique des membres inférieurs avec claudication intermittente. L'artériopathie oblitérante des membres inférieurs est due à l'obstruction des grosses artères périphériques par des plaques d'athérome sur leur paroi. Elle entraîne à long terme, en raison du sang qui n'arrive plus (ischémie), une altération des tissus avec formation de plaies (ulcères de la peau) pouvant évoluer vers une gangrène et une amputation.

Le principal symptôme de l'artériopathie est la claudication intermittente. C'est l'arrêt de la marche en raison du manque d'irrigation sanguine au niveau des mollets. L'apparition de crampes lors des déplacements délimite un périmètre de marche que le patient ne peut plus dépasser. Après un repos de quelques minutes, il peut reprendre sa marche. Sous traitement, le périmètre de marche est augmenté.

– Traitement des troubles cognitifs chroniques du sujet âgé (à l'exclusion de la maladie d'Alzheimer et des autres démences). Les troubles cognitifs concernent les fonctions cérébrales aboutissant à la connaissance, c'est-à-dire l'attention, la perception, la mémoire, l'intelligence et le langage.

– Traitement symptomatique du déficit neurosensoriel chronique d'origine vasculaire de la personne âgée. Il s'agit de troubles liés à l'audition, la vision, l'équilibre, etc.

– Traitement des baisses d'acuité visuelle et des troubles du champ visuel d'origine vasculaire.

– Traitement des baisses de l'audition et des vertiges d'origine circulatoire. Traitement des acouphènes d'origine vasculaire. Les acouphènes sont des impressions auditives (bourdonnement, sifflement, grésillement).

Présentation

Comprimés LP (à libération prolongée) dosé à 400 mg de pentoxifylline.

Posologie

Dans tous les cas, la posologie est déterminée par le médecin en fonction de la maladie à traiter et des caractéristiques individuelles du patient.

À prendre au cours des repas.

À savoir

En cas de « claudication », l'arrêt du tabac et l'exercice physique (la marche) sont les deux mesures thérapeutiques prioritaires. En cas de risque de saignement (chirurgie récente, ulcère gastro-duodénal, anticoagulant) les bilans hématologiques seront plus fréquents.

Si une hypotension persiste et surtout si un traitement antihypertenseur est associé à la pentoxifylline, il faudra prévenir le médecin pour qu'il réajuste les posologies de chaque médicament.

Effets secondaires éventuels

La fréquence d'apparition d'un effet secondaire dépend de la sensibilité de chacun à la substance administrée et de la faculté que possède cette substance à se concentrer dans un organe donné ou à modifier un système de régulation.

– Nausées, vomissements, gastralgies, diarrhées.
– Hypotension, céphalées, vertiges, palpitations, bouffées de chaleur.
– Réactions allergiques : éruptions cutanées rares, œdème et choc anaphylactique (rares).
– Insomnies, agitation.
– Troubles hématologiques rares.

Principales contre-indications

Absolues : phase aiguë de l'infarctus du myocarde, hémorragie ou risque d'hémorragie.

Utilisations déconseillées : grossesse et allaitement.

Réglementation

Liste II (sur ordonnance). Remboursé à 35 % par la Sécurité sociale.

Médicaments disponibles

Pentoxifylline 400 mg comprimé
Médicament de référence :
TORENTAL® LP 400 mg comp.

Génériques : HATIAL® LP 400 mg GÉ comp. • PENTOXIFYLLINE BIOGARAN® LP 400 mg comp. • PENTOXIFYLLINE MERCK® LP 400 mg comp. • PENTOFLUX® LP 400 mg GÉ comp. • PENTOXIFYLLINE GNR® LP 400 mg comp. • PENTOXIFYLLINE EG® LP 400 mg comp. • PENTOXIFYLLINE RATIOPHARM® LP 40O mg comp. • PENTOXIFYLLINE RPG® LP 400 mg comp. • PENTOXIFYLLINE QUALIMED® LP 400 mg comp. • PENTOXIFYLLINE TEVA® LP 400 mg comp.

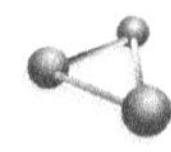

Peracel®

voir Lopéramide

Pergotime®

voir Clomifène

Pérical®

voir Calcium

Péridys®

voir Dompéridone

Persantine®

voir Dipyridamole

Pévaryl®

voir Éconazole

Phénobarbital

GARDÉNAL® • APAROXAL®

Activité pharmacologique

Antiépileptique, sédatif et hypnotique (il favorise le sommeil) de la famille des barbituriques.

Indications thérapeutiques

Traitement des épilepsies. Il n'est pas adapté au traitement des absences (brèves périodes de suspension de conscience).

Présentation

Comprimés dosés à 10 mg, 50 mg et 100 mg de phénobarbital.

Posologie

Dans tous les cas, la posologie est déterminée par le médecin en fonction de la maladie à traiter et des caractéristiques individuelles du patient.

Chez les enfants de moins de 6 ans, les comprimés sont écrasés dans les aliments.

À savoir

Éviter l'arrêt brutal du traitement en raison du risque de réapparition de crises de convulsions (effet rebond).

L'alcool et l'association à d'autres dépresseurs du système nerveux central (SNC), tels les antidépresseurs, anxiolytiques et hypnotiques, sont déconseillés, car ils accentuent les effets sédatifs du barbiturique.

Si la fréquence des crises ou si d'autres types de crise apparaissent, il faut consulter immédiatement le médecin.

Prudence lors de la conduite de véhicules et l'utilisation de machines en raison de l'altération de la vigilance et du risque de somnolence dont le phénobarbital est responsable.

Effets secondaires principaux

– Sédation et somnolence avec réveils difficiles. Risque de dépendance au-delà de 3 mois de traitement.

– Troubles de l'équilibre et vertiges avec céphalées.

– Autres troubles : éruptions cutanées, troubles hépatiques rares, douleurs articulaires à l'épaule et aux mains, anémies.

Principales contre-indications

Absolues : saquinavir (Invirase®), porphyrie (grave maladie du foie, rare), insuffisance respiratoire grave.

Utilisations déconseillées : alcool, contraceptifs oraux (baisse de l'efficacité du contraceptif), allaitement, grossesse (surveillance spécialisée).

Réglementation

Liste II (sur ordonnance). Remboursé à 65 % par la Sécurité sociale.

Médicaments disponibles

Phénobarbital 100 mg comprimé
Médicaments de référence :
GARDÉNAL® 100 mg comp. • APAROXAL® 100 mg comp. séc.

Phénobarbital 50 mg comprimé
Médicament de référence :
GARDÉNAL® 50 mg comp.

Phénobarbital 10 mg comprimé
Médicament de référence :
GARDÉNAL® 10 mg comp

.

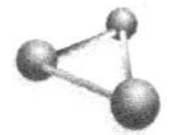

Phénoxyméthyl-pénicilline

ORACILLINE®

Activité pharmacologique

Antibiotique de la famille des pénicillines. Pénicilline V.

Indications thérapeutiques

– Traitement des angines aiguës dues aux streptocoques.

Une angine streptococcique se caractérise par la gravité de ses complications possibles (rhumatisme articulaire aigu et glomérulonéphrite). Une antibiothérapie est mise en place par la pénicilline ou l'érythromycine en cas d'allergie à la pénicilline.

L'angine s'exprime par un début brutal avec fièvre élevée, une dysphagie intense (difficulté à avaler), des céphalées et, parfois, des troubles digestifs chez l'enfant. La gorge est très rouge. Les amygdales sont blanches avec des points rouges. Le streptocoque est responsable de plus du tiers de ces angines. L'isolement à partir du prélèvement de gorge du streptocoque hémolytique et la mise en évidence de la montée des anticorps antistreptococciques affirment le diagnostic.

– Traitement et prévention des infections dermatologiques à germes sensibles (érysipèle et scarlatine).

La scarlatine est une maladie infectieuse infantile éruptive et contagieuse, due à un streptocoque D qui se développe dans la gorge. Elle est la complication d'une angine avec fièvre élevée (39 °C à 39,5 °C). Le streptocoque libère une toxine responsable de l'éruption cutanée accompagnée de points rouges sur le thorax puis sur tout le corps, sauf sur la plante des pieds et la paume des mains. Les éruptions vont desquamer. Une personne qui a eu la scarlatine acquiert une immunité durable contre cette maladie. L'éviction scolaire est de 15 jours et la maladie est à déclaration obligatoire.

L'érysipèle est dû à un streptocoque (foyer infectieux initial) et s'exprime par une éruption cutanée douloureuse et rouge au visage ou aux jambes, associée à l'augmentation des ganglions de l'aine.

– Traitement préventif des sujets (adultes et enfants) en contact avec une personne atteinte de scarlatine.

Présentation

Comprimés dosés à 1 000 000 UI de phénoxyméthylpénicilline.
Suspension buvable dosée par cuillère-mesure à 250 000 UI, 500 000 UI et 1 000 000 UI.
(UI = unité internationale.)

Posologie

Dans tous les cas, la posologie est déterminée par le médecin en fonction de la maladie à traiter et des caractéristiques individuelles du patient.

À savoir

La pénicilline, prescrite pendant 10 jours, reste le traitement curatif de référence de l'angine aiguë à streptocoques.

En raison du risque d'allergie à la pénicilline, en cas de survenue de tout signe d'allergie (fièvre, urticaire, visage enflé, œdème de Quincke, difficultés à respirer, malaise cardio-vasculaire), le traitement doit être arrêté et le médecin prévenu.

Administration possible pendant l'allaitement et la grossesse.

Il ne faut pas modifier le traitement prescrit par le médecin. Le changement de durée ou de dose peut rendre les bactéries résistantes à cet antibiotique et les traitements ultérieurs inefficaces sur ces germes.

En raison du risque de rechute, le traitement ne doit pas être arrêté avant la date recommandée par le médecin, même si les symptômes ont disparu. La guérison des signes d'infection ne correspond pas toujours à la guérison bactériologique avec disparition de tous les germes pathogènes.

Il ne faut pas réutiliser un antibiotique sans avis du médecin, même si les symptômes sont semblables à ceux pour lesquels il a été prescrit. Éviter de boire de l'alcool.

Effets secondaires éventuels

La fréquence d'apparition d'un effet secondaire dépend de la sensibilité de chacun à la substance administrée et de la faculté que possède cette substance à se concentrer dans un organe donné ou à modifier un système de régulation.

– Réactions allergiques s'exprimant par de la fièvre, de l'urticaire, un œdème de Quincke (gorge qui enfle, avec difficulté à respirer) ou un choc anaphylactique (malaise cardiaque).

– Nausées, vomissements, gastralgies, diarrhées, candidose. La survenue de diarrhées est prévenue par la prise de levure prescrite par le médecin (Ultralevure®, etc.) ou par la consommation de yaourts. Elle est généralement sans gravité, sauf cas exceptionnel. Les diarrhées accompagnées de fièvre nécessitent de prévenir le médecin.

– Troubles hématologiques rares.

Principales contre-indications

Absolue : allergie croisée à la pénicilline et aux céphalosporines. Une personne allergique aux céphalosporines l'est aussi aux pénicillines, car les deux familles ont des points communs chimiques que les anticorps responsables de l'immunité reconnaissent (IgE).

Utilisations déconseillées : méthotrexate, anticoagulant.

Réglementation

Liste I (sur ordonnance). Remboursé à 65 % par la Sécurité sociale.

Médicaments disponibles

Phénoxyméthylpénicilline 1 M UI comprimé sécable
Médicament de référence :
ORACILLINE® 1 M UI comp. séc.

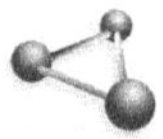

Phloroglucinol

SPASFON LYOC® • SPASSIREX® GÉ •
PHLOROGLUCINOL®

Activité pharmacologique

Antispasmodique agissant sur les fibres musculaires du tube digestif, des voies biliaires, des voies urinaires et du muscle utérin. Il calme les douleurs dues aux spasmes.

Indications thérapeutiques

– Traitement symptomatique des douleurs liées aux troubles fonctionnels du tube digestif et des voies biliaires.
– Traitement des manifestations spasmodiques et douloureuses aiguës des voies urinaires. Les coliques néphrétiques sont traitées par voie orale en relais avec un traitement injectable.
– Traitement symptomatique des manifestations spasmodiques douloureuses en gynécologie, comme les règles douloureuses ou le syndrôme prémenstruel.
– Traitement adjuvant des contractions au cours de la grossesse en association au repos.

Présentation

Comprimés et lyocs dosés à 80 mg de phloroglucinol.
Suppositoires dosés à 150 mg de phloroglucinol.
Ampoules injectables dosées à 40 mg par ampoule de phloroglucinol.

Posologie

Dans tous les cas, la posologie est déterminée par le médecin en fonction de la maladie à traiter et des caractéristiques individuelles du patient.
Adulte : 2 comprimés ou 2 lyocs, 2 à 3 fois par jour, soit 6 par jour.
En cas de crise, prendre 2 comprimés ou 2 lyocs. À renouveler en cas de spasmes importants.
Enfant : 1 lyoc 2 fois par jour.

À savoir

Les lyocs sont à dissoudre dans un peu d'eau ou à sucer sous la langue pour un effet plus rapide.

Effets secondaires éventuels

La fréquence d'apparition d'un effet secondaire dépend de la sensibilité de chacun à la substance administrée et de la faculté que possède cette substance à se concentrer dans un organe donné ou à modifier un système de régulation.
Très rares cas d'allergie.

Principales contre-indications

Utilisations déconseillées : association avec la morphine, allaitement.

Réglementation

Non inscrit sur une liste (en vente libre). Remboursé à 35 % par la Sécurité sociale.
Tenir les lyocs à l'abri de la chaleur et de l'humidité.

Médicaments disponibles

Phloroglucinol 80 mg comprimé, lyoc
Médicaments de référence :
SPASFON LYOC® 80 mg lyoc • SPASFON® 80 mg comp.

Génériques : PHLOROGLUCINOL BIOGA-RAN® 80 mg comp. • SPASSIREX® 80 mg GÉ comp.

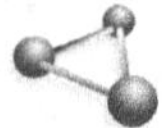

Piracétam

NOOTROPYL® • AXONYL® GÉ • GÉRAM® GÉ • PIRACÉTAM® • GABACET®

Activité pharmacologique

Psychostimulant qui favorise la réoxygénation des zones centrales mal irriguées (anti-ischémique). Il stimule la vigilance. Il est indiqué en présence de troubles de la mémoire et de troubles neurosensoriels chez la personne âgée.

Indications thérapeutiques

– Traitement des troubles cognitifs chroniques du sujet âgé (à l'exclusion de la maladie d'Alzheimer et des autres démences). Les troubles cognitifs concernent les fonctions cérébrales aboutissant à la connaissance, c'est-à-dire l'attention, la perception, la mémoire, l'intelligence et le langage.

– Traitement symptomatique du déficit neurosensoriel chronique d'origine vasculaire de la personne âgée. Il s'agit de troubles liés à l'audition, la vision, l'équilibre, etc.

– Traitement symptomatique des vertiges.

– Suites des accidents vasculaires cérébraux ischémiques (AVC). Il s'agit de lésions cérébrales dues à un rétrécissement d'un vaisseau, souvent accompagnées de paralysie.

– Myoclonies d'origine corticale s'exprimant par des secousses musculaires anormales.

– Traitement d'appoint de la dyslexie (difficulté d'apprentissage de la lecture) chez l'enfant de plus de 30 kg (à partir de 9 à 10 ans).

Présentation

Comprimés dosés à 800 mg de piracétam.

Gélules dosées à 400 mg.

Solution buvable dosée à 200 mg par ml.

Ampoules buvables dosées à 1,2 g par ampoule.

Posologie

Dans tous les cas, la posologie est déterminée par le médecin en fonction de la maladie à traiter et des caractéristiques individuelles du patient.

À savoir

Les troubles neurosensoriels peuvent avoir plusieurs causes, ce qui rend leur traitement difficile.

Effets secondaires éventuels

La fréquence d'apparition d'un effet secondaire dépend de la sensibilité de chacun à la substance administrée et de la faculté que possède cette substance à se concentrer dans un organe donné ou à modifier un système de régulation.

– Nervosité, agitation, troubles du sommeil.

– Troubles gastro-intestinaux : nausées, vomissements, diarrhées, gastralgies (maux d'estomac).

Principales contre-indications

Absolue : insuffisance rénale grave.
Utilisations déconseillées : allaitement, grossesse.

Réglementation

Liste II (sur ordonnance). Remboursé à 35 % par la Sécurité sociale.

Médicaments disponibles

Piracétam 1 g/5 ml soluté buvable
Médicament de référence :
NOOTROPYL® 1 g/5 ml sol. buv.

Génériques : AXONYL® 1 g/5 ml GÉ sol. buv. • GÉRAM® 1 g/5 ml GÉ sol. buv. • PIRA-CÉTAM GNR® 1 g/5 ml sol. buv. • PIRACÉTAM ARROW® 1 g/5 ml sol. buv. • PIRACÉTAM MERCK® 1 g/5 ml sol. buv. • PIRACÉTAM QUA-LIMED® 1 g/5 ml sol. buv.

Piracétam ampoule buvable
Médicaments de référence :
NOOTROPYL® 1,2 g/6 ml amp. buv. • GABA-CET® 1,25 g/10 ml amp. buv.

Piracétam 400 mg gélule et comprimé
Médicament de référence :
NOOTROPYL® 400 mg gél.

Génériques : GABACET® 400 mg gél. • PIRACÉTAM BIOGARAN® 400 mg comp. • PIRACÉTAM MERCK® 400 mg comp. • PIRA-CÉTAM QUALIMED® 400 mg comp.

Piracétam 800 mg comprimé
Médicament de référence :
NOOTROPYL® 800 mg comp.

Génériques : PIRACÉTAM RPG® 800 mg comp. • PIRACÉTAM G GAM® 800 mg comp. • PIRACÉTAM EG® 800 mg comp. • PIRACÉTAM BIOGARAN® 800 mg comp. • PIRACÉTAM GNR® 800 mg comp. • PIRACÉTAM MERCK® 800 mg comp. • PIRACÉTAM QUA-LIMED® 800 mg comp. • PIRACÉTAM ARROW® 800 mg comp. • PIRACÉTAM TEVA® 800 mg comp.

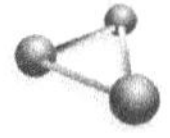

Piroxicam

FELDÈNE® • FELDÈNE DISPERSIBLE® • INFLACED® GÉ • ZOFORA® GÉ • PIROXICAM® • OLCAM® GÉ

Activité pharmacologique

Anti-infammatoire non stéroïdien (AINS), c'est-à-dire n'appartenant pas à la famille des anti-inflamma-toires dérivés de la cortisone. Il pos-sède des propriétés anti-inflamma-toires, antalgiques et antipyréti-ques. Il participe à l'inhibition des fonctions plaquettaires (anticoagu-lant). AINS de la famille des dérivés oxicam.

Indications thérapeutiques

– Traitement anti-inflammatoire des affections chroniques comme les rhumatismes chroniques et les arthroses invalidantes et doulou-reuses.
– Traitement anti-inflammatoire de courte durée des poussées aiguës comme la tendinite, l'arthrose, la lombalgie, l'épaule douloureuse.
– Traitement des douleurs aiguës, de la sciatique et de l'arthrose.
– Poussées inflammatoires de la goutte due à des dépôts d'acide uri-que.
– Affection post-traumatique de l'appareil locomoteur avec douleur et œdème : entorse, contusion, etc.

Présentation

Gélules dosées à 10 mg de piroxi-cam.
Gélules et comprimés dispersibles dosés à 20 mg de piroxicam. Les comprimés dispersibles sont solu-bles dans l'eau.

Sachet dosé à 20 mg de piroxicam. Suppositoires dosés à 20 mg de piroxicam.

Posologie

Dans tous les cas, la posologie est déterminée par le médecin en fonction de la maladie à traiter et des caractéristiques individuelles du patient.

Réservé à l'adulte et à l'enfant de plus de 15 ans.

À savoir

Les comprimés sont pris au milieu des repas pour protéger la paroi gastrique en raison du risque ulcérogène. Une hémorragie digestive se caractérise par des selles noires (méléna) et nécessite de prévenir le médecin qui arrêtera le traitement.

En raison du risque allergique, l'apparition d'urticaire ou d'œdème de Quincke (gonflement de la gorge, du visage avec difficultés à respirer) nécessite de prévenir rapidement le médecin.

Il faut respecter la durée des traitements et consulter si les symptômes ne sont pas améliorés, sans augmenter les doses.

L'alcool est gastronocif.

Vigilance lors de la conduite de véhicules en raison du risque de vertige et de somnolence.

Effets secondaires éventuels

La fréquence d'apparition d'un effet secondaire dépend de la sensibilité de chacun à la substance administrée et de la faculté que possède cette substance à se concentrer dans un organe donné ou à modifier un système de régulation.

– Troubles digestifs : nausées, vomissements, douleurs abdominales, diarrhées, ballonnements, gastralgies, ulcère, perforation et hémorragie digestive (rares).

– Réactions allergiques : éruptions cutanées de type urticaire, prurit, œdème, œdème de Quincke, choc anaphylactique (rare). Photosensibilisation.

– Troubles respiratoires : crise d'asthme chez l'asthmatique.

– Troubles neurosensoriels : céphalées, vertiges (rares), somnolence, acouphènes (perception d'une sensation sonore : bourdonnement, sifflement, grésillement).

– Troubles hématologiques (rares) en rapport avec la diminution de l'agrégation plaquettaire.

Principales contre-indications

Absolues : ulcère gastro-duodénal, insuffisance hépatique ou rénale sévère, antécédent d'allergie ou d'asthme, grossesse à partir du 3e trimestre, allaitement, enfant de moins de 15 ans.

Utilisations déconseillées : méthotrexate, anticoagulants, autres AINS, salicylés à fortes doses, héparine injectable, ticlopidine (Ticlid®), lithium. Port de stérilet (baisse de l'efficacité).

Réglementation

Liste I (sur ordonnance). Remboursé à 65 % (voie orale) par la Sécurité sociale.

La forme dispersible est à tenir à l'abri de la chaleur et de l'humidité.

Médicaments disponibles

Piroxicam 10 mg gélule
Médicament de référence :
FELDÈNE® 10 mg gél.

Génériques : PIROXICAM G GAM® 10 mg comp. • PIROXICAM RPG® 10 mg gél. • PIROXICAM BIOGARAN® 10 mg gél. • PIROXICAM MERCK® 10 mg gél. • PIROXICAM ALPHARMA® 10 mg gél. • PIROXICAM IREX® 10 mg gél. • PIROXICAM IVAX® 10 mg gél. • PIROXICAM® TEVA® 10 mg gél. • OLCAM® 20 mg GÉ gél.

Piroxicam 20 mg comprimé dispersible, sachet et gélule

Médicaments de référence :
FELDÈNE DISPERSIBLE® 20 mg comp. disp. • FELDÈNE® 20 mg gél.

Génériques : PIROXICAM MERCK® 20 mg comp. disp. et gél. • PIROXICAM G GAM® 20 mg comp. séc. • PIROXICAM EG® 20 mg gél. • PIROXICAM RPG® 20 mg gél. • PIROXICAM BIOGARAN® 20 mg gél. • PIROXICAM GNR® 20 mg gél. • ZOFORA® 20 mg GÉ gél. • PIROXICAM RATIOPHARM® 20 mg gél. • INFLACED® 20 mg GÉ gél. et sachet • PIROXICAM ALPHARMA® 20 mg gél. • PIROXICAM IREX® 20 mg gél. • PIROXICAM IVAX® 20 mg gél. • PIROXICAM TEVA® 20 mg gél. • OLCAM® 20 mg GÉ gél.

Piroxicam 20 mg suppositoire

Médicament de référence :
FELDÈNE® 20 mg

Générique : PIROXICAM MERCK® 20 mg

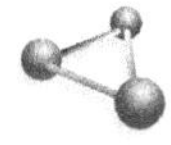

Piroxicam injectable

FELDÈNE® • PIROXICAM® • ZOFORA® GÉ

Activité pharmacologique

AINS. Famille des dérivés oxicam. Antalgique. Antipyrétique. Inhibition des fonctions plaquettaires.

Indications thérapeutiques

Traitement anti-inflammatoire de courte durée des poussées aiguës de rhumatisme chronique, de la lombalgie aiguë et des radiculalgies (sciatique…).

Présentation

Ampoules injectables de 1 ml dosées à 20 mg de piroxicam.

Posologie

Dans tous les cas, la posologie est déterminée par le médecin en fonction de la maladie à traiter et des caractéristiques individuelles du patient.

À savoir

L'injection est réalisée dans la partie externe du quadrant supéro-externe de la fesse.
Ne pas utiliser en intraveineuse.
L'injection intramusculaire se fait profondément et lentement, avec asepsie (matériel à usage unique). Pour une série, il est recommandé de changer de fesse à chaque injection.
Respecter la durée des traitements et consulter si les symptômes ne sont pas améliorés, sans augmenter les doses.

Effets secondaires éventuels

La fréquence d'apparition d'un effet secondaire dépend de la sensibilité de chacun à la substance administrée et de la faculté que possède cette substance à se concentrer dans un organe donné ou à modifier un système de régulation.
Voir Piroxicam voie orale.

Principales contre-indications

Voir Piroxicam voie orale.

Réglementation

Liste I (sur ordonnance). Remboursé à 65 % (voie orale) par la Sécurité sociale.
Tenir à l'abri de la lumière.

Médicaments disponibles

Piroxicam 20 mg/1 ml ampoule injectable intramusculaire

Médicament de référence :
FELDÈNE® 20 mg/1 ml
Génériques : PIROXICAM MERCK® 20 mg/ 1 ml • ZOFORA® 20 mg/1 ml GÉ

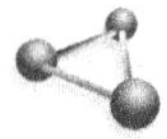

Poliodine®

voir Polyvidone iodée

Polyvidone iodée

BÉTADINE® • POVIDONE IODÉE® • POLIODINE® • BÉTASEPTIC®

Activité pharmacologique

Dérivé iodé. C'est un antiseptique à large spectre. Un antiseptique est une substance utilisée pour lutter contre les germes situés sur la peau ou les muqueuses. Il détruit l'ensemble des bactéries en quelques minutes. Il est bactéricide (bactéries) et également fongicide (champignons) et virucide (virus). Il assure la réduction temporaire du nombre des micro-organismes.

Indications thérapeutiques

Solution dermique

Traitement des plaies, des brûlures superficielles et des infections bactériennes de la peau et des muqueuses. Antisepsie de la peau pour la préparation du champ opératoire.

Solution gynécologique

Traitement des infections vaginales.

Solution moussante

Nettoyage des peaux infectées ou susceptibles de surinfecter. Lavage des mains du personnel soignant et chirurgical.

Présentation

Solution dermique dosée à 10 % de polyvidone iodée.

Solution gynécologique dosée à 10 % de polyvidone iodée.

Solution moussante dosée à 4 % de polyvidone iodée.

Il existe également sous forme de compresses imprégnées de polyvidone iodée, de gel, d'ovules (comprimés gynécologiques), de bains de bouche et gargarismes, de solution moussante en sachets unidoses, de tulle gras imprégné.

Posologie

Dans tous les cas, la posologie est déterminée par le médecin en fonction de la maladie à traiter et des caractéristiques individuelles du patient.

– Solution dermique :

• à utiliser pur, en application, à l'aide d'un coton ou d'une compresse sur la peau ;

• à diluer à 10 % avec du sérum physiologique pour le nettoyage des plaies.

– Solution gynécologique :

• à utiliser pur en badigeon interne ou externe ;

• à diluer pour lavage vaginal (2 cuillères à soupe pour 2 litres d'eau tiède).

– Solution moussante : 3 ml, verser sur les mains mouillées, frotter 1 minute et rincer. Pour un lavage antiseptique strict, frotter 3 à 5 minutes et rincer.

À savoir

L'iode est inactivé par la chaleur, la lumière et un pH alcalin.

La peau prend une coloration brune qui part à l'eau.

Il y a risque de passage de l'iode dans le sang si l'antiseptique est utilisé sur une grande surface, sous pansement occlusif ou sur une peau lésée (notamment brûlée), créant un dysfonctionnement thyroïdien, notamment chez le prématuré et le grand brûlé.

Effets secondaires éventuels

La fréquence d'apparition d'un effet secondaire dépend de la sensibilité de chacun à la substance administrée et de la faculté que possède cette substance à se concentrer dans un organe donné ou à modifier un système de régulation.

– Troubles thyroïdiens en cas de passage dans le sang.

Le risque d'allergie à l'iode est plus fréquent chez les patients à antécédents allergiques.

Il se produit essentiellement lors du passage de l'iode dans le sang (application sur une grande surface ou sur une peau lésée). L'allergie se manifeste par des céphalées, un urticaire, des vomissements.

– Irritation de la peau et des muqueuses, dermite caustique et eczéma de contact.

– Contamination microbienne possible des flacons ouverts depuis trop longtemps.

Principales contre-indications

Absolues : intolérance à l'iode, grossesse et allaitement, nouveau-né de moins de 1 mois, désinfection du matériel médico-chirurgical. Allaitement et grossesse.

Utilisations déconseillées : interactions avec les antiseptiques dérivés du mercure (composés caustiques et nécroses cutanéomuqueuses). Interférence lors de l'exploration de la thyroïde.

Réglementation

Non inscrit sur une liste (en vente libre). Remboursé à 65 % par la Sécurité sociale.

Tenir à l'abri de la chaleur et de la lumière.

Médicaments disponibles

Polyvidone iodée 10 % solution dermique

Médicaments de référence :

BÉTADINE DERMIQUE® 10 % solution • POVIDONE IODÉE MERCK® 10 % solution • POLIODINE® 10 % solution • BÉTASEPTIC® dermique

Polyvidone iodée 10 % soluté gynécologique

Médicaments de référence :

BÉTADINE® 10 % solution gyn. • POVIDONE IODÉE MERCK® 10 % solution gyn. • BÉTASEPTIC 10 % gyn.

Polyvidone iodée 4 % soluté moussante

Médicaments de référence :

BÉTADINE SCRUB® 4 % solution • POVIDONE IODÉE MERCK® MOUSSANTE 4 % solution • BÉTASEPTIC® Scrub

Polyvidone

Non remboursé : POLIODINE® fl. solution derm. 45 ml

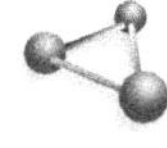

Povidone Iodée®

voir Polyvidone iodée

Practazin® Gé

voir Spironolactone + altizide

Practon® Gé

voir Spironolactone

Praxilène®

voir Naftidrofuryl

Prednisolone

SOLUPRED® • HYDROCORTANCYL® • PREDNISOLONE®

Activité pharmacologique

Anti-inflammatoire. Corticoïde de synthèse, dérivé de la cortisone. La cortisone est la substance naturelle anti-inflammatoire qui contrôle les réactions inflammatoires de l'organisme. Les corticoïdes sont principalement utilisés pour leur propriété anti-inflammatoire. Ils agissent sur la douleur, la chaleur, la tuméfaction et la rougeur qui sont les quatre signes de l'inflammation (pas forcément présents en même temps). À forte dose, ils diminuent la réponse immunitaire.

Indications thérapeutiques

– Traitement de courte durée ou traitement d'entretien des affections ou maladies inflammatoires dermatologiques, digestives, endocriniennes, hématologiques, infectieuses, métaboliques, néoplasiques, néphrologiques, neurologiques, ophtalmologiques, ORL, respiratoires, rhumatologiques.

– Immunodépresseur dans la transplantation d'organe et les greffes de moelle, en prévention du rejet de la greffe par l'organisme ou de la réaction du greffon contre l'hôte.

Présentation

Comprimés et comprimés effervescents dosés à 5 et 20 mg de prednisolone.

Le comprimé orodispersible se délite rapidement dans la bouche grâce à la salive (laisser fondre, avaler et boire un verre d'eau).

Posologie

Dans tous les cas, la posologie est déterminée par le médecin en fonction de la maladie à traiter et des caractéristiques individuelles du patient.

Le dosage à 20 mg est adapté aux traitements d'attaque ou de courte durée. Le dosage à 5 mg est plus approprié pour les traitements d'entretien des affections chroniques.

À savoir

Ne pas interrompre brutalement une corticothérapie prolongée en raison d'une insuffisance surrénalienne. Pendant le traitement, les surrénales cessent de produire la cortisone puisque l'organisme en reçoit des dérivés de l'extérieur (voie orale). Cette insuffisance qui s'est progressivement installée s'exprime alors brutalement en l'absence de corticoïdes. Il faut obtenir un sevrage grâce à la décroissance par paliers.

La corticothérapie prolongée peut favoriser la survenue d'infections (immunodépression) qui nécessite de prévenir le médecin dès l'apparition de signes d'infection, tels que fièvre, fatigue, toux, etc. De plus, certaines pathologies parasitaires tropicales (anguillules) peuvent se compliquer. Les patients doivent éviter le contact avec des sujets atteints de varicelle ou de rougeole.

Lors d'un traitement prolongé ou à fortes doses, un régime pauvre en sodium et lipides, riche en potassium et protéines, est recommandé. En effet, la cortisone crée une rétention hydrosodée avec risque d'hypertension. Un apport en calcium et en vitamine D est systématique.

Les visites régulières permettent la surveillance du traitement et la prescription par le médecin d'examens complémentaires, tels que bilans sanguin, radiologique, oculaire, hépatique et rénal.

Effets secondaires éventuels

La fréquence d'apparition d'un effet secondaire dépend de la sensibilité de chacun à la substance administrée et de la faculté que possède cette substance à se concentrer dans un organe donné ou à modifier un système de régulation.

Traitement de courte durée

– Les effets secondaires sont quasiment inexistants : pas de troubles osseux ni musculaires, pas de modification hydrosodée (pas de régime sans sel), pas de modification du métabolisme glucidique. La tolérance digestive est bonne en l'absence d'antécédents ulcéreux.

– Insomnie accompagnée d'euphorie et d'excitation dans la journée, qui justifie la prise du traitement le matin. Le traitement par la prednisolone est souvent associé à une antibiothérapie.

– Poussée hypertensive rare.

Traitement sur plusieurs mois

Les effets secondaires à long terme apparaissent lors d'un traitement prolongé sur plusieurs mois.

– Risques infectieux : la sensibilité aux infections (bactéries, levures et parasites) est augmentée en raison de l'effet immunosuppresseur de la cortisone. La mise à jour des vaccinations est nécessaire.

– Troubles métaboliques : rétention hydrosodée avec prise de poids et rondeur du visage, hypokaliémie (diminution du potassium dans le sang). Hyperglycémie et révélation d'un diabète latent.

– Troubles cardio-vasculaires : hypertension artérielle, insuffisance cardiaque congestive.

– Troubles endocriniens : syndrome de Cushing dû à la présence excessive de corticoïdes dans l'organisme et se caractérisant par une obésité localisée à la face, au cou et au tronc, une atrophie musculaire, une ostéoporose, etc.

– Troubles musculo-squelettiques :

• faiblesse musculaire, atrophie musculaire (augmentation du catabolisme protidique), faiblesse osseuse responsable de fractures, myasthénie (maladie neurologique caractérisée par un affaiblissement musculaire, rare) ;

• risque d'ostéoporose qui se définit comme une altération de l'os avec diminution de la densité osseuse. Il y

a risque de fractures spontanées ou après une chute), tassements vertébraux ;
• ostéonécrose (destruction de l'os, rare) ;
• arrêt de la croissance chez l'enfant.
– Troubles digestifs : ulcère et ulcération gastro-duodénale, perforation et hémorragie digestive (rares). En cas d'ulcère gastro-duodénal, la corticothérapie n'est pas contre-indiquée si un traitement antiulcéreux y est associé.
– Troubles cutanés : acné, hématomes fréquents, retard de cicatrisation, purpura (apparition sur la peau de taches rouges), hypertrichose (augmentation de la pilosité).
– Troubles neuropsychiques : insomnie, euphorie, excitation, état confusionnel et convulsions. Dépression avec accès d'allure maniaque. État dépressif à l'arrêt du traitement.
– Troubles oculaires : certaines formes de glaucome (augmentation de la pression artérielle intraoculaire) et de cataracte (opacification du cristallin).

Principales contre-indications

Absolues : infection ou mycose non contrôlée en raison de son effet immunodépresseur, virose en évolution (hépatite virale, herpès, varicelle ou zona), vaccinations par les vaccins vivants. Psychose.
Utilisations déconseillées : ulcère, diabète ou hypertension non traitée. Cirrhose alcoolique, médicaments donnant des troubles du rythme (érythromycine injectable, sultopride, vincamine, etc.), allaitement, grossesse.

Réglementation

Liste I (sur ordonnance). Remboursé à 65 % par la Sécurité sociale.
Tenir à l'abri de l'humidité.
Sportifs : la prednisolone induit une réaction positive aux tests pratiqués lors des contrôles antidopage.

Médicaments disponibles

Prednisolone 5 mg comprimé effervescent
Médicament de référence : SOLUPRED® 5 mg comp. eff.
Générique : HYDROCORTANCYL® 5 mg comp. eff.

Prednisolone 20 mg comprimé effervescent sécable
Médicament de référence : SOLUPRED® comp. eff.
Génériques : PREDNISOLONE BIOGARAN® 20 mg comp. eff. séc. • PREDNISOLONE EG® 20 mg comp. eff. séc. • PREDNISOLONE IREX® 20 mg comp. eff. séc. • PREDNISOLONE RATIOPHARM® 20 mg comp. eff. • PREDNISOLONE ARROW® 20 mg comp. eff. séc. • PREDNISOLONE GNR® 20 mg comp. eff. séc. • PREDNISOLONE MERCK® 20 mg comp. eff. séc. • PREDNISOLONE TEVA® 20 mg comp. eff. séc. • PREDNISOLONE QUALI-MED® 20 mg comp. eff. séc.

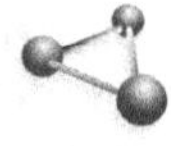

Primpéran®

voir Métoclopramide

Procuta® Gé

voir Isotrétinoïne

Profénid®

voir Kétoprofène

Progestérone

UTROGESTAN® • ESTIMA® GÉ •
PROGESTÉRONE®

Activité pharmacologique

Progestérone naturelle. La progestérone est une hormone sexuelle féminine sécrétée par les ovaires. Elle est produite par le corps jaune dans la deuxième partie du cycle après l'ovulation. Elle a pour rôle de préparer l'utérus à l'implantation de l'ovule fécondé si c'est le cas. Elle possède également des propriétés antiœstrogène, faiblement anti-androgène et antialdostérone. Elle est utilisée en thérapeutique chaque fois que son insuffisance ou son absence crée des troubles chez la femme.

Indications thérapeutiques

Troubles liés à une insuffisance en progestérone

Si le fonctionnement ovarien ne permet pas un apport suffisant en progestérone, il se crée un déséquilibre avec les œstrogènes qui continuent à être produits en quantité normale par le tissu interne de l'ovaire. Pour l'organisme, cette quantité est excessive puisque non compensée par la progestérone. L'action de cette prépondérance en œstrogènes se traduit par une hyperplasie (développement excessif) de l'endomètre, responsable de troubles que la progestérone prescrite va corriger.

Les troubles traités seront :

• irrégularités du cycle menstruel dues à des troubles de l'ovulation ;
• règles abondantes dues à l'excès d'activité des œstrogènes (métrorragies, hémorragies utérines) ;
• syndrome prémenstruel avec troubles et douleurs précédant l'arrivée des règles ;
• tension mammaire, mastopathie bénigne (inflammation sans gravité et douleur de la glande mammaire) ;
• préménopause ;
• saignements dus aux fibromes.

Traitement substitutif de la ménopause

Utilisation en complément du traitement aux œstrogènes par patch, voie orale ou gel dermique.

Traitement par voie vaginale

Prévention des menaces d'avortement spontané ou d'avortement à répétition par insuffisance en progestérone, jusqu'à la 12ᵉ semaine de grossesse.

FIV

Utilisation au cours des cycles de fécondation in vitro (FIV), dans le cadre des protocoles pré-établis, généralement par voie vaginale.

Présentation

Capsules dosées à 100 mg et 200 mg de progestérone (capsules molles orales et vaginales).

Posologie

Dans tous les cas, la posologie est déterminée par le médecin en fonction de la maladie à traiter et des caractéristiques individuelles du patient.

Les capsules peuvent être utilisées par voie orale ou par voie vaginale, en fonction de la prescription.

À savoir

Traitement à prendre de préférence le soir au coucher, à distance du repas, en raison des risques de somnolence ou de vertiges.
La progestérone n'est pas un contraceptif ni un traitement de la menace d'accouchement prématuré. Prudence lors de la conduite de véhicules et l'utilisation de machines en raison des risques de somnolence et de vertiges dont la progestérone est responsable.

Effets secondaires éventuels

La fréquence d'apparition d'un effet secondaire dépend de la sensibilité de chacun à la substance administrée et de la faculté que possède cette substance à se concentrer dans un organe donné ou à modifier un système de régulation.
– Troubles neurosensoriels : possibilité de somnolence ou de vertiges survenant 1 à 2 heures après la prise du comprimé. Il n'y a pas ou peu de somnolence ou de sensation vertigineuse par voie vaginale.
– Troubles gynécologiques : saignements pendant le cycle, interruption des règles. Réduction en durée du cycle menstruel. Dans ce cas, le progestatif sera débuté (sur avis du médecin) au 19e jour du cycle au lieu du 17e jour.

Principales contre-indications

Absolues : altération grave de la fonction hépatique. Grossesse aux 2e et 3e trimestres, par précaution vis-à-vis du risque rare de troubles hépatiques chez la mère.

Réglementation

Liste I (sur ordonnance). Remboursé à 65 % par la Sécurité sociale.

Médicaments disponibles

Progestérone 100 mg
capsule molle orale ou vaginale
Médicament de référence :
UTROGESTAN® 100 mg caps.
Génériques : ESTIMA® 100 mg GÉ caps. • PROGESTÉRONE BIOGARAN® 100 mg caps. • PROGESTÉRONE TEVA® 100 mg caps. • PROGESTÉRONE GNR® 100 mg caps. • PROGESTÉRONE MERCK® 100 mg caps.

Progestérone 200 mg
capsule molle orale ou vaginale
Médicament de référence :
UTROGESTAN® 200 mg caps.
Génériques : ESTIMA® 200 mg GÉ caps. • PROGESTÉRONE BIOGARAN® 200 mg caps.

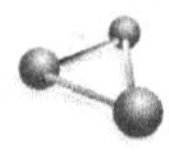

Propranolol

AVLOCARDYL® • HÉMIPRALON® • PROPRANOLOL® • ADREXAN® GÉ

Activité pharmacologique

Bêtabloquant. Le cœur et les vaisseaux sont innervés par le système nerveux sympathique (système nerveux autonome) qui régule leur fonctionnement. Le bêtabloquant freine l'activité du système sympathique en agissant sur des récepteurs cellulaires appelés récepteurs bêta. Ainsi, les artères sont moins réactives donc plus souples. Il en est de même du cœur dont la capacité de travail diminue. Il possède des effets antiarythmiques.

Indications thérapeutiques

– Traitement de l'hypertension.

Quand les artères sont plus souples, le tonus artériel est diminué et il en résulte une vasodilatation avec augmentation du diamètre artériel. Cette vasodilatation se traduit par une baisse de la pression intra-artérielle et l'hypertension est maintenue dans la limite des chiffres tensionnels normaux en fonction de l'âge.

– Prophylaxie des crises d'angor d'effort et traitement de fond préventif après infarctus du myocarde (mise au repos du cœur).

Le cœur assure la circulation du sang destiné à irriguer les organes vitaux. Il est lui-même oxygéné grâce aux artères coronaires situées dans le muscle cardiaque (myocarde). Lorsqu'un effort supplémentaire est demandé au myocarde, les coronaires doivent apporter plus de sang. Avec une plaque d'athérome (dépôt de graisse) sur leur paroi, le sang passe mal. Le cœur est alors en souffrance, ce qui s'exprime par une crise d'angor avec douleur cardiaque caractéristique, appelée angine de poitrine

Sous bêtabloquant, le cœur ne répond pas à une demande de travail supplémentaire. Les efforts demandés par l'organisme (course, colère, effort physique) ne peuvent pas se réaliser. C'est le but recherché. En effet, ces efforts auraient demandé au cœur un travail supplémentaire, responsable potentiel d'obstruction des coronaires et de déclenchement de la crise d'angor.

L'angine de poitrine est une douleur rétrosternale, au niveau de la poitrine, intense et angoissante (anxiété, sueurs et pâleur), constrictive, avec sensation d'oppression, irradiant vers le bras gauche, la mâchoire ou le dos.

– Traitement de certains troubles du rythme (tachycardie, extrasystole, fibrillation auriculaire...).

– Traitement de fond de la migraine.

– Traitement de certains tremblements, des palpitations émotives, et prévention des situations stressantes (trac).

– Manifestation cardio-vasculaire des hyperthyroïdies.

Présentation

Comprimés dosés à 40 mg de propranolol.

Gélules dosées à 80 mg et 160 mg LP (à libération prolongée).

Posologie

Dans tous les cas, la posologie est déterminée par le médecin en fonction de la maladie à traiter et des caractéristiques individuelles du patient.

Prendre au cours des repas.

À savoir

Ne jamais interrompre brutalement le traitement chez les angineux. L'arrêt brusque peut entraîner de graves troubles du rythme, un infarctus du myocarde ou une mort subite.

Si la fréquence cardiaque baisse au-dessous de 50 à 55 battements par minute, il faut prévenir le médecin.

Il en est de même devant toute aggravation d'un psoriasis (maladie de peau caractérisée par des taches rouges avec squames aux coudes, aux genoux, dans le dos et les cheveux), d'une réaction allergique, d'une claudication (c'est

l'arrêt de la marche en raison du manque d'irrigation sanguine au niveau des mollets).

En cas de besoin, ce médicament peut être pris par une femme enceinte.

Les visites médicales régulières permettent la surveillance du traitement avec mesure de la tension artérielle et prescription par le médecin d'examens complémentaires et de bilans sanguin (cholestérol, triglycérides et enzymes), hépatique, rénal, etc.

Effets secondaires éventuels

La fréquence d'apparition d'un effet secondaire dépend de la sensibilité de chacun à la substance administrée et de la faculté que possède cette substance à se concentrer dans un organe donné ou à modifier un système de régulation.

– Fatigue, vertiges, céphalées, essoufflements, fatigabilité.

– Troubles cardio-vasculaires : bradycardie, douleur thoracique (risque au sevrage chez le coronarien), insuffisance cardiaque, hypotension, syncope.

– Aggravation d'une claudication intermittente existante, refroidissement des extrémités (syndrome de Raynaud).

– Signes d'hypoglycémie masqués par de l'hypotension chez le diabétique. Bronchospasmes chez l'asthmatique.

– Troubles dermatologiques : éruptions cutanées, exacerbation d'un psoriasis.

– Troubles gastro-intestinaux : nausées, vomissements, gastralgies.

– Troubles psychiques : insomnie, cauchemars, impuissance.

Principales contre-indications

Absolues :

– Pathologies cardiaques : troubles du rythme (bradycardie inférieure à 45-50 battements par minute, BAV II et III non appareillés de Pace Maker, choc cardiogénique, maladies du sinus cardiaque, allongement de l'espace QT, torsades de pointe), hypotension, angor de Prinzmétal.

– Autres pathologies : asthme, bronchopneumopathies obstructives sévères, phénomène de Raynaud, phéochromocytome (tumeur des surrénales avec hypertension).

– Floctafénine (Idarac®), antiarythmiques pouvant induire des torsades de pointe (quinidiniques, disopyramide, brétylium, amiodarone), autres médicaments pouvant induire des torsades de pointe (vincamine, érythromycine injectable, sultopride, bépridil).

Utilisations déconseillées : allaitement, amiodarone, diltiazem, vérapamil.

Réglementation

Liste I (sur ordonnance). Remboursé à 65 % par la Sécurité sociale.

Sportifs : le propanolol induit une réaction positive aux tests pratiqués lors des contrôles antidopage.

Médicament disponibles

Propranolol 40 mg comprimé sécable

Médicament de référence :
AVLOCARDYL 40 mg comp. séc.

Génériques : PROPRANOLOL RATIO-PHARM 40 mg comp. séc. • ADREXAN® 40 mg GÉ comp.

Propranolol LP 80 mg gélule
Médicaments de référence :
ADREXAN® LP 80 mg GÉ gél. • HÉMIPRA-
LON® LP 80 mg gél.

Propranolol 160 mg gélule
Médicament de référence :
AVLOCARDYL® LP 160 mg gél.
Générique : PROPRANOLOL RATIO-
PHARM® LP 160 mg gél.

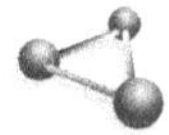

Prostadirex® Gé

voir Flutamide

Prozac®

voir Fluoxétine

Pseudoéphédrine + ibuprofène

RHINADVIL® • RHINURÉFLEX® • NUROFEN®
RHUME • VICKS® RHUME

Activité pharmacologique

Association d'un antalgique antipyrétique (ibuprofène) et d'un décon-
gestionnant nasal (pseudoéphédrine). L'ibuprofène est un anti-inflamm-
matoire non stéroïdien (AINS) actif
sur la douleur, la fièvre et les signes
de l'inflammation (douleur, rougeur,
chaleur et œdème). La pseudoéphédrine est un vasoconstricteur par
voie orale actif sur la congestion nasale.

Indications thérapeutiques

Traitement des rhumes avec sensation de nez bouché, maux de tête et
fièvre modérée. Ce médicament ne
traite pas la rhinite allergique.

Présentation

Comprimés dosés à 200 mg d'ibuprofène et 30 mg de pseudoéphédrine.

Posologie

Dans tous les cas, la posologie est déterminée par
le médecin en fonction de la maladie à traiter et
des caractéristiques individuelles du patient.

Adulte et enfant de plus de 15 ans : 1
à 2 comprimés à renouveler au bout
de 6 heures (maximum 4 comprimés
par jour).
À avaler avec un grand verre d'eau.
La durée maximale du traitement
est de 5 jours.

À savoir

*Il faut respecter un intervalle d'au
moins 4 heures entre chaque prise.
Au-delà de 5 jours sans amélioration (apparition d'un écoulement
purulent ou persistance de la fièvre), le traitement sera revu par le
médecin.
Les prises se feront à heures régulières pour prévenir l'apparition
de fièvre et de douleurs.
L'apparition de selles noires, signe
d'une hémorragie digestive, doit
faire prévenir le médecin.
En cas d'allergie à l'ibuprofène
(rare) s'exprimant par une éruption
cutanée ou un brusque gonflement
du visage et du cou avec sensation
d'étouffement (œdème de Quincke),
consulter immédiatement un médecin ou un service d'urgence.
Prudence lors de la conduite de
véhicules et l'utilisation de machines en raison du risque de vertiges
et de troubles de la vue.*

Effets secondaires principaux

– Troubles digestifs : nausées, vomissements, gastralgies, risque d'hémorragie digestive (rare), sécheresse buccale.
– Troubles allergiques : éruptions cutanées, prurit, œdème, allergie croisée avec l'aspirine. Une personne allergique à l'ibuprofène l'est aussi à l'aspirine, car les deux familles ont des points communs chimiques que l'immunité reconnaît (IgE).
– Troubles cardio-vasculaires : tachycardie, palpitation, hypertension.
– Troubles neuropsychiques rares : vertiges, céphalées, troubles de la vue (rares), risque de glaucome.
– Troubles rénaux (rétention urinaire et insuffisance rénale), hépatiques et hématologiques rares.
– Troubles psychiques : agitation, insomnies, anxiété.

Principales contre-indications

Absolues : enfant de moins de 15 ans, allergie aux AINS ou à l'aspirine, antécédents de convulsions, antécédents d'asthme déclenché par un AINS, risque de glaucome, hypertrophie prostatique, HTA sévère, insuffisance coronarienne, IMAO, ulcère gastro-duodénal, insuffisance hépatocellulaire ou rénale sévère, 3e trimestre de grossesse, allaitement, lupus érythémateux (trouble dermatologique d'origine métabolique).
Utilisations déconseillées : anticoagulants, méthotrexate, autres AINS (à forte dose), héparine injectable, lithium, ticlopidine. Autres médicaments vasoconstricteurs.

Réglementation

Non inscrit sur une liste (en vente libre). Remboursé à 35 % par la Sécurité sociale.
Sportifs : ce médicament induit une réaction positive aux tests pratiqués lors des contrôles antidopage.

Médicaments disponibles

Pseudoéphédrine et ibuprofène
Médicaments de référence :
RHINADVIL® comp. • RHINUREFLEX® comp.
Non remboursés : NUROFEN® rhume comp. • VICKS® rhume comp.

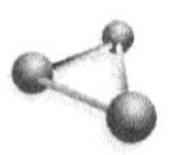

Pyrantel

COMBANTRIN® • HELMINTOX® GÉ

Activité pharmacologique

Antiparasitaire actif sur les vers ronds comme les oxyures, les ascaris et autres vers parasites (ankylostome, etc.).
– L'oxyure est un ver rond, blanc et filiforme de très petite taille (0,5 à 1 cm). Il vit dans le rectum et se nourrit du contenu intestinal. La femelle va migrer au niveau de l'anus pour pondre. La contamination se fait par ingestion des œufs d'oxyure situés sur les aliments ou dans la poussière. L'enfant se contamine en portant ses mains sales à la bouche.
– L'ascaris est un ver rond. Il mesure 10 à 25 cm de long et son extrémité a la forme d'une crosse. La contamination se fait par l'ingestion d'aliments souillés. Une fois ingérée, la larve va migrer puis rejoindre les

intestins ou elle atteindra le stade adulte. Il peut y avoir plusieurs ascaris en même temps.

Indications thérapeutiques

– Traitement des oxyures. Le principal trouble est le prurit anal (risque de lésions de grattage). Il peut être nocturne et gêner le sommeil. De la somnolence, de l'irritabilité et une baisse de l'activité pourront être également constatées.
– Traitement des ascaris. La présence du parasite est détectée par des douleurs abdominales, des nausées, des vomissements et des diarrhées. À ces signes s'ajoutent des troubles du comportement (nervosité, irritabilité) et des troubles bronchopulmonaires (toux due à l'infestation larvaire). La numération de la formule sanguine (NFS) peut montrer une hyperéosinophilie, qui est la production élevée d'un certain type de globules blancs (éosinophile), signe en outre de parasitisme.

Présentation

Comprimés dosés à 125 mg de pyrantel.
Solution buvable dosée à 125 mg de pyrantel par cuillère-mesure. La forme en sirop facilite l'administration chez l'enfant.

Posologie

Dans tous les cas, la posologie est déterminée par le médecin en fonction de la maladie à traiter et des caractéristiques individuelles du patient.
Dans l'oxyurose et le déparasitage des ascaris :
– Adulte : 6 à 8 comprimés ou 6 à 8 cuillerées-mesures en 1 prise ;
– Enfant de plus de 6 ans : 1 comprimé ou 1 cuillerée-mesure par 10 kg de poids en 1 prise, soit 10 à 12 mg par kg.
Prendre en dehors des repas.

À savoir

La prise sera unique et le traitement sera recommencé 2 à 3 semaines après le premier traitement pour prévenir des risques d'auto-infestation en cas d'oxyures.
Des précautions sont nécessaires pour éviter l'auto-infestation. Le parasitisme est entretenu par ingestion des œufs situés sous les ongles, après grattage anal. Il faut souvent se laver les mains et se brosser les ongles, qui devront être coupés très courts. Les sous-vêtements seront changés fréquemment. La toilette anale devra être régulière. De plus, l'environnement familial devra être traité en même temps.
L'hygiène des mains et le dépoussiérage régulier des lieux de vie et de jeu de l'enfant permettent d'éviter la contamination. Les jouets et les objets familiers seront souvent nettoyés. Il faut aussi laver convenablement les fruits et les légumes crus.

Effets secondaires éventuels

La fréquence d'apparition d'un effet secondaire dépend de la sensibilité de chacun à la substance administrée et de la faculté que possède cette substance à se concentrer dans un organe donné ou à modifier un système de régulation.
– Troubles digestifs : nausées, vomissements, anorexie, diarrhées, et douleurs abdominales.
– Rarement fatigue, céphalées, vertiges et troubles du sommeil.

Principales contre-indications

Utilisations déconseillées : grossesse (en cas de nécessité) et allaitement, troubles hépatiques (avec précaution).

Réglementation

Non inscrit sur une liste (en vente libre). Remboursé 65 % par la Sécurité sociale.

Médicaments disponibles

Pyrantel 125 mg comprimé et soluté buvable
Médicament de référence : COMBANTRIN® comp. et sol. buv.
Générique : HELMINTOX® GÉ comp. et sol. buv.

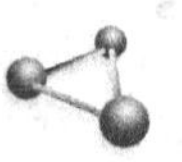

Quiétiline® Gé

voir Bromazépam

Raniplex®

voir Ranitidine

Ranitidine

AZANTAC® • **RANIPLEX®** • RANITIDINE® • ULCIREX® GÉ

Activité pharmacologique

Antiulcéreux. Antisécrétoire gastrique de la famille des antihistaminiques H2. L'acidité crée l'érosion de la muqueuse et altère la sécrétion de mucus qui la protège. La ranitidine bloque les récepteurs à l'histamine de type H2 situés sur les cellules gastriques. L'histamine a pour fonction d'activer, une fois fixée sur les récepteurs, la production d'acidité des cellules gastriques. Si les récepteurs sont bloqués par la ranitidine, l'histamine n'agira pas et la cellule produira moins d'acidité. Ainsi, un ulcère pourra plus facilement et rapidement cicatriser.

Indications thérapeutiques

– Traitement symptomatique du reflux gastro-œsophagien. Le reflux correspond à l'évacuation passive du contenu de l'estomac. Une remontée acide accompagnée de brûlures œsophagiennes (pyrosis) en est la conséquence.
– Traitement de l'ulcère gastrique ou duodénal. L'ulcère est une perte de substance de la muqueuse gastrique. Il y a des risques d'hémorragie digestive et de perforation si l'ulcère s'aggrave.
– Prévention de la récidive d'ulcère.
– Traitement de l'œsophagite. Lésions de la paroi de l'œsophage se traduisant par des difficultés et des douleurs lors de la déglutition.
– Traitement du syndrome de Zollinger-Ellison. C'est une maladie qui associe des ulcères multiples à une diarrhée et à la présence de graisses dans les selles.

Présentation

Comprimés et comprimés effervescents dosés à 150 mg ou 300 mg de ranitidine.

Posologie

Dans tous les cas, la posologie est déterminée par le médecin en fonction de la maladie à traiter et des caractéristiques individuelles du patient.

À savoir

Le patient doit respecter les règles hygiénodiététiques suivantes :
– éviter les épices, agrumes, fritures et alcools qui irritent la muqueuse gastro-duodénale, ainsi que les repas copieux, riches en graisses ou protéines, qui augmentent le travail de l'estomac et entraînent une hypersécrétion d'acide chlorhydrique ;
– prendre ses repas au calme à heures régulières ;
– réduire sa consommation de tabac et de café ;
Ne pas interrompre le traitement, même en l'absence de douleurs (risque de rebond de l'acidité et de rechute de l'ulcère avant sa cicatrisation complète).

Prendre à distance des antiacides qui complètent le traitement, en raison du risque de diminution de l'efficacité de l'antisécrétoire.
Une surveillance médicale régulière doit être effectuée, qui comprend des examens de l'estomac (fibroscopie et radiologie).

Effets secondaires éventuels

La fréquence d'apparition d'un effet secondaire dépend de la sensibilité de chacun à la substance administrée et de la faculté que possède cette substance à se concentrer dans un organe donné ou à modifier un système de régulation.

– Céphalées, nausées, vertiges, fatigue, diarrhées ou constipation.
– Douleurs musculaires et éruptions cutanées.
– Tension mammaire avec gynécomastie, galactorrhée, possibles troubles sexuels avec impuissance (inhibition androgénique).
– Troubles hépatiques, rénaux et hématologiques (rares).

Principales contre-indications

Utilisations déconseillées : grossesse, allaitement, acide salicylique (aspirine) et anti-inflammatoires (AINS, etc.) qui favorisent les brûlures d'estomac et peuvent réactiver un ulcère traité, phénytoïne, insuffisance rénale et hépatique (surveillance accrue), porphyrie (troubles cutanés, rares).

Réglementation

Liste II (sur ordonnance). Remboursé à 65 % par la Sécurité sociale.
Conserver les comprimés effervescents à l'abri de l'humidité.

Médicaments disponibles

Ranitidine 75 mg comprimé et comprimé effervescent
Médicaments de référence :
AZANTAC® 75 mg comp. et comp. eff. • RANIPLEX® 75 mg comp. et comp. eff.
Générique : RANITIDINE MERCK® 75 mg comp. eff.

Ranitidine 150 mg comprimé, comprimé effervescent et sachet
Médicaments de référence :
AZANTAC® 150 mg comp., comp. eff. et sachet • RANIPLEX® 150 mg comp., comp. eff. et sachet
Génériques : RANITIDINE EG® 150 mg comp. • RANITIDINE RATIOPHARM® 150 mg comp. • RANITIDINE RPG® 150 mg comp. • RANITIDINE BIOGARAN® 150 mg comp. • RANITIDINE GNR® 150 mg comp. • RANITIDINE IVAX® 150 mg • RANITIDINE MERCK® 150 mg comp. eff. • RANITIDINE G GAM® 150 mg comp. • RANITIDINE IREX® 150 mg comp. • RANITIDINE TEVA® 150 mg comp.

Ranitidine 300 mg comprimé effervescent
Médicaments de référence :
AZANTAC® 300 mg comp., comp. eff. et sachet • RANIPLEX® 300 mg comp., comp. eff. et sachet
Génériques : RANITIDINE EG® 300 mg comp. • RANITIDINE RATIOPHARM® 300 mg comp. • RANITIDINE RPG® 300 mg comp. • RANITIDINE BIOGARAN® 300 mg comp. • RANITIDINE GNR® 300 mg comp. • RANITIDINE IVAX® 300 mg • RANITIDINE MERCK® 300 mg comp. et comp. eff. • RANITIDINE G GAM® 300 mg comp. et comp. eff. • RANITIDINE IREX® 300 mg comp. • RANITIDINE TEVA® 300 mg comp. et comp. eff. • ULCIREX® GÉ 300 mg comp.

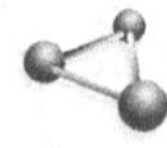

Renitec®

voir Énalapril

Rhéoflux®

voir Troxérutine

Rhinadvil® Gé

voir Pseudoéphédrine + ibuprofène

Rhinathiol®

voir Carbocistéine

Rhinureflex®

voir Pseudoéphédrine + ibuprofène

Rifadine®

voir Rifampicine

Rifampicine

RIFADINE® • RIMACTAN®

Activité pharmacologique

Antibiotique et antituberculeux majeur de la famille des rifamycines.

Indications thérapeutiques

– Traitement de la tuberculose en association avec d'autres antituberculeux. En effet, l'agent responsable de la tuberculose, le bacille de Koch ou *Mycobacterium tuberculosis*, devient rapidement résistant à chaque antituberculeux pris séparément, mais reste atteint par leur association. Le traitement est instauré de façon à bloquer la contagion dans un premier temps, puis à lutter contre les rechutes pendant un temps plus long (en tout 6 à 9 mois).
– Prophylaxie de la tuberculose dans certaines conditions (patient immunodéprimé ou non immunisé).
– Prophylaxie des méningites à méningocoques.
La méningite est l'inflammation infectieuse de la membrane qui recouvre le cerveau (méninges). Elle s'exprime par des céphalées, de la fièvre, une raideur de la nuque et une photophobie. D'autres signes peuvent s'y associer et les complications sont graves. Le méningocoque est contagieux, il se transmet par voie aérienne par une personne atteinte de méningite. Les épidémies se développent parmi les enfants ou les adolescents (crèches, « boîtes de nuit », écoles, etc.).
– Traitement de la lèpre et de la brucellose.

Présentation

Comprimés dosés à 300 mg de rifampicine.
Suspension buvable à 2 %.

Posologie

Dans tous les cas, la posologie est déterminée par le médecin en fonction de la maladie à traiter et des caractéristiques individuelles du patient.

Prise unique le matin à jeun, sauf en cas de nausées. Les comprimés prescrits sont pris tous ensemble de façon à créer un pic sanguin à concentration maximale en antituberculeux. Ils sont pris en dehors des repas pour augmenter l'absorption par la muqueuse intestinale, sans être perturbés par les aliments.

À savoir

Les dosages, la durée du traitement et la prise en continu doivent être respectés pour éviter l'apparition de mutants résistants et l'échec du traitement.

Les bilans hépatiques et radiologiques doivent être pratiqués régulièrement, quand ils sont prescrits.

Le traitement est long ; le patient ne doit pas l'arrêter avant 6 ou 9 mois, bien qu'au bout de 2 mois les signes cliniques soient améliorés.

Il faut éviter l'automédication en raison des interactions médicamenteuses et respecter les règles d'hygiène et de propreté pour éviter la contagion.

La vaccination doit être mise à jour.

Effets secondaires éventuels

La fréquence d'apparition d'un effet secondaire dépend de la sensibilité de chacun à la substance administrée et de la faculté que possède cette substance à se concentrer dans un organe donné ou à modifier un système de régulation.

– Coloration orangée des urines, des crachats et des larmes.

– La rifampicine est un inducteur enzymatique très puissant qui accélère le métabolisme de nombreux médicaments, les rendant inactifs. Il faut signaler au médecin tout traitement associé à la rifampicine.

– Hépatotoxicité : ictère (jaunisse), urines foncées, décoloration des selles, douleurs hépatiques, élévation des transaminases, qui est un signe de souffrance du foie.

– Risques allergiques, éruptions cutanées, rougeurs, prurit.

– Troubles hématologiques rares (thrombocytopénie).

– Troubles digestifs de type nausées, vomissements, diarrhées, perte d'appétit.

Principales contre-indications

Absolues : allergie à la rifampicine. Saquinavir (Invirase®) amprénavir, indinavir, nelfinavir, ritonavir, lopinavir, ritonavir/lopinavir et antiprotéases apparentés, porphyries (troubles cutanés graves), delarvidine.
Utilisations déconseillées : œstro-progestatifs et progestatifs, allaitement.

Réglementation

Liste I (sur ordonnance). Remboursé à 65 % par la Sécurité sociale.
La tuberculose est une maladie à déclaration obligatoire.

Médicaments disponibles

Rifampicine 300 mg gélule
Médicaments de référence :
RIFADINE® 300 mg gél. • RIMACTAN® 300 mg gél.

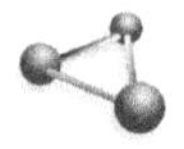

HYPÉRIUM® • RILMÉNIDINE®

Activité pharmacologique

Antihypertenseur d'action centrale agissant sur le centre de contrôle cérébral de la tension.

Indications thérapeutiques

Traitement de l'hypertension artérielle légère, modérée, sans modification du rythme cardiaque. L'anti-hypertenseur normalise et stabilise la pression artérielle qui doit être abaissée en permanence pour limiter l'élévation de la tension lors des poussées d'hypertension.

Lorsque l'hypertension n'est pas stabilisée, elle s'accompagne de lésions d'ordre neurologique (accident vasculaire cérébral, hémorragie cérébrale, paralysie), sensoriel (vertiges, perte de la vision par hémorragie), cardiaque (accident coronarien, œdème aigu du poumon), rénal (hématurie, insuffisance rénale).

Présentation

Comprimés dosés à 1 mg de rilménidine.

Posologie

Dans tous les cas, la posologie est déterminée par le médecin en fonction de la maladie à traiter et des caractéristiques individuelles du patient.

Prise du traitement au début du repas.

Effets secondaires principaux

– Troubles cardio-vasculaires : hypotension orthostatique avec fatigue et fatigabilité, palpitations.
– Troubles psychiques : insomnies, somnolence diurne, anxiété et tendance dépressive.
– Troubles circulatoires : bouffées de chaleur, œdème, extrémités froides, troubles sexuels, crampes.
– Troubles digestifs : nausées, gastralgies, constipation, bouche sèche.

Principales contre-indications

Absolues : insuffisance rénale sévère, antécédents d'états dépressifs.
Utilisations déconseillées : antidépresseurs imipraminiques, IMAO, grossesse et allaitement.

Réglementation

Liste I (sur ordonnance). Remboursé à 65 % par la Sécurité sociale.

Médicaments disponibles

Rilménidine 1 mg comprimé
Médicament de référence :
HYPERIUM® 1 mg comp.
Génériques : RILMÉNIDINE QUALIMED® 1 mg comp. • RILMÉNIDINE RATIOPHARM® 1 mg comp.

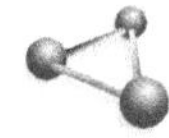

Rimactan®

voir Rifampicine

Risordan®

voir Isosorbide dinitrate

Roaccutane®

voir Isotrétinoïne

Rocéphine®

voir Ceftriaxone

Rohypnol®

voir Flunitrazépam

Rosiced®

voir Métronidazole

Rovamycine®

voir Spiramycine

Roxithromycine

RULID® • CLARAMID® •
ROXITHROMYCINE® • SUBROXINE® GÉ

Activité pharmacologique

Antibiotique de la famille des macrolides. L'utilisation d'un macrolide constitue un traitement d'alternative dans de nombreuses infections en cas d'allergie à plusieurs antibiotiques utilisés en première intention.

Indications thérapeutiques

Infections broncho-pulmonaires
– Traitement de la bronchite aiguë infectieuse et des épisodes infectieux de la bronchite chronique.
– Pneumopathie communautaire non pneumococciques chez des sujets sans facteurs de risque, sans signes de gravité clinique.
– Suspicion de pneumopathie atypique.

Infections de la sphère ORL
– Traitement de l'angine aiguë streptococcique en alternative au traitement de référence (pénicilline, pendant 10 jours).
– Traitement de la sinusite aiguë en alternative aux bêtalactamines (résistance, allergie).

Infections cutanées
– Traitement de l'acné, en alternative au traitement par les cyclines (résistance, allergie) et traitement des infections dermatologiques bénignes.

Infections génitales non gonococciques

Présentation

Comprimés dosés à 150 mg de roxithromycine.

Comprimés enfant dosés à 50 mg de roxithromycine pour suspension buvable.

Comprimés enfant dosés 100 mg de roxithromycine.

Posologie

Dans tous les cas, la posologie est déterminée par le médecin en fonction de la maladie à traiter et des caractéristiques individuelles du patient.

Prise du traitement 5 à 30 minutes avant les repas. La durée du traitement est de 8 ou 10 jours en fonction des pathologies.

À savoir

Le traitement ne sera pas maintenu au-delà de 10 jours chez l'enfant (croissance). Prudence lors de la conduite de véhicules et l'utilisation de machines en raison des risques de vertiges.

L'allaitement est possible.

Le non-respect de la posologie et de la durée prescrites peut être responsable de la sélection de germes résistants, en particulier lors de traitements longs ou d'infections nosocomiales (infections hospitalières), et rendre les traitements ultérieurs inefficaces sur ces germes. En raison du risque de rechute, le traitement ne doit pas être arrêté avant la date recommandée par le médecin, même si les symptômes ont disparu. La guérison des signes d'infection ne correspond pas toujours à la guérison bactériologique avec disparition de tous les germes pathogènes.

Il ne faut pas réutiliser un antibiotique sans avis du médecin, même si les symptômes sont semblables à ceux pour lesquels il a été prescrit.

Effets secondaires éventuels

La fréquence d'apparition d'un effet secondaire dépend de la sensibilité de chacun à la substance administrée et de la faculté que possède cette substance à se concentrer dans un organe donné ou à modifier un système de régulation.

– Troubles digestifs : nausées, vomissements, gastralgies, diarrhées. La survenue de diarrhées est prévenue par la prise de levure prescrite par le médecin (Ultralevure®, etc.) ou par la consommation de yaourts. Elle est généralement sans gravité, sauf cas exceptionnel. La survenue de diarrhées avec fièvre nécessite de prévenir le médecin.

– Troubles neurosensoriels : céphalées, vertiges, paresthésies (atteinte des nerfs cutanés).

– Troubles hépatiques et allergiques rares.

Principales contre-indications

Absolues : allergies aux macrolides (rares). Vasoconstricteurs de l'ergot de seigle, antimigraineux (risque de vasoconstriction, puis nécrose au niveau des extrémités), cisapride (Prépulsid®).

Utilisations déconseillées : bromocriptine (antiprolactine), cabergoline et pergolide (antiparkinsonien), insuffisance hépatique (surveillance accrue), grossesse (par précaution).

Réglementation

Liste I (sur ordonnance). Remboursé à 65 % par la Sécurité sociale.

Médicaments disponibles

Roxithromycine 100 mg comprimé

Médicaments de référence :
RULID® 100 mg • CLARAMID® enf. 100 mg
Génériques : ROXITHROMYCINE ARROW® 100 mg • ROXITHROMYCINE G GAM® 100 mg • ROXITHROMYCINE IVAX® 100 mg • ROXITHROMYCINE TEVA® 100 mg

Roxithromycine 150 mg comprimé

Médicaments de référence :
RULID® 150 mg • CLARAMID® 150 mg
Génériques : ROXITHROMYCINE ARROW® 150 mg • ROXITHROMYCINE BIOGARAN® 150 mg • ROXITHROMYCINE G GAM® 150 mg • ROXITHROMYCINE GNR® 150 mg • ROXITHROMYCINE IREX® 150 mg • ROXITHROMYCINE IVAX® 150 mg • ROXITHROMYCINE MERCK® 150 mg •

ROXITHROMYCINE QUALIMED® 150 mg •
ROXITHROMYCINE RATIOPHARM® 150 mg •
ROXITHROMYCINE RPG® 150 mg •
ROXITHROMYCINE TEVA® 150 mg •
ROXITHROMYCINE EG® 150 mg •
SUBROXINE® GÉ 150 mg

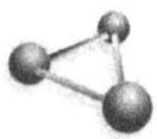

Rozacrème®

voir Métronidazole

Rozagel®

voir Métronidazole

Rozex®

voir Métronidazole

Rulid®

voir Roxithromycine

Rythmodan®

voir Disopyramide

Salbutamol

VENTOLINE® • SPRÉOR® • VENTEXXAIR®

Activité pharmacologique

Antiasthmatique, bronchodilatateur à action rapide et de courte durée. Le salbutamol inhalé stimule les muscles lisses bronchiques. Les poumons sont innervés par le système nerveux sympathique (système nerveux autonome) qui permet la régulation de leur fonctionnement. Le salbutamol stimule l'activité du système sympathique en agissant sur des récepteurs cellulaires appelés récepteurs bêta de type 2. Son action se traduit par une bronchodilatation et une augmentation du calibre des bronches. Il est appelé bronchodilatateur bêta 2 stimulant. Il agit après quelques minutes et persiste pendant 4 à 6 heures.

Indications thérapeutiques

– Traitement symptomatique de la crise d'asthme. L'asthme est une affection bronchique à caractère inflammatoire, constituée d'une succession de crises. La crise d'asthme est une dyspnée soudaine (gêne respiratoire) associée à une toux et à des expectorations visqueuses. Elle peut durer de quelques minutes à plusieurs heures et se répéter.
– Prévention de l'asthme d'effort.
– Traitement symptomatique des exacerbations de la bronchite chronique obstructive. Il s'agit de poussées aiguës de bronchite chronique.

Présentation

Flacon pressurisé de 200 doses avec valve doseuse et embout buccal.

Suspension pour inhalation : 1 pulvérisation délivre 100 µg de salbutamol par dose.
Gaz propulseur : norflurane (tétrafluoroéthane).

Posologie

Dans tous les cas, la posologie est déterminée par le médecin en fonction de la maladie à traiter et des caractéristiques individuelles du patient.

Le traitement peut être prescrit seul ou associé à un traitement de fond continu.

Mode d'administration

L'inhalation se fait avec l'embout buccal placé à l'entrée de la bouche. Le fond de la cartouche métallique est dirigé vers le haut :
– expirer profondément ;
– inspirer lentement et profondément en pressant sur la cartouche métallique ;
– retenir sa respiration pendant au moins 10 secondes ;
– l'embout buccal doit être nettoyé par mesure d'hygiène.
En cas de mauvaise synchronisation main/inspiration, l'utilisation d'une chambre d'inhalation ou l'emploi d'une autre forme d'administration est souhaitable. C'est le cas pour les enfants en bas âge et les personnes âgées.
Pour nettoyer l'aérosol doseur, il faut passer l'applicateur en plastique seul sous l'eau tiède puis le sécher soigneusement à l'intérieur et à l'extérieur.

À savoir

Une consultation médicale immédiate est nécessaire si, en cas de crise d'asthme, le soulagement n'est pas rapidement obtenu ou si le patient augmente sa consommation en bronchodilatateur. La dose quotidienne ne doit habituellement pas dépasser 15 bouffées par 24 heures.

Si un patient augmente rapidement sa consommation en bronchodilatateur, il y a risque de décompensation de sa maladie et d'évolution vers un état de mal asthmatique. Prévenir le médecin en cas de fièvre associée à l'encombrement bronchique.

Après l'amélioration de son état, le patient ne doit pas modifier son traitement de fond.

Les visites régulières chez le médecin permettent la surveillance de l'asthme. Cette visite peut être l'occasion d'un bilan pulmonaire avec, entre autres, un examen radiologique et une exploration fonctionnelle respiratoire.

Effets secondaires éventuels

La fréquence d'apparition d'un effet secondaire dépend de la sensibilité de chacun à la substance administrée et de la faculté que possède cette substance à se concentrer dans un organe donné ou à modifier un système de régulation.

– Tremblements des extrémités et crampes musculaires, palpitations, céphalées.

– La survenue de toux ou de bronchospasmes après l'inhalation du produit est signe d'intolérance au médicament. Prévenir le médecin qui interrompra ou modifiera le traitement (autre thérapeutique ou autre forme d'administration).

Principale contre-indication

Absolue : intolérance au salbutamol.

Réglementation

Liste I (sur ordonnance). Remboursé à 65 % par la Sécurité sociale.
Sportifs : le salbutamol contient un principe actif pouvant induire une réaction positive aux tests pratiqués lors des contrôles antidopage.

Médicaments disponibles

Salbutamol (sulfate de) 100 µg suspension/inhalation/doses
Médicaments de référence :
VENTOLINE® 100 µg susp/inh/doses • SPRÉOR 100 µg susp/inh/doses • VENTEXXAIR® 100 µg susp/inh/doses

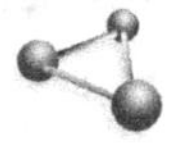

Sécalip® Gé

voir Fénofibrate

Sectral®

voir Acébutolol

Séglor®

voir Dihydroergotamine

Sélégiline

DÉPRÉNYL® • SÉLÉGILINE®

Activité pharmacologique

Antiparkinsonien. La sélégiline renforce l'action de la L dopa qui est l'antiparkinsonien de référence, en prolongeant les taux plasmatiques en dopamine. C'est le but recherché car la maladie de Parkinson est due à une défaillance en dopamine au niveau cérébral.

Indications thérapeutiques

Traitement de la maladie de Parkinson en association ou non avec la L dopa.

Présentation

Comprimés dosés à 5 mg de sélégiline.

Posologie

Dans tous les cas, la posologie est déterminée par le médecin en fonction de la maladie à traiter et des caractéristiques individuelles du patient.

Prise du traitement au milieu du petit déjeuner et du déjeuner.

À savoir

En association avec la L Dopa, les effets secondaires de la L Dopa vont être marqués (mouvements anormaux et agitation…). S'ils deviennent gênants, le médecin sera prévenu.

L'attention est attirée, notamment chez les conducteurs de véhicules et utilisateurs de machines, sur la possibilité d'étourdissements et de somnolence lors de l'utilisation de ce médicament.

Effets secondaires éventuels

La fréquence d'apparition d'un effet secondaire dépend de la sensibilité de chacun à la substance administrée et de la faculté que possède cette substance à se concentrer dans un organe donné ou à modifier un système de régulation.

– Troubles digestifs en début de traitement, risque d'activation d'un ulcère (rare), sécheresse de la bouche.
– Troubles du rythme cardiaque (bradycardie) en cas d'antécédents.
– Insomnies et étourdissements.
– Troubles hépatiques (rares).

Principales contre-indications

Absolues : antidépresseurs sérotoninergiques purs, fluoxétine (Prozac®), citaprolam (Seropram®), paroxétine (Deroxat®), fluvoxamine (Floxyfral®), sertraline (Zoloft®), tramadol (Topalgic®), péthidine (Dolosal®), almotriptan, rizatriptan, sumatriptan, zolmitriptan (utilisés dans la migraine), psychose grave, détérioration intellectuelle importante, accidents coronariens aigus.

Utilisations déconseillées : naratriptan, frovatriptan, insuffisance rénale et hépatique, IMAO, grossesse (innocuité non établie).

Réglementation

Liste I (sur ordonnance). Remboursé à 65 % par la Sécurité sociale.

Médicaments disponibles

Sélégiline 5 mg comprimé
Médicament de référence :
DÉPRÉNYL® 5 mg comp. séc.
Génériques : SÉLÉGILINE BIOGARAN® 5 mg comp. • SÉLÉGILINE MERCK® 5 mg comp. • SÉLÉGILINE G GAM® 5 mg comp. séc. • SÉLÉGILINE TEVA® 5 mg comp. séc.

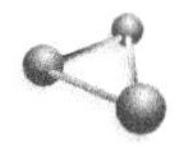

Séloken®

voir Métoprolol

Septidiaryl®

voir Nifuroxazide

Serc®

voir Bétahistine

Sermion®

voir Nicergoline

Seropram®

voir Citalopram

Sévrédol®

voir Morphine

Skénan®

voir Morphine

Solmucol®

voir Acétylcystéine

Solufen® Gé

voir Ibuprofène

Solumag®

voir Magnésium

Solupred®

voir Prednisolone

Soprol®

voir Bisoprolol

Sotalex®

voir Sotalol

Sotalol

SOTALEX® • SOTALOL®

Activité pharmacologique

Bêtabloquant non sélectif. Le sotalol est un antiarythmique qui ralentit la fréquence cardiaque. Il possède également des propriétés antihypertensives et diminue la force contractile du cœur. Le cœur est innervé par le système nerveux sympathique (système nerveux autonome) qui permet sa régulation. Le sotalol freine l'activité du système sympathique en agissant sur les cellules cardiaques à activité électrique. Il bloque les récepteurs cellulaires appelés récepteurs bêta. Ainsi, l'excitabilité électrique est moins grande. La fréquence cardiaque va être plus lente et plus régulière. Il s'agit d'effets antiarythmiques.

Indications thérapeutiques

Traitement préventif des récidives de tachycardie identifiées à l'ECG (électrocardiogramme).

Présentation

Comprimés dosés à 80 mg ou 160 mg de sotalol.

Posologie

Dans tous les cas, la posologie est déterminée par le médecin en fonction de la maladie à traiter et des caractéristiques individuelles du patient.

Prise du traitement juste avant les repas.

À savoir

Ne jamais interrompre le traitement, car l'arrêt brusque entraîne des troubles du rythme graves ou un infarctus, voire la mort subite. De manière paradoxale le sotalol peut aggraver des troubles du rythme ou en créer d'autres. Il faut donc prévenir le médecin en cas d'aggravation des tachycardies ou, au contraire, d'une bradycardie excessive (inférieure à 50 battements par minute).

Les visites régulières permettent la surveillance du traitement et la prescription par le médecin d'examens complémentaires, tels que bilans biologiques et ECG (électrocardiogramme).

Effets secondaires principaux

La fréquence d'apparition d'un effet secondaire dépend de la sensibilité de chacun à la substance administrée et de la faculté que possède cette substance à se concentrer dans un organe donné ou à modifier un système de régulation.

– Troubles cardio-vasculaires : bradycardie, douleur thoracique (risque au sevrage chez le coronarien), palpitations, œdème, anomalie de l'ECG, hypotension, insuffisance cardiaque, syncope.

– Aggravation d'une claudication intermittente existante (syndrome de Raynaud).

– Troubles neurosensoriels : vertiges, asthénie, céphalées, paresthésies, crampes, fatigue, essoufflements.

– Signes d'hypoglycémie masqués par de l'hypotension chez le diabétique.

– Chez l'asthmatique : bronchospasmes, dyspnée.

– Troubles dermatologiques : éruptions cutanées, exacerbation d'un psoriasis.

– Troubles gastro-intestinaux : nausées, vomissements, diarrhées, dyspepsie (digestion difficile), douleurs abdominales, flatulence (gaz).

– Troubles psychiques : dépression, insomnie, anxiété.

Principales contre-indications

Absolues :

– Pathologies cardiaques : troubles du rythme (BAV II et III non appareillés, maladies du sinus cardiaque, allongement de l'espace QT, torsades de pointe, bradycardie importante), insuffisance cardiaque congestive non contrôlée, choc cardiogénique, hypotension, angor de Prinzmétal.

– Autres pathologies : asthme, bronchopneumopathies obstructives sévères, anesthésie entraînant une dépression myocardique, insuffisance rénale sévère, acidose métabolique, phénomène de Raynaud, phéochromocytome non traité.

– Antiarythmiques pouvant induire des torsades de pointe (quinidiniques, disopyramide, brétylium, amiodarone), autres médicaments pouvant induire des torsades de pointe (vincamine, érythromycine injectable, sultopride, bépridil), floctafénine (Idarac®).

Utilisations déconseillées : laxatifs irritants (afin de prévenir une hypokaliémie majorant le risque d'arythmie), hypokaliémiants, inhibiteurs calciques (vérapamil, diltiazem), astémizole, halofantrine, pentamidine, sparfloxacine.

Réglementation

Liste I (sur ordonnance). Remboursé à 65 % par la Sécurité sociale.

Sportifs : le sotalol contient un principe actif pouvant induire une réaction positive aux tests pratiqués lors des contrôles antidopage.

Médicaments disponibles

Sotalol 80 mg comprimé sécable

Médicament de référence :

SOTALEX® 80 mg comp. séc.

Génériques : SOTALOL MERCK® 80 mg comp. séc. • SOTALOL G GAM® 80 mg comp. séc. • SOTALOL EG® 80 mg comp. séc. • SOTALOL ARROW® 80 mg comp. séc. • SOTALOL BIOGARAN® 80 mg comp. séc. • SOTALOL RATIOPHARM® 80 mg comp. séc. • SOTALOL RPG® 80 mg comp. séc. • SOTALOL TEVA® 80 mg comp. séc. • SOTALOL IVAX® 80 mg comp. séc. • SOTALOL GNR® 80 mg comp. séc.

Sotalol 160 mg comprimé sécable

Médicament de référence :

SOTALEX® 160 mg comp. séc.

Génériques : SOTALOL MERCK® 160 mg comp. séc. • SOTALOL G GAM® 160 mg comp. séc. • SOTALOL EG® 160 mg comp. séc. • SOTALOL ARROW® 160 mg comp. séc. • SOTALOL BIOGARAN® 160 mg comp. séc. • SOTALOL RATIOPHARM® 160 mg comp. séc. • SOTALOL RPG® 80 mg comp. séc. • SOTALOL TEVA® 160 mg comp. séc. • SOTALOL IVAX® 80 mg comp. séc. • SOTALOL GNR® 80 mg comp. séc.

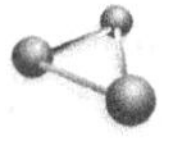

Spanor® Gé

voir Doxycycline

Spasfon® Lyoc

voir Phloroglucinol

Spasmopriv® Gé

voir Mébévérine

Spassirex® Gé

voir Phloroglucinol

Speciafoldine®

voir Acide folique

Spiramycine

ROVAMYCINE®

Activité pharmacologique

Antibiotique de la famille des macrolides. L'utilisation d'un macrolide constitue, en plus de ses indications spécifiques, un traitement d'alternative dans de nombreuses infections en cas d'allergie à divers antibiotiques utilisés en première intention.

Indications thérapeutiques

– Traitement de la toxoplasmose de la femme enceinte (maladie parasitaire due à l'infestation par le toxoplasme ou *Toxoplasma gondii*, parasite de l'intestin du chat).

– Infections dentaires et stomatologiques : abcès dentaire, gingivite, caries.

– Infections génitales non gonococciques.

– Infections broncho-pulmonaires : pneumopathie communautaire, bronchite aiguë infectée.

– Infections ORL : angine et sinusite en traitement d'alternative si le traitement de référence n'est pas utilisable. Prophylaxie du rhumatisme articulaire aigu (RAA).

– Infections dermatologiques, en traitement d'alternative si le traitement de référence n'est pas utilisable : impétigo (infection cutanée contagieuse, due au staphylocoque doré), acné, érythrasma.
– Prévention de la méningite à méningocoque (en cas de contact), s'il y a contre-indication à la rifampicine.

Présentation

Comprimés dosés à 1,5 M UI ou à 3 M UI de spiramycine (UI = unité internationale).
Sirop dosé à 0,375 M UI/5 ml.

Posologie

Dans tous les cas, la posologie est déterminée par le médecin en fonction de la maladie à traiter et des caractéristiques individuelles du patient.

Prendre au cours des repas pour une meilleure tolérance digestive.

À savoir

La spiramycine peut être administrée pendant la grossesse (toxoplasmose de la femme enceinte).
En raison du risque de rechute, le traitement ne doit pas être arrêté avant la date recommandée par le médecin, même si les symptômes ont disparu. La guérison des signes d'infection ne correspond pas toujours à la guérison bactériologique avec disparition de tous les germes pathogènes.
Il ne faut pas modifier le traitement prescrit par le médecin. Le changement de durée ou de dose peut rendre les bactéries résistantes à cet antibiotique et les traitements ultérieurs inefficaces sur ces germes.

Effets secondaires éventuels

La fréquence d'apparition d'un effet secondaire dépend de la sensibilité de chacun à la substance administrée et de la faculté que possède cette substance à se concentrer dans un organe donné ou à modifier un système de régulation.
– Nausées, vomissements, diarrhées. La survenue de diarrhées est prévenue par la prise de levure prescrite par le médecin (Ultralevure®, etc.) ou par la consommation de yaourts. Elle est généralement sans gravité, sauf cas exceptionnel. La survenue de diarrhées avec fièvre nécessite de prévenir le médecin.
– Réactions cutanées allergiques, éruptions cutanées, prurit, rougeurs.

Principales contre-indications

Absolues : allaitement, allergie à la spiramycine (rare).

Réglementation

Liste I (sur ordonnance). Remboursé à 65 % par la Sécurité sociale.

Médicaments disponibles

Spiramycine 3 M UI comprimé
Médicament de référence :
ROVAMYCINE® 3 M UI comp.

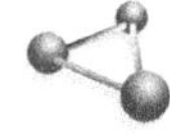

Spiroctan®

voir Spironolactone

Spiroctazine®

voir Spironolactone + altizide

Spironolactone

ALDACTONE® • SPIROCTAN® •
SPIRONOLACTONE® • FLUMACH® •
PRACTON GÉ • SPIRONONE® GÉ

Activité pharmacologique

Diurétique antialdostérone hyper-kaliémiant. Il s'oppose à l'aldosté-rone qui est l'hormone de régula-tion diurétique. L'aldostérone pro-voque une rétention de sodium et un départ de potassium. Elle a une action hypertensive. La spironolac-tone, en tant qu'antialdostérone, est donc un antihypertenseur.

La spironolactone est un diurétique qui active l'élimination rénale. Elle favorise le départ d'eau et de so-dium. La perte en potassium est fai-ble, voire inexistante.

Son action antihypertensive résulte de l'élimination du sodium qui par-ticipe à la rigidité des artères.

Indications thérapeutiques

Traitement de l'hypertension

Le diurétique va normaliser et stabi-liser la pression artérielle, qui doit être abaissée en permanence pour limiter l'élévation de tension lors des poussées d'hypertension.

Lorsque l'hypertension n'est pas sta-bilisée, elle peut se compliquer de lésions d'ordre neurologique (acci-dent vasculaire cérébral, hémorra-gie cérébrale, paralysie), sensoriel (vertiges, perte de la vision par hé-morragie), cardiaque (accident co-ronarien, œdème aigu du poumon), rénal (hématurie, insuffisance ré-nale).

Traitement de l'œdème

– Œdème et ascite de l'insuffisance cardiaque.
– Ascite cirrhotique.
– Syndrome néphrotique.

Traitement de l'hyperaldostéronisme

– Cette hypersécrétion est réaction-nelle à un traitement diurétique.

Traitement de la myasthénie

La spironolactone permet de main-tenir des taux suffisants en potas-sium dans le cas d'une myasthénie due à une hypokaliémie.

Présentation

Comprimés dosés à 50 mg ou 75 mg de spironolactone.

Posologie

Dans tous les cas, la posologie est déterminée par le médecin en fonction de la maladie à traiter et des caractéristiques individuelles du patient.

Prise du traitement au cours des repas.

À savoir

Les visites régulières permettent la surveillance du traitement, avec mesure de la tension artérielle et prescription par le médecin d'exa-mens complémentaires et de bilans sanguin avec ionogramme (potas-sium, sodium, etc.), hépatique et rénal.

Effets secondaires éventuels

La fréquence d'apparition d'un effet secondaire dépend de la sensibilité de chacun à la substance administrée et de la faculté que possède cette substance à se concentrer dans un organe donné ou à modifier un système de régulation.

– Troubles endocriniens : gynéco-mastie réversible (augmentation du

volume des seins chez l'homme) liée à la nature stéroïdienne de la spironolactone chez l'homme, troubles des règles chez la femme.
– Autres effets indésirables : intolérance digestive, éruptions cutanées, somnolence.
– Troubles métaboliques : hyperkaliémie et hyponatrémie avec crampes des membres inférieurs.

Principales contre-indications

Absolues : diurétiques hyperkaliémiants, sel de potassium (sauf si hypokaliémie), hyperkaliémie, insuffisance rénale sévère, stade terminal de l'insuffisance hépatique.
Utilisations déconseillées : acidose, IEC, ciclosporine, lithium, grossesse, allaitement, cirrhose.

Réglementation

Liste II (sur ordonnance). Remboursé à 65 % par la Sécurité sociale.
Sportifs : la spironolactone contient un principe actif pouvant induire une réaction positive aux tests pratiqués lors des contrôles antidopage.

Médicaments disponibles

Spironolactone 50 mg comprimé sécable et gélule
Médicament de référence :
ALDACTONE® 50 mg comp. séc.
Génériques : SPIROCTAN MICRONISÉ® 50 mg gél. • SPIRONOLACTONE MICROFINE RATIOPHARM® 50 mg comp. • FLUMACH® 50 mg comp. • PRACTON® 50 mg GÉ comp. séc. • SPIRONOLACTONE BIOGARAN® 50 mg comp. séc. • SPIRONOLACTONE EG® 50 mg comp. séc. • SPIRONOLACTONE RPG® 50 mg comp. séc. • SPIRONOLACTONE IREX® 50 mg comp. séc. • SPIRONOLACTONE IVAX® 50 mg comp. séc. • SPIRONOLACTONE TEVA® 50 mg comp. séc.

Spironolactone 75 mg, gélule, comprimé et comprimé sécable
Médicament de référence :
ALDACTONE® 75 mg comp. séc.
Génériques : SPIROCTAN MICRONISÉ® 75 mg gél. • FLUMACH® 75 mg comp. • SPIRONOLACTONE MERCK® 75 mg comp. • SPIRONOLACTONE GNR® 75 mg comp. séc. • SPIRONOLACTONE EG® 75 mg comp. séc. • SPIRONOLACTONE G GAM® 75 mg comp. séc. • SPIRONOLACTONE RATIOPHARM® 75 mg comp. séc. • PRACTON® 75 mg GÉ comp. séc. • SPIRONOLACTONE BIOGARAN® 75 mg comp. séc. • SPIRONONE® 75 mg GÉ comp. séc. • SPIRONOLACTONE RPG® 75 mg comp. séc. • SPIRONOLACTONE IREX® 75 mg comp. séc. • SPIRONOLACTONE IVAX® 75 mg comp. séc. • SPIRONOLACTONE ARROW® 75 mg comp. séc. • SPIRONOLACTONE TEVA® 75 mg comp. séc.

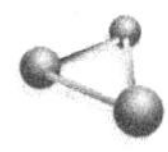

Spironolactone + altizide

ALDACTAZINE® • PRACTAZIN® GÉ • SPIROCTAZINE® • SPIRONOLACTONE ALTIZIDE® • ALTIZIDE SPIRONOLACTONE®

Activité pharmacologique

Diurétique constitué par l'association d'un diurétique antialdostérone hyperkaliémiant (spironolactone) et d'un diurétique hypokaliémiant (altizide). Il active l'élimination rénale et favorise le départ d'eau et de sels organiques. Ce départ s'accompagne souvent de la perte d'ions, tels que le sodium, le potassium (*kalium* en latin) dans les urines.
Le diurétique antialdostérone hyperkaliémiant limite le départ de potassium. Le diurétique thiazidique

hypokaliémiant, quant à lui, en favorise le départ. Ainsi, les variations de potassium ne seront pas importantes lors de l'élimination de l'eau.

Indications thérapeutiques

– Hypertension artérielle. En accroissant la diurèse, on réduit la masse de liquide, et la pression intra-artérielle est alors moins forte. L'élimination du sodium assure une rigidité moindre du tissu artériel. Le diurétique va normaliser et stabiliser la pression artérielle qui doit être abaissée en permanence pour limiter l'élévation de tension lors des poussées d'hypertension.

Lorsque l'hypertension n'est pas stabilisée, elle peut se compliquer de lésions d'ordre neurologique (accident vasculaire cérébral, hémorragie cérébrale, paralysie), sensoriel (vertiges, perte de la vision par hémorragie), cardiaque (accident coronarien, œdème aigu du poumon), rénal (hématurie, insuffisance rénale).

– Correction des œdèmes rénaux, cardiaques et hépatiques.

Présentation

Comprimés dosés à 25 mg de spironolactone + 15 mg d'altizide.

Posologie

Dans tous les cas, la posologie est déterminée par le médecin en fonction de la maladie à traiter et des caractéristiques individuelles du patient.

Prise des comprimés au cours des repas.

À savoir

La survenue d'une asthénie inhabituelle, d'une perte de poids, voire d'une hypotension orthostatique doit faire penser à une déshydratation, surtout chez les sujets âgés et pendant l'été.

Ce médicament ne doit pas être utilisé en cas de complications neurologiques de la maladie hépatique.

Les visites régulières permettent la surveillance du traitement, avec mesure de la tension artérielle et prescription par le médecin d'examens complémentaires et de bilans sanguin avec ionogramme (potassium, sodium, etc.), hépatique et rénal.

Effets secondaires éventuels

La fréquence d'apparition d'un effet secondaire dépend de la sensibilité de chacun à la substance administrée et de la faculté que possède cette substance à se concentrer dans un organe donné ou à modifier un système de régulation.

– Troubles métaboliques : dyskaliémie (crampes, troubles du rythme), hyperglycémie (diabète), hyperuricémie (crise de goutte), hyponatrémie (acidose).

– Troubles endocrinologiques : gynécomastie (gonflement des seins chez l'homme), impuissance, troubles des règles.

– Réactions allergiques : photosensibilisation, éruptions cutanées.

– Troubles neurosensoriels (rares) : nausées, vomissements, vertiges, céphalées, constipation, somnolence.

Principales contre-indications

Absolues : potassium, hyperkaliémie, insuffisance rénale et hépatique sévère, allergie aux sulfamides (ressemblance chimique avec l'altizide).

Utilisations déconseillées : lithium, IEC, ciclosporine, tacrolimus, sultopride, vincamine, érythromycine injectable, autres diurétiques, grossesse, allaitement.

Réglementation

Liste II (sur ordonnance). Remboursé à 65 % par la Sécurité sociale.

Sportifs : ce médicament contient un principe actif pouvant induire une réaction positive aux tests pratiqués lors des contrôles antidopage.

Médicaments disponibles

Spironolactone 25 mg
+ altizide 15 mg comprimé

Médicament de référence :
ALDACTAZINE® comp. séc.

Génériques : PRACTAZIN® GÉ comp. séc. • SPIROCTAZINE® comp. • SPIRONOLACTONE ALTIZIDE EG® comp. • SPIRONOLACTONE ALTIZIDE MERCK® comp. séc. • SPIRONO-LACTONE ALTIZIDE BIOGARAN® comp. séc. • ALTIZIDE SPIRONOLACTONE RPG® comp. séc. • SPIRONOLACTONE ALTIZIDE GNR® comp. séc. • SPIRONOLACTONE • ALTIZIDE ARROW® comp. pellic. séc. • SPIRONOLAC-TONE ALTIZIDE IREX® comp. séc. • SPIRO-NOLACTONE ALTIZIDE TEVA® comp. séc.

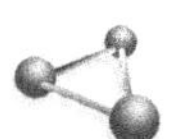

Spironone® Gé

voir Spironolactone

Spotof® Gé

voir Acide tranéxamique

Spréor®

voir Salbutamol

Stilnox®

voir Zolpidem

Stomédine®

voir Cimétidine

Subroxine® Gé

voir Roxithromycine

Sucralfate

ULCAR® • KÉAL® GÉ • SUCRALFATE®

Activité pharmacologique

Antiulcéreux. Il s'agit d'un complexe d'aluminium formant une substance visqueuse et adhésive qui protège la zone de l'ulcère sur la paroi de l'estomac.

Sous cette protection, l'ulcère cicatrise plus facilement, sans être agressé par l'acidité gastrique. Le sucralfate stimule la production de mucus qui est un protecteur naturel de la paroi gastrique. Le bicarbonate endogène est augmenté et permet de neutraliser l'excès d'acidité. Il diminue l'absorption du phosphore.

Indications thérapeutiques

– Traitement de l'ulcère gastro-duodénal (estomac et duodénum). Le duodénum est la partie de l'intestin grêle située à l'extrémité de l'estomac.

– Traitement d'entretien de l'ulcère duodénal en prévention des rechutes.

Présentation

Comprimés et sachets dosés à 1 g de sucralfate.

Posologie

Dans tous les cas, la posologie est déterminée par le médecin en fonction de la maladie à traiter et des caractéristiques individuelles du patient.

– Ulcère gastrique : 1 comprimé ou 1 sachet dosé à 1 g 4 fois par jour (matin, midi, soir et au coucher) pendant 4 à 6 semaines.

– Ulcère duodénal : administration de 4 g par jour en 2 prises seulement.

– Prévention des récidives : 1 comprimé ou sachet 2 fois par jour, ou 2 comprimés ou sachets à la fois au repas du soir.

Prise du traitement 30 minutes avant les repas et au coucher, environ 2 heures après le repas du soir.

Boire le contenu du sachet en le tenant ouvert directement entre les lèvres.

À savoir

Prendre à distance des autres médicaments et loin des repas, c'est-à-dire 30 minutes à 1 heure avant ou 2 heures après. Risque de déplétion phosphorée (baisse du phosphore dans le sang) en cas d'utilisation prolongée. Il convient donc d'enrichir l'alimentation en phosphore (lait, fromages, poissons, légumes secs).

L'alcool, gastronocif, n'est pas recommandé. Une surveillance médicale régulière doit être effectuée et comporte des examens de l'estomac (fibroscopie, radiologie).

Effets secondaires éventuels

La fréquence d'apparition d'un effet secondaire dépend de la sensibilité de chacun à la substance administrée et de la faculté que possède cette substance à se concentrer dans un organe donné ou à modifier un système de régulation.

– Possibilité de constipation.

– Intoxication à l'aluminium (rare) en cas d'insuffisance rénale.

– Plus rarement sécheresse de la bouche, nausées, vomissements, éruptions cutanées, vertiges.

Principales contre-indications

Absolues : prématuré et nouveauné, en raison du risque d'obstruction des voies digestives.

Utilisations déconseillées : grossesse et allaitement.

Réglementation

Non inscrit sur une liste (en vente libre).

Comprimés à tenir à l'abri de la chaleur et de l'humidité.

Médicaments disponibles

Sucralfate 2 g sachet
Médicament de référence :
KEAL GÉ® 2 g sachet

Sucralfate 1 g comprimé et sachet
Génériques : KÈAL® 1 g GÉ comp. séc. et sachet • SUCRALFATE RPG® 1 g comp. séc. et sachet • SUCRALFATE TEVA® 1 g comp. séc. et sachet

Non remboursé : ULCAR® 1 g comp. et sachet

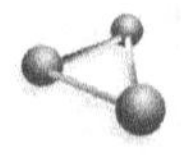

Sulfaméthoxazole + triméthoprime

BACTRIM® • EUSAPRIM® • COTRIMOXAZOLE®

Activité pharmacologique

Association d'un sulfamide anti-bactérien, le sulfaméthoxazole, et d'un antibactérien, le triméthoprime. Cette association porte le nom de cotrimoxazole.

Indications thérapeutiques

– Traitements usuels :
• infection urinaire haute et basse de la femme, de l'enfant ;
• otite et sinusite, généralement après antibiogramme. C'est un examen permettant de déterminer le germe responsable et de connaître sa sensibilité à l'antibiotique ;
• infections bronchopulmonaires à germes sensibles ;
• infections digestives et fièvre typhoïde ;
• infections neuroméningées à *Listeria* monocytogènes en alternative au traitement de référence après antibiogramme.
– Traitement des infections à *Pneumocystis carinii* (pneumocystose) et à *Toxoplasma* (toxoplasmose) dans le cadre de la prise en charge des malades atteints du Sida ou des malades greffés de moelle osseuse.

Présentation

Dosage adulte : comprimés dosés à 400 mg de sulfaméthoxazole + 80 mg de triméthoprime.
Dosage fort : comprimés dosés à 800 mg de sulfaméthoxazole + 160 mg de triméthoprime.
Suspension buvable nourrisson et enfant dosée à 200 mg de sulfaméthoxazole et 40 mg de triméthoprime par cuillère-mesure, arôme « tutti frutti ».

Posologie

Dans tous les cas, la posologie est déterminée par le médecin en fonction de la maladie à traiter et des caractéristiques individuelles du patient.

Prendre au cours des repas.

À savoir

Des boissons alcalines en abondance sont nécessaires pour éviter la précipitation de cristaux dans les urines. Devant toute manifestation hématologique, allergique ou cutanée, le médecin doit être prévenu et le traitement arrêté.

Il ne faut pas modifier le traitement prescrit par le médecin. Le changement de durée ou de dose peut rendre les bactéries résistantes à cet antibiotique et les traitements ultérieurs inefficaces sur ces germes.

En raison du risque de rechute, le traitement ne doit pas être arrêté avant la date recommandée par le médecin, même si les symptômes ont disparu. La guérison des signes d'infection ne correspond pas toujours à la guérison bactériologique avec disparition de tous les germes pathogènes.

Il ne faut pas réutiliser un antibiotique sans avis du médecin, même si les symptômes sont semblables à ceux pour lesquels il a été prescrit. Respecter la surveillance hématologique et rénale mise en place par le médecin si le traitement se poursuit sur une longue période.

Effets secondaires éventuels

La fréquence d'apparition d'un effet secondaire dépend de la sensibilité de chacun à la substance administrée et de la faculté que possède cette substance à se concentrer dans un organe donné ou à modifier un système de régulation.

– Troubles cutanés : éruptions cutanées, prurit, photosensibilisation, urticaire, syndrome de Lyell rare (dermatose géante bulleuse avec décollement de la peau).

– Troubles digestifs : nausées, vomissements, gastralgie, diarrhées, pancréatite. La survenue de diarrhées est prévenue par la prise de levure prescrite par le médecin (Ultralevure® etc.) ou par la consommation de yaourts. Elle est généralement sans gravité, sauf cas exceptionnel

– Troubles rénaux : insuffisance rénale, cristallurie (cristaux dans les urines).

– Troubles neurosensoriels : vertiges, convulsions, arthralgie, myalgie.

– Troubles hépatiques : augmentation des transaminases et de la bilirubine, jaunisse.

– Troubles hématologiques : anémie par carence en acide folique, thrombopénie, leuconeutropénie.

– Réaction allergique : hyperthermie, œdème de Quincke (gonflement du visage et de la gorge avec difficultés à respirer), choc anaphylactique.

Principales contre-indications

Absolues : méthotrexate, déficit en G6PD (maladie métabolique), grossesse (dernier mois), prématuré et nouveau-né, allaitement, allergie aux sulfamides.

Utilisations déconseillées : phénytoïne (surdosage), hyperkaliémants, grossesse, insuffisance rénale et hépatique (surveillance accrue).

Réglementation

Liste I (sur ordonnance). Remboursé à 65 % par la Sécurité sociale.

Médicaments disponibles

Sulfaméthoxazole 400 mg + triméthoprime 80 mg comprimé
Médicaments de référence :
BACTRIM® comp. séc. • EUSAPRIM® comp. séc.

Sulfaméthoxazole 800 mg + triméthoprime 160 mg comprimé
Médicament de référence :
BACTRIM FORTE® comp. séc.
Génériques : COTRIMOXAZOLE RATIO-PHARM® • EUSAPRIM FORT®

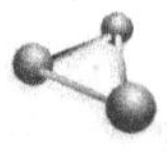

Sulpiride

DOGMATIL® • SYNÉDIL® GÉ • AIGLONYL® GÉ • SULPIRIDE®

Activité pharmacologique

Neuroleptique, sédatif et antipsychotique.

Indications thérapeutiques

– À fortes doses chez l'adulte : traitement des états psychotiques aigus ou chroniques (schizophrénie, délire paranoïaque, psychose hallucinatoire chronique, etc.). La psychose se caractérise par des troubles mentaux avec perturbation de la personnalité, hallucinations remplaçant la réalité, délires.

– Traitement symptomatique de courte durée de l'anxiété en cas d'échec des thérapeutiques habituelles.

– Chez l'enfant : troubles graves du comportement (syndrome autistique) comme agitation, automutilations, stéréotypies. (Répétition de mots, de mouvements, etc.)

Présentation

Comprimés dosés à 50 mg et 200 mg de sulpiride.
Solution buvable à 25 mg pour 5 ml.

Posologie

Dans tous les cas, la posologie est déterminée par le médecin en fonction de la maladie à traiter et des caractéristiques individuelles du patient.

À savoir

En cas d'hyperthermie inexpliquée (hausse de la température du corps), il est impératif de prévenir le médecin et de suspendre le traitement, car ce signe peut être l'un des éléments du syndrome malin des neuroleptiques. Des suées peuvent précéder l'apparition de l'hyperthermie et constituer un signe d'alerte précoce. Il faut boire souvent.
En cas de bradycardie (battements cardiaques inférieurs à 50 battements par minute), prévenir le médecin.
Prudence dans la conduite de véhicules et l'utilisation de machines en raison du risque de somnolence. L'alcool augmente l'effet sédatif des neuroleptiques.

Effets secondaires éventuels

La fréquence d'apparition d'un effet secondaire dépend de la sensibilité de chacun à la substance administrée et de la faculté que possède cette substance à se concentrer dans un organe donné ou à modifier un système de régulation.

– Syndrome malin : pâleur, hyperthermie, déshydratation, altération de la conscience, rigidité musculaire, troubles cardio-vasculaires graves.

– Troubles psychiques : somnolence, sédation et indifférence.

– Troubles neurologiques :

• syndrome parkinsonien avec tremblements, hypertonie (rigidité du muscle), hypokinésie (lenteur du mouvement), traité par les antiparkinsoniens anticholinergiques ;

• risque de mouvements anormaux (dyskinésies) tels que torticolis spasmodiques, crises oculogyres et trismus ;

• dyskinésies tardives au cours d'un traitement prolongé plus de 3 mois, avec mouvements involontaires de la langue, du visage et des membres.

– Troubles neurosensoriels : fatigue, asthénie, vertiges et céphalées.

– Troubles endocriniens : hyperprolactinémie avec aménorrhée (absence de règles), galactorrhée (écoulement de lait en dehors de l'allaitement), gynécomastie (augmentation des seins chez l'homme), baisse de la libido, impuissance ou troubles de l'orgasme, prise de poids et appétit excessif.

– Troubles cardiaques : bradycardie, hypotension.

Principales contre-indications

Absolues : tumeur prolactine dépendante, phéochromocytome (atteinte des surrénales, avec hypertension sévère), lévodopa (Modopar®, Sinemet®) et autres antiparkinsoniens dopaminergiques (antagonisme), médicaments pouvant induire des troubles du rythme.

Utilisations déconseillées : allaitement et grossesse. Maladie de Parkinson (augmentation des effets neurologiques), insuffisance rénale et cardiaque (surveillance accrue).

Réglementation

Liste I (sur ordonnance). Remboursé à 65 % par la Sécurité sociale.

Médicaments disponibles

Sulpiride 25 mg/5 ml soluté buvable

Médicament de référence :

DOGMATIL® 25 mg/5 ml sol. buv.

Générique : SYNÉDIL® 25 mg/5 ml GÉ sol. buv.

Sulpiride 50 mg gélule

Médicament de référence :

DOGMATIL® 50 mg gél.

Génériques : AIGLONYL® 50 mg GÉ gél. • SULPIRIDE MERCK® 50 mg gél. • SYNÉDIL® 50 mg GÉ gél. • SULPIRIDE G GAM® 50 mg gél. • SULPIRIDE GNR® 50 mg gél. • SULPIRIDE TEVA® 50 mg gél.

Sulpiride 200 mg comprimé

Médicament de référence :

DOGMATIL FORT® 200 mg comp. séc.

Génériques : SYNÉDIL FORT® 200 mg GÉ comp. • SULPIRIDE MERCK® 200 mg comp. séc. • SULPIRIDE G GAM® 200 mg comp. séc. • SULPIRIDE GNR® 200 mg comp. séc. • SULPIRIDE TEVA® 200 mg comp. séc.

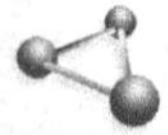

Sulpiride injectable

DOGMATIL® • SYNÉDIL FORT®

Activité pharmacologique

Neuroleptique à activité antipsychotique.

Indications thérapeutiques

Traitement de courte durée de l'agitation et de l'agressivité des états psychotiques aigus ou chroniques : schizophrénie, délire paranoïaque, hallucinations.

Présentation

Solution injectable en ampoules de 2 ml dosées à 100 mg de sulpiride par ampoule.

Posologie

Dans tous les cas, la posologie est déterminée par le médecin en fonction de la maladie à traiter et des caractéristiques individuelles du patient.

À savoir

Le traitement est limité à 2 semaines au maximum.

Effets secondaires éventuels

Voir Sulpiride oral.

Principales contre-indications

Voir Sulpiride oral.

Réglementation

Liste I (sur ordonnance). Remboursé à 65 % par la Sécurité sociale.

Médicaments disponibles

*Sulpiride 100 mg/2 ml
ampoule intramusculaire*

Médicament de référence :
DOGMATIL® amp. inj. I.M.

Générique : SYNÉDIL FORT® GÉ amp. inj. I.M.

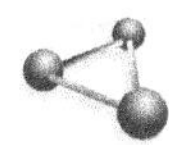

Supadol®

voir Paracétamol + codéine

Surbronc®

voir Ambroxol

Surgam®

voir Acide tiaprofénique

Synédil® Gé

voir Sulpiride

Synédil Fort® Gé

voir Sulpiride

Tagamet®

voir Cimétidine

Takadol®

voir Tramadol

Tamik®Gé

voir Dihydroergotamine

Tamofène®

voir Tamoxifène

Tamoxifène

NOLVADEX® • TAMOFÈNE® GÉ • TAMO-XIFÈNE® • KESSAR® GÉ • ONCOTAM® GÉ

Activité pharmacologique

Anticancéreux. Antiœstrogène.
L'estradiol est une hormone fémi-nine produite par les ovaires. Les tumeurs du sein, en particulier, uti-lisent cet œstrogène pour se déve-lopper. Ces cancers sont dits « œstro-génodépendants ». Pour cela, l'œs-trogène se fixe sur un récepteur des cellules cancéreuses.
Le tamoxifène est lui-même de structure œstrogénique. Il va occu-per les récepteurs des cellules can-céreuses et limiter ainsi la crois-sance des tumeurs qui ont besoin d'estradiol pour se développer. Il agit par inhibition de la fixation d'estradiol sur ces récepteurs. Il possède également des propriétés anticholestérol et diminue les per-tes osseuses postménopausiques.

Indications thérapeutiques

Traitement du cancer du sein (carci-nome mammaire hormonodépen-dant).

Présentation

Comprimés dosés à 10 mg, 20 mg, 30 mg de tamoxifène.

Posologie

Dans tous les cas, la posologie est déterminée par le médecin en fonction de la maladie à traiter et des caractéristiques individuelles du patient.

À savoir

L'administration du tamoxifène n'est pas indiquée dans le traite-ment préventif du cancer du sein (femme non atteinte).
Tout saignement vaginal anormal nécessite une consultation gyné-cologique.
Les œstrogènes étant responsa-bles de risques d'accident throm-boembolique (phlébite et embolie pulmonaire) et de troubles hépati-ques, une surveillance régulière du bilan lipidique et hépatique est nécessaire.
La surveillance médicale et gyné-cologique doit être régulière et comporter, entre autres, un bilan gynécologique, en raison de l'aug-mentation du risque de cancer de l'endomètre, ainsi qu'un bilan biologique (augmentation des tri-glycérides).
Chez la femme non ménopausée, la fertilité avec ovulation étant maintenue, une contraception efficace sera mise en place car la grossesse est contre-indiquée.

Effets secondaires éventuels

La fréquence d'apparition d'un effet secondaire dépend de la sensibilité de chacun à la substance administrée et de la faculté que possède cette substance à se concentrer dans un organe donné ou à modifier un système de régulation.

– Nausées, céphalées, éruptions cutanées et troubles allergiques.
– Troubles visuels (suivi ophtalmologique).
– Hépatotoxicité (rare).
– Troubles gynécologiques : bouffées de chaleur, démangeaisons vulvaires et leucorrhée (pertes vaginales blanches) peu sévère. Saignements anormaux (ménométrorragies) traduisant une hyperplasie de l'endomètre utérin, des polypes utérins, un kyste fonctionnel de l'ovaire ou encore un cancer de l'endomètre.
– Troubles hématologiques rares.
– Augmentation des triglycérides.

Principales contre-indications

Absolues : grossesse, allaitement.

Réglementation

Liste I (sur ordonnance). Remboursé à 100 % par la Sécurité sociale.
Tenir à l'abri de la lumière.

Médicaments disponibles

Tamoxifène 10 mg comprimé
Médicament de référence :
NOLVADEX® 10 mg comp.

Génériques : TAMOXIFÈNE BIOGARAN® 10 mg comp. • TAMOXIFÈNE MERCK® 10 mg comp. • KESSAR® 10 mg GÉ comp. • ONCO-TAM® 10 mg GÉ comp. • TAMOXIFÈNE RATIOPHARM® 10 mg comp. • TAMOXIFÈNE EG® 10 mg comp. • TAMOXIFÈNE RPG® 10 mg comp. • TAMOXIFÈNE G GAM® 10 mg comp. • TAMOXIFÈNE TEVA® 10 mg comp. • TAMOXIFÈNE GNR® 10 mg comp.

Tamoxifène 20 mg comprimé
Médicament de référence :
NOLVADEX® 20 mg comp.

Génériques : TAMOXIFÈNE BIOGARAN® 20 mg comp. • TAMOXIFÈNE MERCK® 20 mg comp. • KESSAR® 20 mg GÉ comp. • ONCO-TAM® 20 mg GÉ comp. • TAMOXIFÈNE RATIOPHARM® 20 mg comp. • TAMOXIFÈNE EG® 20 mg comp. • TAMOXIFÈNE RPG® 20 mg comp. • TAMOXIFÈNE G GAM® 20 mg comp. séc. • TAMOXIFÈNE TEVA® 20 mg comp. • TAMOXIFÈNE GNR® 20 mg comp. séc.

Tamoxifène 30 mg comprimé
Génériques : TAMOXIFÈNE® 30 mg comp. • TAMOXIFÈNE BIOGARAN® 30 mg comp. • TAMOXIFÈNE TEVA® 30 mg comp.

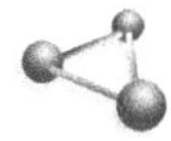

Tanakan®

voir Ginkgo biloba

Tégrétol®

voir Carbamazépine

Témesta®

voir Lorazépam

Ténormine®

voir Aténolol

Térazosine

HYTRINE® • TÉRAZOSINE® • DYSALFA®

Activité pharmacologique

Alpha 1-bloquant. Le fonctionnement de la vessie est assuré par le système nerveux autonome, par l'intermédiaire du système sympatique. Les terminaisons nerveuses de ce système aboutissent au niveau des récepteurs de type alpha de certaines cellules de la vessie. Les alpha-bloquants occupent ces récepteurs et modifient la contraction de la vessie et des sphincters vésicaux, facilitant ainsi l'élimination urinaire. Ils sont utilisés pour atténuer les manifestations fonctionnelles de l'hypertrophie bénigne de la prostate. Les alpha 1-bloquants ne font pas disparaître l'adénome mais atténuent la rétention urinaire. L'effet antihypertenseur résulte de la vasodilatation périphérique.

Indications thérapeutiques

Traitement de l'hypertrophie bénigne de la prostate, en attente de l'intervention chirurgicale ou en cas de poussées évolutives de l'adénome. L'ablation de l'adénome prostatique constitue le traitement de référence.

L'adénome de la prostate est une tumeur bénigne qui apparaît chez l'homme entre 60 et 70 ans, caractérisée par des troubles de la miction. La fréquence des mictions est augmentée, ce qui oblige le patient à se lever plusieurs fois la nuit pour uriner. Cette gêne apparaît ensuite dans la journée. À ces signes s'associent l'impériosité des mictions (envies urgentes d'uriner) et la gêne à la miction. Les symptômes augmentent avec l'âge du patient.

Présentation

Comprimés dosés à 1 mg ou à 5 mg de chlorhydrate de térazosine.

Posologie

Dans tous les cas, la posologie est déterminée par le médecin en fonction de la maladie à traiter et des caractéristiques individuelles du patient.

Effets secondaires éventuels

La fréquence d'apparition d'un effet secondaire dépend de la sensibilité de chacun à la substance administrée et de la faculté que possède cette substance à se concentrer dans un organe donné ou à modifier un système de régulation.

– Hypotension orthostatique, lipothymies (vertiges), étourdissements, sensations vertigineuses, pertes de connaissance.

– Troubles cardio-vasculaires : chez les coronariens, risque de réapparition ou d'aggravation d'un angor (arrêt de la térazosine).

– Troubles digestifs : nausées, diarrhées, constipation.

– Troubles neurosensoriels : céphalées, sécheresse buccale, congestion nasale.

– Éruptions cutanées de type allergique.

Principale contre-indication

Absolue : antécédents d'hypotension orthostatique.

Réglementation

Liste I (sur ordonnance). Remboursé à 35 % par la Sécurité sociale.

Médicaments disponibles

Térazosine 5 mg comprimé
Médicaments de référence :
HYTRINE® 5 mg comp. • DYSALFA® 5 mg comp.
Génériques : TÉRAZOSINE MERCK® 5 mg comp. • TÉRAZOSINE TEVA® 5 mg comp.

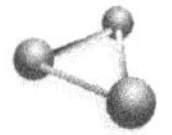

Tétrazepam

MYOLASTAN® • MÉGAVIX® GÉ • PANOS® GÉ • TÉTRAZEPAM®

Activité pharmacologique

Myorelaxant. La tétrazepam réduit les contractures musculaires en agissant sur le centre de régulation des contractions musculaires situé au niveau cérébral. La tétrazepam appartient à la famille des benzodiazépines. Elle possède également des effets sédatifs (effet calmant), anxiolytiques (réduction de l'anxiété), hypnotiques (somnifère), anticonvulsivants (prévention des convulsions) et amnésiants (perte de mémoire).

Indications thérapeutiques

Indiqué dans le traitement d'appoint des contractures musculaires douloureuses.

Présentation

Comprimés sécables dosés à 50 mg de tétrazépam.

Posologie

Dans tous les cas, la posologie est déterminée par le médecin en fonction de la maladie à traiter et des caractéristiques individuelles du patient.
Les prises s'effectuent le soir au coucher.

À savoir

Il y a un risque de dépendance et de tolérance au traitement, lié à l'administration prolongée ou aux antécédents d'alcoolisme ou de dépendance médicamenteuse. Il y a syndrome de sevrage à l'arrêt du traitement, qui s'exprime par de l'insomnie, des céphalées, de l'anxiété, des myalgies et une tension musculaire, de l'irritabilité. En cas de traitement prolongé, l'arrêt doit être progressif pour éviter les phénomènes de rebond d'anxiété dus à la contraction musculaire.

On doit éviter la prise d'alcool qui majore l'effet sédatif et altère la vigilance.

Prudence lors de la conduite de véhicules et l'utilisation de machines en raison des risques de somnolence et d'altération de la vigilance.

Effets secondaires éventuels

La fréquence d'apparition d'un effet secondaire dépend de la sensibilité de chacun à la substance administrée et de la faculté que possède cette substance à se concentrer dans un organe donné ou à modifier un système de régulation.

– Troubles psychiques : baisse de la vigilance, sensation d'ébriété, asthénie, somnolence, hypotonie musculaire. Dépendance physique et psychique, troubles de la mémoire.

– Hypotonie musculaire.

– Chez l'insuffisant respiratoire, l'effet dépresseur respiratoire des benzodiazépines peut engendrer une insuffisance respiratoire.

– Les benzodiazépines peuvent provoquer des réactions paradoxales : insomnie, nervosité, irritabilité, accès de colère, agressivité, cauchemars, idées délirantes, hallucinations. Modifications de la libido.

Principales contre-indications

Absolues : insuffisance respiratoire décompensée ou hépatique sévère,

syndrome d'apnée du sommeil (c'est un arrêt de la respiration de durée variable, sans arrêt cardiaque), myasthénie.

Utilisations déconseillées : 1er trimestre de grossesse, allaitement. L'association avec d'autres sédatifs ou d'autres benzodiazépines est déconseillée.

Réglementation

Liste I (sur ordonnance). Remboursé à 35 % par la Sécurité sociale.

Médicaments disponibles

Tétrazépam 50 mg comprimé sécable

Médicament de référence : MYOLASTAN® 50 mg comp. séc.

Génériques : TÉTRAZÉPAM BIOGARAN® 50 mg comp. séc. • TÉTRAZÉPAM IREX® 50 mg • TÉTRAZÉPAM MERCK® 50 mg comp. séc. • MÉGAVIX® 50 mg GÉ comp. séc. • PANOS® 50 mg GÉ comp. séc. • TÉTRAZÉPAM GNR® 50 mg comp. séc. • TÉTRAZÉPAM RATIOPHARM® 50 mg comp. séc. • TÉTRAZÉPAM EG® 50 mg comp. séc. • TÉTRAZÉPAM G GAM® 50 mg comp. séc. • TÉTRAZÉPAM ARROW® 50 mg comp. pellic. séc. • TÉTRAZÉPAM RPG® 50 mg comp. pellic. séc. • TÉTRAZÉPAM TEVA® 50 mg comp. séc.

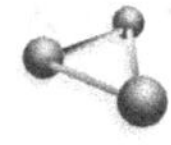

Thais®

voir Estradiol

Thalamag®

voir Magnésium

Théophylline

EUPHYLLINE LA® • DILATRANE® LP •
THÉOSTAT® • XANTHIUM® •
THÉOPHYLLINE®

Activité pharmacologique

Antiasthmatique et bronchodilatateur. La théophylline agit par relaxation des fibres lisses bronchiques et augmentation du calibre des bronches. Elle assure donc le traitement de fond de l'asthme. La théophylline est une substance rencontrée dans le thé. Outre ses actions sur l'appareil respiratoire, elle est un stimulant du système nerveux central (excitation), du cœur (tachycardie), des sécrétions acides de l'estomac et de l'élimination rénale (action diurétique).

Indications thérapeutiques

– Traitement de l'asthme avec dyspnée aiguë ou continue : l'asthme est une affection bronchique à caractère inflammatoire, constituée d'une succession de crises. La crise d'asthme est une dyspnée soudaine associée à une toux et à des expectorations visqueuses. L'asthme se caractérise par une dyspnée sifflante, une toux et une sensation d'étouffement.
– Traitement de la bronchopneumopathie obstructive chronique avec spasmes bronchiques (diminution du calibre des bronches et des bronchioles).

Présentation

Gélules ou comprimés LP dosés à 50 mg, 100 mg, 200 mg, 300 mg et 400 mg de théophylline.
(LP = à libération prolongée.)

Posologie

Dans tous les cas, la posologie est déterminée par le médecin en fonction de la maladie à traiter et des caractéristiques individuelles du patient.
– Adulte : 600 à 700 mg par jour ou 10 mg par kg et par jour, en 2 ou 3 prises.
Plusieurs modalités de prises sont possibles :
• soit 2 comprimés à 125 mg 3 fois par jour, par prises espacées de 8 heures.
• soit 2 comprimés LP à 175 mg 2 fois par jour, par prises espacées de 12 heures.
• 1 comprimé à 300 mg 2 fois par jour, par prises espacées de 12 heures.
– Enfant :
• de 30 mois à 6 ans : 13 à 16 mg par kg et par jour, en 3 prises.
• de 6 à 12 ans : 10 à 13 mg par kg et par jour.
Prendre en dehors des repas.

À savoir

Il faut respecter les dosages et les intervalles entre les prises pour éviter le surdosage. Celui-ci peut être annoncé par des effets secondaires, tels que nausées, vomissements, tachycardie, excitation, etc., ou s'exprimer d'emblée. Les jeunes enfants sont sensibles à la théophylline. Il faut alors prévenir le médecin.

Il existe une grande variation interindividuelle du métabolisme de la théophylline (tabagisme, facteurs génétiques, alimentation) qui explique l'apparition plus ou moins fréquente ou rapide d'effets secondaires chez certaines person-

nes. Des signes d'intolérance (céphalées, insomnies, anxiété, palpitations...) peuvent être augmentés par la prise simultanée de thé ou de café.

Les visites régulières chez le médecin permettent la surveillance de l'asthme. Elles peuvent être l'occasion d'un bilan pulmonaire avec, entre autres, un examen radiologique et une exploration fonctionnelle respiratoire.

Effets secondaires éventuels

La fréquence d'apparition d'un effet secondaire dépend de la sensibilité de chacun à la substance administrée et de la faculté que possède cette substance à se concentrer dans un organe donné ou à modifier un système de régulation.

– Nausées, vomissements, gastralgie, ulcération et ulcère de l'estomac.

– Céphalées, excitation, insomnie.

– Tachycardie, déclenchement de crises d'angor chez l'angoreux.

– Intoxication se traduisant par des convulsions et de l'hyperthermie. L'hospitalisation en urgence permet un lavage gastrique et une assistance cardio-respiratoire.

Principales contre-indications

Absolues : enfants de moins de 30 mois, énoxacine (Enoxor®) surdosage marqué, intolérance à la théophylline.

Utilisations déconseillées : médicaments créant un surdosage en théophylline, par exemple érythromycine, viloxazine (Vivalan®), ciprofloxacine (Ciflox®). Allaitement. Hypothyroïdie, insuffisance cardiaque et hépatique (surveillance accrue).

Réglementation

Non inscrit sur une liste (en vente libre). Remboursé à 35 % par la Sécurité sociale.

Médicaments disponibles

Théophylline 50 mg gélule
Médicaments de référence :
EUPHYLLINE LA® 50 mg gél. • DILATRANE® LP 50 mg gél.
Générique : THÉOPHYLLINE TEVA® LP 50 mg gél.

Théophylline 100 mg gélule et comprimé sécable
Médicaments de référence :
THÉOSTAT® LP 100 mg comp. séc. • EUPHYLLINE LA® 100 mg gél. • DILATRANE® LP 100 mg gél.
Générique : THÉOPHYLLINE TEVA® LP 100 mg gél.

Théophylline 200 mg gélule et comprimé sécable
Médicaments de référence :
THÉOSTAT® LP 200 mg comp. séc. • EUPHYLLINE LA® 200 mg gél. • XANTHIUM® LP 200 mg gél. • DILATRANE® LP 200 mg gél.
Générique : THÉOPHYLLINE TEVA® LP 200 mg gél.

Théophylline 300 mg gélule et comprimé sécable
Médicaments de référence :
THÉOSTAT® LP 300 mg comp. séc. • EUPHYLLINE LA® 300 mg gél. • XANTHIUM® LP 300 mg gél. • DILATRANE® LP 300 mg gél.
Générique : THÉOPHYLLINE TEVA® LP 300 mg gél.

Théophylline 400 mg gélule
Médicaments de référence :
EUPHYLLINE LA® 400 mg gél. • XANTHIUM® LP 400 mg gél.

Générique : THÉOPHYLLINE TEVA® LP 400 mg gél.

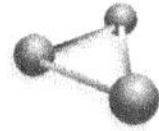

Théostat®

voir Théophylline

Thiocolchicoside

COLTRAMYL® • MIOREL® GÉ • MYOPLÈGE® GÉ • THIOCOLCHICOSIDE®

Activité pharmacologique

Myorelaxant. Analogue de synthèse d'un constituant issu du colchique, plante qui pousse dans les prairies humides et fleurit en automne. Le thiocolchicoside diminue la résistance à l'étirement du muscle contracté.

Indications thérapeutiques

Traitement d'appoint des contractures musculaires douloureuses.

Présentation

Comprimés ou gélules dosés à 4 mg de thiocolchicoside.

Posologie

Dans tous les cas, la posologie est déterminée par le médecin en fonction de la maladie à traiter et des caractéristiques individuelles du patient.

Les prises s'effectuent au cours des repas pour limiter les douleurs gastriques.

À savoir

La prise de pansements gastriques (à distance) diminue les risques de diarrhée. Prévenir le médecin en cas de diarrhée qui ne cesse pas ou de douleur gastrique persistante.

Effets secondaires éventuels

La fréquence d'apparition d'un effet secondaire dépend de la sensibilité de chacun à la substance administrée et de la faculté que possède cette substance à se concentrer dans un organe donné ou à modifier un système de régulation.

– Réactions cutanées allergiques : éruptions cutanées, prurit, rougeurs.
– Troubles digestifs : gastralgie (douleur à l'estomac) et diarrhées.

Principales contre-indications

Absolues : allaitement et grossesse.

Réglementation

Liste I (sur ordonnance). Remboursé à 35 % par la Sécurité sociale.

Médicaments disponibles

Thiocolchicoside 4 mg gélule et comprimé

Médicament de référence : COLTRAMYL® 4 mg comp.

Génériques : MIOREL® 4 mg GÉ gél. • MYOPLÈGE® 4 mg GÉ gél. • THIOCOLCHICOSIDE MERCK® 4 mg comp. • THIOCOLCHICOSIDE IREX® 4 mg comp. • THIOCOLCHICOSIDE ARROW® 4 mg comp. • THIOCOLCHICOSIDE BIOGARAN® 4 mg comp. • THIOCOLCHICOSIDE EG® 4 mg comp. • THIOCOLCHICOSIDE G GAM® 4 mg comp. • THIOCOLCHICOSIDE GNR® 4 mg comp. • THIOCOLCHICOSIDE GNR® 4 mg comp. séc. • THIOCOLCHICOSIDE IVAX® 4 mg comp. • THIOCOLCHICOSIDE QUALIMED® 4 mg comp. • THIOCOLCHICOSIDE RATIOPHARM® 4 mg comp. • THIOCOLCHICOSIDE TEVA® 4 mg comp. séc.

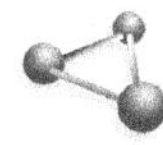

Thiocolchicoside injectable

COLTRAMYL® • MIOREL® GÉ

Activité pharmacologique

Myorelaxant. Analogue de synthèse d'un constituant issu d'une plante, le colchique. Le thiocolchicoside diminue la résistance à l'étirement du muscle contracté.

Indications thérapeutiques

Traitement d'appoint des contractures musculaires douloureuses nécessitant un traitement injectable.

Présentation

Solution injectable en ampoules de 2 ml dosées à 4 mg de thiocolchicoside par ampoule.

Posologie

Dans tous les cas, la posologie est déterminée par le médecin en fonction de la maladie à traiter et des caractéristiques individuelles du patient.

À savoir

La prise de pansements gastriques (à distance) diminue les risques de diarrhée. Prévenir le médecin en cas de diarrhée qui ne cesse pas ou de douleur gastrique persistante.

Effets secondaires éventuels

La fréquence d'apparition d'un effet secondaire dépend de la sensibilité de chacun à la substance administrée et de la faculté que possède cette substance à se concentrer dans un organe donné ou à modifier un système de régulation.

– Possibilité de manifestations allergiques.

– Rares états passagers d'excitation et d'obnubilation.

Principales contre-indications

Absolues : allaitement et grossesse.

Réglementation

Liste I (sur ordonnance). Remboursé à 35 % par la Sécurité sociale.

Médicaments disponibles

Thiocolchicoside 4 mg/2 ml ampoule intramusculaire
Médicament de référence :
COLTRAMYL® amp. inj. I.M.
Générique : MIOREL® GÉ amp. inj. I.M.

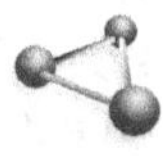

Tiapridal®

voir Tiapride

Tiapride

TIAPRIDAL® • TIAPRIDE®

Activité pharmacologique

Neuroleptique sédatif antipsychotique. La psychose se caractérise par des troubles mentaux avec perturbation de la personnalité, hallucinations remplaçant la réalité, délires.

Indications thérapeutiques

– Utilisé dans le traitement des états d'agitation chez l'adulte et dans les troubles graves du comportement avec agitation et agressivité chez l'enfant.

– Traitement des algies intenses et rebelles.

– Chorées (mouvements involontaires brefs et rapides, prédominants à l'épaule ou à la hanche) et maladies des tics.

Présentation

Comprimés dosés à 100 mg de tiapride.

Solution buvable à 5 mg par goutte.

Posologie

Dans tous les cas, la posologie est déterminée par le médecin en fonction de la maladie à traiter et des caractéristiques individuelles du patient.

À savoir

En cas d'hyperthermie inexpliquée, il est impératif de prévenir le médecin et de suspendre le traitement, car ce signe peut être l'un des éléments du syndrome malin des neuroleptiques. Une sudation peut précéder l'apparition de l'hyperthermie et constituer un signe d'alerte précoce.

Prudence dans la conduite et l'utilisation de machines en raison du risque de somnolence.

L'alcool majore l'effet sédatif des neuroleptiques.

Effets secondaires éventuels

La fréquence d'apparition d'un effet secondaire dépend de la sensibilité de chacun à la substance administrée et de la faculté que possède cette substance à se concentrer dans un organe donné ou à modifier un système de régulation.

– Syndrome malin : pâleur, hyperthermie, déshydratation, altération de la conscience, rigidité musculaire, troubles cardio-vasculaires graves.

– Troubles psychiques : somnolence, sédation et indifférence.

– Troubles neurologiques :

• syndrome parkinsonien avec tremblements, hypertonie (rigidité du muscle), hypokinésie (lenteur du mouvement), traité par les antiparkinsoniens anticholinergiques ;

• risque de mouvements anormaux (dyskinésies) tels que torticolis spasmodiques, crises oculogyres et trismus ;

• dyskinésies tardives au cours d'un traitement prolongé plus de 3 mois, avec mouvements involontaires de la langue, du visage et des membres.

– Troubles neurosensoriels : fatigue, asthénie, vertiges et céphalées.

– Troubles endocriniens : hyperprolactinémie avec aménorrhée (absence de règles), galactorrhée (écoulement de lait en absence d'allaitement dû à l'augmentation de la sécrétion de prolactine) et gynécomastie (augmentation du volume de la glande mammaire chez l'homme), baisse de la libido, impuissance, prise de poids et appétit excessif.

– Troubles cardiaques : troubles du rythme de type bradycardie, hypotension.

Principales contre-indications

Absolues : tumeur prolactine dépendante, phéochromocytome (tumeur de la glande surrénale, responsable d'une hypertension sévère), lévodopa (Modopar®, Sinemet®) et autres antiparkinsoniens dopaminergiques (antagonisme), médicaments pouvant induire des troubles du rythme.

Utilisations déconseillées : allaitement et grossesse. Maladie de Parkinson (augmentation des effets neurologiques), insuffisance rénale et cardiaque (surveillance accrue).

Réglementation

Liste I (sur ordonnance). Remboursé à 65 % par la Sécurité sociale.

Médicaments disponibles

Tiapride 100 mg comprimé sécable

Médicament de référence : TIAPRIDAL® 100 mg comp. séc.

Génériques : TIAPRIDE GNR® 100 mg comp. séc. • TIAPRIDE MERCK® 100 mg comp. séc.

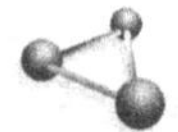

Tiaprofénique (acide)

SURGAM® • FLANID® GÉ • ACIDE TIAPROFÉNIQUE®

Activité pharmacologique

AINS, c'est-à-dire n'appartenant pas à la famille des anti-inflammatoires dérivés de la cortisone. Il possède des propriétés anti-inflammatoires, antalgiques et antipyrétiques. Il participe à l'inhibition des fonctions plaquettaires (anticoagulant).

Indications thérapeutiques

– Traitement anti-inflammatoire des affections chroniques comme le rhumatisme articulaire et l'arthrose invalidante et douloureuse.
– Traitement à court terme et de courte durée :
• des inflammations aiguës des articulations : tendinite, bursite, épaule douloureuse ;
• des poussées inflammatoires de la goutte due au dépôt de l'acide urique ;
• de la sciatique due à l'irritation du nerf sciatique au niveau vertébral ;
• des douleurs aiguës, de la sciatique et de l'arthrose.
– Affection post-traumatique de l'appareil locomoteur avec douleur et œdème : entorse, contusion, etc.
– Traitement anti-inflammatoire en ORL et stomatologie, douleurs dentaires et gingivite. Un traitement complémentaire anti-infectieux doit, dans certains cas, être associé en raison de l'effet immunosuppresseur des anti-inflammatoires (AINS), pouvant activer une infection ou masquer ses symptômes.
– Traitement des dysménorrhées (règles douloureuses).

Présentation

Comprimés sécables dosés à 100 mg et 200 mg d'acide tiaprofénique.

Posologie

Dans tous les cas, la posologie est déterminée par le médecin en fonction de la maladie à traiter et des caractéristiques individuelles du patient.

À savoir

Les comprimés sont pris au milieu des repas avec un grand verre d'eau pour protéger la paroi gastrique, en raison du risque ulcérogène. Une hémorragie digestive se caractérise par des selles noires (méléna) et nécessite de prévenir le médecin qui arrêtera le traitement.
Si des signes d'allergie apparaissent (urticaire, visage qui enfle,

sensation d'étouffement...), le traitement doit être arrêté et le médecin ou le service d'urgence prévenu.
Il faut respecter la durée du traitement et consulter si les symptômes ne sont pas améliorés, sans augmenter les doses.
L'alcool est gastronocif.
Prudence lors de la conduite de véhicules ou l'utilisation de machines en raison du risque de vertige, de somnolence.

Effets secondaires éventuels

La fréquence d'apparition d'un effet secondaire dépend de la sensibilité de chacun à la substance administrée et de la faculté que possède cette substance à se concentrer dans un organe donné ou à modifier un système de régulation.

– Troubles digestifs : nausées, vomissements, douleurs abdominales, diarrhées, ballonnements, gastralgie, ulcère, perforation et hémorragie digestive (rares).
– Réactions allergiques : éruptions cutanées de type urticaire, prurit, œdème de Quincke (gonflement de la glotte et du larynx avec sensation d'étouffement), choc anaphylactique (rare). Photosensibilisation.
– Troubles respiratoires : crise d'asthme chez l'asthmatique.
– Troubles neurosensoriels : céphalées, vertiges (rares), somnolence, acouphènes (bourdonnement, sifflement, grésillement), œdème des membres inférieurs.
– Troubles hématologiques (rares) en rapport avec la diminution de l'agrégation plaquettaire.

Principales contre-indications

Absolues : ulcère gastro-duodénal, insuffisance hépatique ou rénale sévère, antécédent d'allergie ou d'asthme, grossesse à partir du 3ᵉ trimestre, allaitement, enfant de moins de 15 ans.
Utilisations déconseillées : méthotrexate, anticoagulants, autres AINS, salicylés à fortes doses, héparine injectable, ticlopidine (Ticlid®), lithium. Port de stérilet (baisse d'efficacité).

Réglementation

Liste II (sur ordonnance). Remboursé à 65 % par la Sécurité sociale.

Médicaments disponibles

Tiaprofénique (acide) 100 mg comprimé sécable
Médicament de référence :
SURGAM® 100 mg comp. séc.
Génériques : ACIDE TIAPROFÉNIQUE EG® 100 mg comp. séc. • FLANID® 100 mg GÉ comp. séc. • ACIDE TIAPROFÉNIQUE IREX® 100 mg comp. séc. • ACIDE TIAPROFÉNIQUE IVAX® 100 mg comp. séc. • ACIDE TIAPROFÉNIQUE TEVA® 100 mg comp. séc.

Tiaprofénique (acide) 200 mg comprimé sécable
Médicament de référence :
SURGAM® 200 mg comp. séc.
Générique : FLANID® 200 mg GÉ comp. séc.

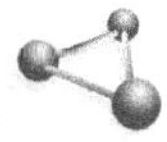

Tiburon®

voir Ibuprofène

Ticlid®

voir Ticlopidine

Ticlopidine

TICLID® • TICLOPIDINE®

Activité pharmacologique

Antiagrégant plaquettaire. Il agit au niveau de l'hémostase, qui est la faculté de coagulation du sang. L'hémostase se déroule en deux phases. Dans un premier temps les plaquettes sanguines se déposent sur la paroi des vaisseaux puis se rassemblent entre elles. C'est sur cette agrégation que se forme ultérieurement le thrombus (caillot). La deuxième phase est la coagulation et la constitution d'un caillot formé avec des globules rouges. Les anti-agrégants plaquettaires inhibent le rassemblement des plaquettes et préviennent ainsi le risque thromboembolique (une embole est un caillot qui circule).

Indications thérapeutiques

Prévention des accidents thomboemboliques chez le coronarien, chez les patients souffrant d'artérite chronique des membres inférieurs ou après un premier accident ischémique lié à l'athérosclérose (infarctus, accident vasculaire cérébral).

Présentation

Comprimés dosés à 250 mg de ticlopidine.

Posologie

Dans tous les cas, la posologie est déterminée par le médecin en fonction de la maladie à traiter et des caractéristiques individuelles du patient.

Prendre au cours des repas pour une meilleure tolérance digestive.

À savoir

Des accidents hémorragiques graves peuvent être précédés de saignements mineurs annonciateurs, tels que l'épistaxis (saignement de nez), les hématomes ou la gingivorragie (saignement des gencives), les ecchymoses, l'hématémèse (vomissement de sang) ou le méléna (selles noires). Ces accidents imposent d'avertir immédiatement le médecin.

L'association avec les anticoagulants oraux et les autres antiagrégants plaquettaires augmente le risque hémorragique. En cas d'intervention chirurgicale prévue, il faut avertir le chirurgien de la prise d'un traitement par la ticlopidine, car les risques hémorragiques peuvent persister jusqu'à 10 jours après l'arrêt du traitement.

Des accidents hématologiques graves (agranulocytose) sont annoncés par l'apparition de fièvre, d'angine ou d'ulcération buccale. Le médecin sera prévenu. Ils imposent une surveillance hématologique (numération-formule sanguine, plaquettes) au début du traitement, puis toutes les 2 semaines pendant les 3 premiers mois de traitement. Dans le cas d'une neutropénie inférieure à 1 500 neutrophiles par mm^3 ou d'une thrombopénie inférieure à 100 000 plaquettes par mm^3, le traitement sera arrêté par le médecin.

Il faut éviter les prises d'aspirine ou d'anti-inflammatoires à fortes doses en raison de l'augmentation des risques hémorragiques.

Effets secondaires éventuels

La fréquence d'apparition d'un effet secondaire dépend de la sensibilité de chacun à la substance administrée et de la faculté que possède cette substance à se concentrer dans un organe donné ou à modifier un système de régulation.

– Atteintes hématologiques : neutropénie potentiellement grave nécessitant la mise en place d'une surveillance hématologique durant les 3 premiers mois du traitement, aplasie médullaire (raréfaction de la moelle osseuse), thrombopénie (baisse des plaquettes), anémie hémolytique (baisse des globules rouges), manifestations hémorragiques.

– Troubles digestifs : diarrhées, nausées, troubles hépatiques (rares). Si les diarrhées persistent, il faut prévenir le médecin.

– Réactions allergiques : éruptions cutanées avec prurit apparaissant dans les premières semaines de traitement. Risque de purpura thrombopénique : apparition de taches rouges sur la peau, dues au passage de globules rouges dans le derme. Le traitement doit être interrompu.

Principales contre-indications

Absolues : maladies hémorragiques ou lésions organiques susceptibles de saigner. Antécédents de leucopénie, thrombopénie, agranulocytose.

Utilisations déconseillées : aspirine, aspirine et AINS, anticoagulants oraux, héparine injectable, grossesse et allaitement (par précaution), insuffisance hépatique (surveillance accrue).

Réglementation

Liste I (sur ordonnance). Remboursé à 65 % par la Sécurité sociale.

Médicaments disponibles

Ticlopidine 250 mg comprimé
Médicament de référence :
TICLID® 250 mg comp.
Génériques : TICLOPIDINE ARROW® 250 mg • TICLOPIDINE MERCK® 250 mg comp. • TICLOPIDINE QUALIMED® 250 mg comp.

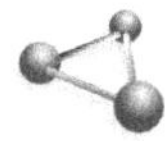

Tildiem®

voir Diltiazem

Timabak®

voir Timolol

Timocomod®

voir Timolol

Timolol

TIMOPTOL® • NYOLOL® GÉ • DIGAOL® GÉ • GAOPTOL® GÉ • TIMABAK® • TIMOCOMOD® • OPHTIM® • TIMOLOL®

Activité pharmacologique

Bêtabloquant non cardiosélectif. Le timolol en collyre abaisse la tension intra-oculaire en diminuant la production d'humeur aqueuse. L'humeur aqueuse située entre la cornée et le cristallin permet de nourrir et d'entretenir les structures internes de l'œil. Si elle n'est pas évacuée, il va se créer une hyperpression intra-oculaire provoquant des douleurs et la destruction progressive du nerf optique. Le timolol agit en bloquant les récepteurs des cellules productrices d'humeur aqueuse. Les bêtabloquants constituent le traitement de référence du glaucome en première intention.

Indications thérapeutiques

– Traitement du glaucome chronique à angle ouvert et de l'hypertonie intra-oculaire. Le glaucome est une atteinte du nerf optique caractérisée par la perte progressive de la vision et la dégénérescence des fibres optiques, accompagnées d'hypertension artérielle oculaire. Le glaucome aboutit à la cécité.

Présentation

Collyre en flacon compte-gouttes dosé à 0,10 %, 0,25 % et 0,50 % de timolol.

Posologie

Dans tous les cas, la posologie est déterminée par le médecin en fonction de la maladie à traiter et des caractéristiques individuelles du patient.

– Se laver soigneusement les mains avant de pratiquer l'instillation.

– Instiller le produit en regardant vers le haut et en tirant légèrement la paupière inférieure vers le bas.

– Éviter le contact de l'embout avec l'œil ou les paupières.

– Reboucher le flacon après chaque utilisation.

À savoir

La normalisation de la tension oculaire par le timolol en collyre nécessite plusieurs semaines. Le traitement doit être évalué après une période de traitement d'environ 4 semaines. Le dosage de timolol à 0,10 % peut être satisfaisant. Si le résultat est insuffisant, le dosage à 0,25 % puis à 0,50 % sera utilisé.

Une diminution de la sensibilité au timolol peut apparaître après un traitement prolongé. Il faut faire réévaluer chaque année le traitement par l'ophtalmologue pour vérifier l'absence « d'échappement thérapeutique ».

Ne pas interrompre brutalement le traitement, la pression intra-oculaire peut augmenter à nouveau et entraîner une détérioration de la vision.

Prudence lors de la conduite de véhicules ou l'utilisation de machines en raison du risque de troubles de la vision.

Effets secondaires éventuels

La fréquence d'apparition d'un effet secondaire dépend de la sensibilité de chacun à la substance administrée et de la faculté que possède cette substance à se concentrer dans un organe donné ou à modifier un système de régulation.

– Diminution de la sécrétion lacrymale et sécheresse oculaire. Pour cette raison, le port de lentilles de contact est déconseillé.

– Irritation oculaire avec sensation de brûlures ou de picotements.

– Troubles visuels comprenant des modifications de la réfraction, diplopie (vision double), ptosis (affaissement de la paupière supérieure).

– Eczéma de contact des paupières (rare).

– Plus rarement, le timolol peut engendrer des troubles généraux de type neurosensoriel (fatigue, cauchemars, insomnies, etc.) et cardiaque (bradycardie, etc.) chez des patients prédisposés.

Principales contre-indications

Absolues : les contre-indications des bêtabloquants par voie générale sont rarement observées avec le collyre. Il s'agit de pathologies cardiaques, pulmonaires, rénales, etc. Ne pas associer deux collyres bêtabloquants.

Utilisations déconseillées : allaitement ; les quantités de bêtabloquant passant dans la circulation sont faibles, mais le risque d'interaction médicamenteuse existe particulièrement avec les bêta-bloquants par voie générale, ainsi qu'avec l'amiodarone, le diltiazem ou le vérapamil.

Réglementation

Liste I (sur ordonnance). Remboursé à 65 % par la Sécurité sociale.

Après la première ouverture du flacon, le médicament ne doit pas être utilisé pendant plus de 28 jours.

Sportifs : le timolol contient un principe actif pouvant induire une réaction positive aux tests pratiqués lors des contrôles antidopage.

Médicaments disponibles

Timolol 0,10 % collyre 3 ml et 5 ml
Médicament de référence :
TIMOPTOL® 0,10 %

Génériques : TIMOLOL G GAM® 0,10 % • TIMABAK® 0,10 %

Timolol 0,25 % collyre 3 ml et 5 ml
Médicament de référence :
TIMOPTOL® 0,25 %

Génériques : NYOLOL® 0,25 % GÉ • TIMO-LOL TEVA® 0,25 % • DIGAOL® 0,25 % • GAOPTOL® 0,25 % • TIMOLOL G GAM® 0,25 % • TIMOLOL ALCON® 0,25 % • TIMO-COMOD® 0,25 % • TIMABAK® 0,25 %

Timolol 0,50 %
collyre 3 ml et 5 ml
Médicament de référence :
TIMOPTOL® 0,50 %

Génériques : NYOLOL® 0,50 % GÉ • TIMOLOL TEVA® 0,50 % • DIGAOL GÉ® 0,50 % • GAOPTOL GÉ® 0,50 % • TIMOLOL G GAM® 0,50 % • TIMOLOL ALCON® 0,50 % • TIMOCOMOD® 0,50 % • TIMABAK® 0,50 %

Timolol unidose
Médicaments de référence :
OPHTIM® 0,25 % et 0,50 % • DIGAOL GÉ® 0,25 % et 0,50 % • GAOPTOL GÉ® 0,25 % et 0,50 %

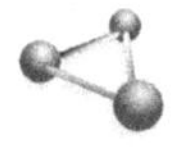

Timoptol®

voir Timolol

Tocolion®

voir Tocophérol

Tocopa®

voir Tocophérol

Tocophérol

TOCO® • TOCOLION® • VITAMINE E® • TOCOPHÉROL® • TOCOPA®

Activité pharmacologique

Il s'agit de la vitamine E (vitamine liposoluble), un antioxydant qui assure la protection cellulaire contre l'oxydation au niveau de nombreux tissus. Elle modifie favorablement la répartition du bon et du mauvais cholestérol.

Indications thérapeutiques

Adjuvant au régime diététique des patients atteint d'hyperlipoprotéinémie ne nécessitant pas de traitement par un hypolipidémiant. Elle assure le traitement des carences en vitamine E.

Présentation

Gélules dosées à 500 mg de tocophérol ou vitamine E.

Posologie

Dans tous les cas, la posologie est déterminée par le médecin en fonction de la maladie à traiter et des caractéristiques individuelles du patient.

Adulte : 1 capsule par jour au cours du petit déjeuner.

Principales contre-indications

Utilisations déconseillées : grossesse et allaitement.

Pas d'effets secondaires

Réglementation

Non inscrit sur une liste (en vente libre). Remboursé à 35 % par la Sécurité sociale.

Médicaments disponibles

*Tocophérol 500 mg
capsule et gélule*

Médicaments de référence :
TOCO® 500 mg caps. • TOCOLION® 500 mg caps. • TOCOPA® 500 mg gél.
Génériques : VITAMINE E GNR® 500 mg caps. • TOCOPHÉROL TEVA® 500 mg caps. • VITAMINE E MERCK® 500 mg caps. • TOCOPHÉROL G GAM® 500 mg caps. • TOCOPHÉROL GNR® 500 mg caps.

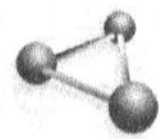

Toco®

voir Tocophérol

Tolexine® Gé

voir Doxycycline

Top Mag®

voir Magnésium (Pidolate de)

Topalgic®

voir Tramadol

Topféna®

voir Kétoprofène

Torental®

voir Pentoxifylline

Tramadol

CONTRAMAL® • TOPALGIC® • TRASÉDAL® GÉ • BIODALGIC® GÉ • ZAMUDOL® GÉ • ZUMALGIC® GÉ • TAKADOL® • TRAMADOL®

Activité pharmacologique

Antalgique. Analgésique de la famille des opiacés à action centrale. C'est à partir des capsules de la fleur de pavot que l'on obtient par incision une résine qui, séchée, devient l'opium. Le tramadol est un dérivé opiacé à action mineure et modérée sur les centres cérébraux de la douleur.

Indications thérapeutiques

Traitement des douleurs modérées à sévères de l'adulte, ne répondant pas à l'utilisation d'antalgiques périphériques seuls.

Présentation

– Comprimés ou gélules à effet immédiat dosés à 50 mg de tramadol.
– Gélules LP (libération prolongée) à effet retard dosées à 100 mg, 150 mg, 200 mg.

Posologie

Dans tous les cas, la posologie est déterminée par le médecin en fonction de la maladie à traiter et des caractéristiques individuelles du patient.

Les comprimés doivent être avalés entiers avec un grand verre d'eau.

À savoir

Il existe un risque de dépendance uniquement lorsque les posologies sont très élevées et pour des traitements prolongés. En effet, le tramadol est un dérivé opiacé mineur. Il ne faut pas arrêter brutalement un traitement prolongé. Le syndrome de sevrage s'exprime par de l'agitation, de l'anxiété, de la nervosité, des insomnies, de l'hyperkinésie, des tremblements et des symptômes gastro-intestinaux.

La prise d'alcool est à éviter en raison de la potentialisation des effets sédatifs. Il en est de même pour les tranquillisants, les antidépresseurs ou les dépresseurs du système nerveux central.

Prudence lors de la conduite de véhicules et l'utilisation de machines, en raison des risques de somnolence et de vertiges.

Effets secondaires éventuels

La fréquence d'apparition d'un effet secondaire dépend de la sensibilité de chacun à la substance administrée et de la faculté que possède cette substance à se concentrer dans un organe donné ou à modifier un système de régulation.

– Troubles digestifs occasionnels : nausées, vomissements, sécheresse buccale, constipation en cas de prise prolongée, douleurs abdominales.
– Troubles neuropsychiques : somnolence, céphalées, vertiges, hypersudation, sensation de malaise, troubles mineurs de la vision, euphorie. Exceptionnellement, à forte dose, confusion, hallucination ou délire. Convulsions chez des patients prédisposés.
– Troubles cardio-vasculaires : tachycardie, hypotension.
– Troubles mictionnels à type de dysurie et/ou de rétention urinaire.
– Troubles de la fréquence respiratoire (très rarement).

Principales contre-indications

Absolues : dépresseurs du système nerveux central (intoxication aiguë ou surdosage). Intolérance aux opiacés. IMAO (depuis moins de 15 jours). Insuffisance respiratoire sévère et insuffisance hépatique. Enfant de moins de 15 ans, allaitement, épilepsie non contrôlée par un traitement.

Utilisations déconseillées : morphiniques et antalgiques centraux, alcool, carbamazépine et autres inducteurs enzymatiques, médicaments pouvant diminuer le seuil épileptogène (neuroleptiques, antidépresseurs, anesthésiques locaux), grossesse.

Réglementation

Liste I (sur ordonnance). Remboursé à 65 % par la Sécurité sociale.

Médicaments disponibles

Tramadol 50 mg comprimé, gélule et comprimé effervescent

Médicaments de référence :
CONTRAMAL® 50 mg gél. • TOPALGIC® 50 mg gél.

Génériques : TRAMADOL EG® 50 mg comp. • TRAMADOL GNR® 50 mg comp. • BIODALGIC® 50 mg GÉ comp. eff. • TRAMADOL MERCK® 50 mg comp. eff. et gél. • ZUMALGIC® 50 mg GÉ comp. eff. • TRAMADOL BIOGARAN® 50 mg gél. • TRAMADOL QUALIMED® 50 mg gél. • TRAMADOL G GAM® 50 mg gél. et comp. eff. • TRAMADOL IREX® 50 mg comp. eff. • TRAMADOL RATIO-PHARM® 50 mg comp. • TRASEDAL 50 mg GÉ comp. et comp. eff. • TRAMADOL IVAX® 50 mg gél. • ZAMUDOL® GÉ 50 mg gél. • TRA-MADOL TEVA® 50 mg gél. et comp. eff.

Tramadol 100 mg comprimé effervescent

Médicaments de référence :
TAKADOL® 100 mg comp. eff. • ZUMALGIC® 100 mg comp. eff

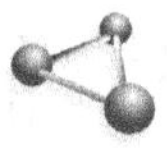

Tramisal®

voir Ginkgo biloba

voir Ginkgo biloba

Tranexamique (acide)

EXACYL® • SPOTOF GÉ®

Activité pharmacologique

Antihémorragique. Il a la propriété de ralentir ou stopper les processus biologiques qui conduisent aux saignements. Il s'agit de l'inhibition des activités fibrinolytiques de la plasmine (antifibrinolytique).

Indications thérapeutiques

– Traitement des règles anormalement abondantes et prolongées (ménorragies), et des saignements pathologiques survenant en dehors des règles (métrorragies).

– Traitement de l'hémorragie digestive et de l'hématurie (sang dans les urines) d'origine basse, de l'adénome prostatique (hypertrophie de la prostate) et de la lithiase rénale (calculs rénaux).

– Traitement des hémorragies opératoires en ORL lors de l'ablation des amygdales et des végétations, et en urologie après intervention chirurgicale sur la prostate.

– Traitement des accidents hémorragiques dus à un traitement par anticoagulant ou à une maladie de la coagulation.

Présentation

Comprimés dosés à 500 mg d'acide tranexamique.
Solution buvable dosée à 1 g pour 10 ml en ampoules de 10 ml.
Solution injectable intraveineuse dosée à 500 mg pour 5 ml en ampoules de 5 ml injectables.

Posologie

Dans tous les cas, la posologie est déterminée par le médecin en fonction de la maladie à traiter et des caractéristiques individuelles du patient.

À savoir

Prudence lors de la conduite de véhicules et l'utilisation de machines en raison des risques de vertiges dont l'acide tranexamique est responsable.

Effets secondaires éventuels

La fréquence d'apparition d'un effet secondaire dépend de la sensibilité de chacun à la substance administrée et de la faculté que possède cette substance à se concentrer dans un organe donné ou à modifier un système de régulation.

– Nausées, vomissements, diarrhées.
– Vertiges, lipothymies, convulsions.
– Thromboses artérielles ou veineuses en cas d'antécédents (rares).
– Éruptions cutanées de type allergique.

Principales contre-indications

Absolues : manifestations thromboemboliques (formation de caillots), antécédent de convulsions, insuffisance rénale sévère.
Utilisations déconseillées : grossesse, allaitement.

Réglementation

Liste I (sur ordonnance). Remboursé à 35 % par la Sécurité sociale.

Médicaments disponibles

Acide tranexamique 1 g/10 ml sol.
Médicament de référence :
EXACYL® 1 g/10 ml sol. buv.
Génériques : SPOTOF GÉ® 1 g/10 ml sol. buv. • Acide tranexamique 500 mg comp.

Médicament de référence :
EXACYL® 500 mg comp.
Générique : SPOTOF GÉ® 500 mg comp.

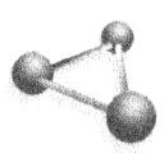

Transacalm®

voir Trimébutine

Trasédal®

voir Tramadol

Trihexyphénidyle

ARTANE® • PARKINANE®

Activité pharmacologique

Antiparkinsonien anticholinergique. Il estompe le tremblement et l'hypertonie (marche en roue dentée) des troubles extra-pyramidaux induits par les neuroleptiques.

Indications thérapeutiques

– Traitement de la maladie de Parkinson.
– Traitement des syndromes parkinsoniens induits par les neuroleptiques. Ils s'expriment par des tremblements des mains, des mouvements involontaires de la bouche (mastication), un torticolis et des vertiges. Le patient présente de plus une akathisie, qui est l'impossibilité de rester en place.

Présentation

Comprimés dosés à 2 mg de trihexyphénidyle.
Comprimés dosés à 5 mg de trihexyphénidyle.

Solution buvable dosée à 0,4 % en flacon compte-gouttes.

Posologie

Dans tous les cas, la posologie est déterminée par le médecin en fonction de la maladie à traiter et des caractéristiques individuelles du patient.

Prise du traitement à la fin d'un repas.

À savoir

Éviter toute interruption brutale du traitement, en raison du risque de réapparition brutale des symptômes du syndrome parkinsonien des neuroleptiques.

En cas de perturbation psychique, le patient devra contacter le médecin pour qu'il prenne en compte ces effets et réajuste la posologie du traitement. Signaler aussi la présence de constipation ou de rétention urinaire qui peuvent être corrigées.

Prudence lors de la conduite de véhicules et l'utilisation de machines en raison des risques de troubles de la vision ou de l'attention.

Effets secondaires éventuels

La fréquence d'apparition d'un effet secondaire dépend de la sensibilité de chacun à la substance administrée et de la faculté que possède cette substance à se concentrer dans un organe donné ou à modifier un système de régulation.

– Troubles digestifs : sécheresse de la bouche, inflammation du tissu de soutien des dents, constipation, occlusion intestinale.

– Troubles cardiaques : hypotension, tachycardie.

– Troubles urinaires : rétention urinaire.

– Troubles de l'accommodation visuelle, hypertonie oculaire, mydriase.

– Troubles psychiques : état euphorique, détérioration intellectuelle et psychique en cas de démence, hallucinations, confusion mentale.

Principales contre-indications

Absolues : glaucome à angle fermé, hypertrophie prostatique avec rétention urinaire et difficulté à uriner, cardiopathies décompensées (insuffisance cardiaque, etc.).

Utilisations déconseillées : grossesse, allaitement, insuffisance rénale et constipation chronique (surveillance accrue). Association de deux anticholinergiques.

Réglementation

Liste I (sur ordonnance). Remboursé à 65 % par la Sécurité sociale.

Médicaments disponibles

Trihexyphénidyle (chlorhydrate de) 2 mg comprimé et gélule

Médicaments de référence : ARTANE® 2 mg comp. • PARKINANE® 2 mg gél.

Trihexyphénidyle (chlorhydrate de) 5 mg comprimé et gélule

Médicaments de référence : ARTANE® 5 mg comp. • PARKINANE® 5 mg gél.

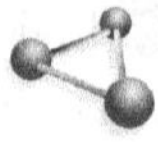

Trimébutine

DÉBRIDAT® • TRANSACALM® GÉ •
MODULON® GÉ • TRIMÉBUTINE®

Activité pharmacologique

Antispasmodique agissant sur les fibres musculaires du tube digestif. La trimébutine modifie la motricité digestive. Elle la stimule lorsqu'elle est au repos excessif (constipation) et l'inhibe si elle a subi et réagi à une stimulation préalable (diarrhée).

Indications thérapeutiques

– Traitement symptomatique des douleurs liées aux troubles fonctionnels du tube digestif et des voies biliaires (douleurs intestinales et inconfort intestinal). Sont également traités les troubles du transit s'exprimant par l'alternance de diarrhées et de constipation (colopathie fonctionnelle).
– Traitement d'appoint de la constipation postopératoire. Après une intervention chirurgicale, il y a arrêt du transit intestinal. La fonction d'élimination des selles se rétablit progressivement.
– Préparation des examens radiologiques et endoscopiques (solution injectable et forme orale).

Présentation

Comprimés dosés à 100 mg ou 200 mg de trimébutine.
Sachets dosés à 74,4 mg de trimébutine par sachet.
Suspension buvable adulte dosée à 24 mg pour 5 ml et suspension buvable pédiatrique dosée à 4,8 mg par ml de trimébutine.
Solution injectable dosée à 50 mg de trimébutine par ampoule.
Suppositoires dosés à 100 mg de trimébutine.

Posologie

Dans tous les cas, la posologie est déterminée par le médecin en fonction de la maladie à traiter et des caractéristiques individuelles du patient.

La suspension buvable se reconstitue avec de l'eau minérale non gazeuse. Agiter le flacon avant chaque usage. Elle peut être introduite dans un biberon d'eau ou de lait.

À savoir

Éviter épices, café et thé.
Le traitement peut être bref et limité à une semaine ou étalé sur 2 à 3 mois, avec plusieurs cures dans l'année.
L'allaitement est possible lors d'un traitement par la trimébutine.

Effets secondaires éventuels

La fréquence d'apparition d'un effet secondaire dépend de la sensibilité de chacun à la substance administrée et de la faculté que possède cette substance à se concentrer dans un organe donné ou à modifier un système de régulation.

Rares cas de réactions cutanées.

Principales contre-indications

Utilisations déconseillées : 1er trimestre de grossesse, utilisation possible aux 2e et 3e trimestres si nécessaire.

Réglementation

Liste II (sur ordonnance). Remboursé à 35 % par la Sécurité sociale.

Après reconstitution, la suspension buvable peut être conservée 4 semaines.

Les suppositoires sont à tenir à l'abri de la lumière et de la chaleur, les ampoules injectables à conserver entre 2 °C et 8 °C (au réfrigérateur). La suspension buvable se conserve 4 semaines après ouverture.

Médicaments disponibles

Trimébutine 100 mg comprimé et sachet

Médicament de référence :
DÉBRIDAT® 100 mg comp. et sachet

Génériques : TRANSACALM® 100 mg GÉ comp. • MODULON® 100 mg GÉ comp. • TRIMÉBUTINE G GAM® 100 mg comp. • TRIMÉBUTINE RPG® 100 mg comp. • TRIMÉBUTINE EG® 100 mg comp. • TRIMÉBUTINE BIOGARAN® 100 mg comp. • TRIMÉBUTINE GNR® 100 mg comp. • TRIMÉBUTINE MERCK® 100 mg comp. • TRIMÉBUTINE RATIOPHARM® 100 mg comp. • TRIMÉBUTINE ARROW® 100 mg comp. • TRIMÉBUTINE IVAX® 100 mg comp. • TRIMÉBUTINE QUALIMED® 100 mg comp. TRIMÉBUTINE IREX® 100 mg comp. • TRIMÉBUTINE TEVA® 100 mg comp.

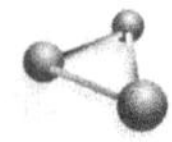

Trimétazidine

VASTAREL® • CENTROPHÈNE® GÉ • TRIMÉTAZIDINE®

Activité pharmacologique

Anti-ischémique. La trimétazidine préserve le métabolisme énergétique cellulaire et assure ainsi le fonctionnement des cellules exposées à l'hypoxie (mauvaise oxygénation cellulaire). C'est le cas des cellules du cœur et des organes neurosensoriels en ischémie (mauvaise irrigation tissulaire et obstruction vasculaire partielle).

Indications thérapeutiques

– Rôle préventif de la crise d'angine de poitrine par son action favorisant l'oxygénation des tissus en hypoxie. Chez l'angoreux, la trimétazidine diminue la fréquence des crises angineuses.

– Traitement symptomatique d'appoint des vertiges et des acouphènes (bruits perçus par l'oreille : sifflements, bourdonnements qui ne correspondent à aucun son extérieur).

– Traitement d'appoint des baisses d'acuité visuelle et des troubles du champ visuel présumés d'origine vasculaire.

Présentation

Comprimés dosés à 20 mg de trimétazidine.

Comprimés dosés à 35 mg de trimétazidine.

Solution buvable dosée à 20 mg par ml de trimétazidine (flacon de 60 ml avec seringue pour administration orale).

Posologie

Dans tous les cas, la posologie est déterminée par le médecin en fonction de la maladie à traiter et des caractéristiques individuelles du patient.

– 1 comprimé dosé à 20 mg 2 à 3 fois par jour ou 1 comprimé matin et soir dosé à 35 mg.

Pour la solution buvable : 1 ml (20 gouttes) 2 à 3 fois par jour.

– Prise du médicament au moment des repas. La solution buvable se conserve 10 jours maximum après ouverture.

À savoir
En cas de douleurs thoraciques, prévenir le médecin. Le traitement préventif des crises d'angine de poitrine doit reposer sur l'utilisation de vasodilatateurs coronariens.

Effets secondaires principaux
Rares troubles gastro-intestinaux (nausées et vomissements).

Principales contre-indications
Utilisations déconseillées : grossesse et allaitement.

Réglementation
Non inscrit sur une liste (en vente libre). Remboursé à 35 % par la Sécurité sociale.

Médicaments disponibles

Trimétazidine 20 mg comprimé et soluté buvable
Médicament de référence :
VASTAREL® 20 mg comp. et sol. buv.
Génériques : TRIMÉTAZIDINE G GAM® 20 mg comp. et sol. buv. • TRIMÉTAZIDINE BIOGARAN® 20 mg comp. et sol. buv. • TRIMÉTAZIDINE EG® 20 mg comp. et sol. buv. • TRIMÉTAZIDINE GNR® 20 mg comp. et sol. buv. • TRIMÉTAZIDINE MERCK® 20 mg comp. et sol. buv. • CENTROPHÈNE® 20 mg GÉ comp. et sol. buv. • TRIMÉTAZIDINE RATIOPHARM® 20 mg comp. et sol. buv. • TRIMÉTAZIDINE ARROW® 20 mg comp. et sol. buv. • TRIMÉTAZIDINE IREX® 20 mg comp. et sol. buv. • TRIMÉTAZIDINE QUALIMED® 20 mg comp. et sol. buv. • TRIMÉTAZIDINE TEVA® 20 mg comp. et sol. buv. • TRIMÉTAZIDINE IVAX® 20 mg comp. • TRIMÉTAZIDINE RPG® 20 mg comp.

Trimétazidine 35 mg comprimé
Médicament de référence :
VASTAREL® 35 mg comp.

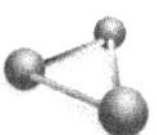

Trinordiol®
voir Lévonorgestrel
+ éthinylestradiol

Troxérutine

VEINAMITOL® • RHÉOFLUX® • TROXÉRUTINE®

Activité pharmacologique
Vasculoprotecteur agissant sur les capillaires en réduisant leur perméabilité et en augmentant la résistance des vaisseaux. Ses propriétés veinotoniques lui permettent d'augmenter le tonus veineux et de favoriser le retour veineux. Il y a moins de masse aqueuse qui stagne en périphérie de la circulation (peau, muscles, membres inférieurs).

Indications thérapeutiques
– Traitement des jambes lourdes et enflées en rapport avec l'insuffisance veineuse, qui s'exprime par des douleurs, impatience des membres inférieurs, œdème, fourmillements, sensation de crampe.
– Traitement des signes fonctionnels liés à la crise hémorroïdaire.
– Traitement de la fragilité capillaire.

Présentation
Sachets et ampoules buvables dosés à 3500 mg de troxérutine.

Posologie

Dans tous les cas, la posologie est déterminée par le médecin en fonction de la maladie à traiter et des caractéristiques individuelles du patient.

1 sachet ou 1 ampoule par jour dans un verre d'eau.

À prendre de préférence au cours du repas pour prévenir le risque de nausée.

À savoir

Respect des règles d'hygiène veineuse dans le traitement des jambes lourdes :

– favoriser une activité physique régulière. La marche est bénéfique, au contraire du piétinement et de l'immobilité. Elle stimule les contractions musculaires des mollets, favorables à la remontée du sang. Le port de bas de contention favorise la circulation ;

– éviter les excès de chaleur tels que le soleil, les bains chauds, le sauna, les sources de chaleur par le sol ;

– dans l'alimentation, éviter les épices, le café, le thé et le vin blanc qui favorisent la dilatation des vaisseaux. L'excès de poids est néfaste au retour veineux ;

– supprimer le tabac qui modifie la qualité de la paroi veineuse et favorise l'apparition de varices et de jambes lourdes.

Le traitement de la crise hémorroïdaire doit être de courte durée (5 à 7 jours). Si les symptômes ne cèdent pas rapidement, un examen proctologique doit être pratiqué.

Effets secondaires éventuels

La fréquence d'apparition d'un effet secondaire dépend de la sensibilité Gé chacun à la substance administrée et de la faculté que possède cette substance à se concentrer dans un organe donné ou à modifier un système de régulation.

Rares cas de nausées.

Principales contre-indications

Utilisations déconseillées : grossesse et allaitement.

Réglementation

Non inscrit sur une liste (en vente libre). Remboursé à 35 % par la Sécurité sociale.

Médicaments disponibles

Troxérutine 3500 mg ampoule buvable et sachet

Médicaments de référence :

VEINAMITOL® 3500 mg amp. buv. et sachet • RHÉOFLUX® 3500 mg amp. buv. et sachet

Génériques : TROXÉRUTINE MAZAL® 3500 mg amp. buv. et sachet • TROXÉRUTINE MERCK® 3500 mg sachet • TROXÉRUTINE EG® 3500 mg sachet • TROXÉRUTINE GNR® 3500 mg sachet • TROXÉRUTINE QUALIMED® 3500 mg sachet • TROXÉRUTINE G GAM® 3500 mg sachet • TROXÉRUTINE ARROW® 3500 mg sachet • TROXÉRUTINE BIOGARAN® 3500 mg sachet • TROXÉRUTINE RPG® 3500 mg sachet

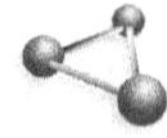

Tussilène®Gé

voir Carbocistéine

Ulcar®

voir Sucralfate

Ulcirex®

voir Ranitidine

Upfen®

voir Ibuprofène

Urion®

voir Alfuzosine

Utrogestan®

voir Progestérone

Valium®

voir Diazépam

Valproïque (acide)

DÉPAKINE® • VALPROATE DE SODIUM®

Activité pharmacologique

Antiépileptique majeur. L'épilepsie est une maladie qui résulte de troubles dans l'activité électrique du cerveau (anomalie à l'EEG, électro-encéphalogramme). Elle s'exprime par des crises d'épilepsie. Le valproate de sodium limite l'apparition des crises en élevant le seuil épileptogène au-delà duquel une crise de convulsions peut se déclencher.

Indications thérapeutiques

– Traitement de référence de l'épilepsie généralisée ou partielle.
– Traitement de la prévention des crises de convulsions de différentes origines (post-traumatisme, alcoolisme, convulsions du nouveau-né).

Présentation

Comprimés dosés à 200 mg ou à 500 mg de valproate de sodium.
Solution buvable dosée à 20 % de valproate de sodium.

Posologie

Dans tous les cas, la posologie est déterminée par le médecin en fonction de la maladie à traiter et des caractéristiques individuelles du patient.

Prendre au cours des repas pour une meilleure tolérance digestive.

À savoir

Si des troubles hépatiques apparaissent, il faut prévenir le médecin qui décidera d'ajuster ou d'arrêter le traitement. Ils sont fréquents chez l'enfant. Ces troubles s'expriment par de l'asthénie, de l'anorexie, des douleurs abdominales, des vomissements et un ictère.

L'entourage du patient doit pouvoir reconnaître une crise d'épilepsie et savoir mettre en place les mesures de protection pour le patient. Les formes d'expression des crises et leur évolution sont multiples. Elles se caractérisent par :
• *un début brutal avec cri et chute ;*
• *une phase hypertonique clonique avec apnée et secousses musculaires brusques ;*
• *une phase résolutive avec hypotonie, respiration bruyante, perte d'urine, yeux révulsés ;*
• *une reprise de la conscience avec une amnésie totale de la crise.*

Le patient doit éviter le surmenage, le manque de sommeil ainsi que l'alcool.

La surveillance médicale doit être régulière et comporte un bilan sanguin avec recherche des enzymes hépatiques, reflet de la souffrance du foie, au cours des 6 premiers mois de traitement, de même qu'un électroencéphalogramme (EEG). Le médecin prendra la décision d'arrêt du traitement après examen de l'EEG et du comportement neurologique du patient.

La modification des doses et surtout l'arrêt brutal du traitement entraînent un effet rebond (réapparition exagérée des symptômes caractéristiques de l'épilepsie). L'arrêt du traitement doit se faire de façon progressive.
Prudence dans la conduite de véhicules et l'utilisation de machines, en raison des risques de somnolence.

Effets secondaires éventuels

La fréquence d'apparition d'un effet secondaire dépend de la sensibilité de chacun à la substance administrée et de la faculté que possède cette substance à se concentrer dans un organe donné ou à modifier un système de régulation.

– Troubles neurologiques : convulsions et confusion. La recrudescence des crises d'épilepsie est possible, surtout en début de traitement et en cas de troubles hépatiques.
– Troubles digestifs : nausées, gastralgies qui cessent en général au bout de quelques jours sans interruption du traitement.
– Troubles hépatiques et pancréatiques (rares).
– Troubles neurosensoriels : chute de cheveux, tremblements, somnolence.
– Troubles cutanés : éruptions cutanées, parfois graves (rares).
– Troubles hématologiques rares.
– Troubles endocriniens : prise de poids, irrégularité menstruelle (troubles des règles).

Principales contre-indications

Absolues : hépatite aiguë ou chronique, antécédents personnels ou familiaux d'hépatite sévère ou de maladie du foie, porphyrie (maladie grave du foie, rare), méfloquine (Lariam®) qui accélère la destruction du valproate et qui est lui même convulsivant.
Utilisations déconseillées : grossesse et allaitement, lamotrigine (Lamictal®) risque d'éruption cutanée grave.

Réglementation

Liste II (sur ordonnance). Remboursé à 65 % par la Sécurité sociale.

Médicaments disponibles

Valproïque (acide) 200 mg comprimé et soluté buvable
Médicament de référence :
DÉPAKINE® 200 mg comp. et sol. buv.
Générique : VALPROATE DE SODIUM IREX® 200 mg comp. et sol. buv.

Valproïque (acide) 500 mg comprimé
Médicament de référence :
DÉPAKINE® 500 comp.
Générique : VALPROATE DE SODIUM IREX® 500 mg comp.

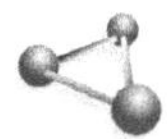

Vastarel®

voir Trimétazidine

Veinamitol®

voir Troxérutine

Veineva® Gé

voir Diosmine

Vénirène® Gé

voir Diosmine

Ventexxair®

voir Salbutamol

Ventoline®

voir Salbutamol

Vérapamil

ISOPTINE® • VÉRAPAMIL®

Activité pharmacologique

Inhibiteur calcique avec effets cardiaques de la famille des vasodilatateurs artériels et antiangoreux. Le calcium ionisé (Ca^{++}) permet l'activation du couplage excitation-contraction du tissu artériel et cardiaque. Les artères sont ainsi toniques et contractées. Le vérapamil inhibe la pénétration et la diffusion des ions calcium dans les cellules du tissu artériel. Le tonus artériel est donc diminué et il en résulte une vasodilatation avec augmentation du diamètre artériel. Cette vasodilatation se traduit par une baisse de la pression intra-artérielle.

En agissant sur les cellules cardiaques à activité électrique, l'excitabilité électrique est moins grande. La fréquence cardiaque est plus lente et plus régulière. Il s'agit d'effets antiarythmiques. De plus, le cœur travaille moins du fait du ralentissement de la fréquence cardiaque et il est protégé contre les crises d'angine de poitrine.

Indications thérapeutiques

– Traitement de l'angor sous toutes ses formes, y compris l'angor stable grave.
– Traitement de l'hypertension.
– Traitement et prévention de certaines tachycardies diagnostiquées à l'électrocardiogramme.
– Prévention secondaire de l'infarctus du myocarde sans insuffisance cardiaque, en alternative au traitement par les bêtabloquants.

Présentation

Comprimés dosés à 40 mg, 120 mg comprimé LP (à libération prolongée) dosés à 120 mg et 240 mg de vérapamil.

Posologie

Dans tous les cas, la posologie est déterminée par le médecin en fonction de la maladie à traiter et des caractéristiques individuelles du patient.
Prendre au cours des repas.

À savoir

Si des troubles hépatiques apparaissent, il faut prévenir le médecin qui décidera d'ajuster ou d'arrêter le traitement. Ces troubles s'expriment par des douleurs au quart droit supérieur de l'abdomen, un ictère, de la fièvre et des malaises. En cas de bradycardie excessive (45 à 50 battements par minute) ou d'irrégularité du rythme, il faut prévenir le médecin. La constipation doit être signalée car elle peut être persistante.
Les visites médicales régulières permettent la surveillance du traitement avec mesure de la tension

artérielle et la prescription par le médecin d'examens complémentaires (électrocardiogramme) et de bilans sanguin (cholestérol, triglycérides), hépatique, rénal, etc.

Effets secondaires éventuels

La fréquence d'apparition d'un effet secondaire dépend de la sensibilité de chacun à la substance administrée et de la faculté que possède cette substance à se concentrer dans un organe donné ou à modifier un système de régulation.

- Nervosité.
- Troubles digestifs : constipation, nausées.
- Troubles cardiaques : fatigue, hypotension, bradycardie, insuffisance cardiaque, œdème, choc cardiogénique (rare).
- Troubles hépatiques rares.

Principales contre-indications

Absolues : dantrolène (Dantrium IV), troubles du rythme (BAV II et III non appareillés, dysfonctionnement sinusal), insuffisance cardiaque non compensée, hypotension.
Utilisations déconseillées : autres antiarythmiques, certains bêtabloquants (risques de bradycardie excessive) triazolam (prise à distance du médicament), insuffisance cardiaque traitée (surveillance accrue), grossesse (innocuité non établie), allaitement.

Réglementation

Liste I (sur ordonnance). Remboursé à 65 % par la Sécurité sociale.

Médicaments disponibles

Vérapamil 40 mg comprimé
Médicament de référence :
ISOPTINE® 40 mg comp.

Génériques : VÉRAPAMIL RATIOPHARM® 40 mg comp. • VÉRAPAMIL G GAM® 40 mg comp.

Vérapamil 120 mg, gélule, comprimé, comprimé LP
Médicament de référence :
ISOPTINE® 120 mg gél.
Génériques : VÉRAPAMIL RATIOPHARM® 120 mg comp. • VÉRAPAMIL G GAM® 120 mg comp. • VÉRAPAMIL MERCK® LP 120 mg comp. • VÉRAPAMIL TEVA® LP 120 mg gél. • VÉRAPAMIL IVAX® LP 120 mg gél.

Vérapamil 240 mg, gélule, comprimé LP
Médicament de référence :
ISOPTINE® LP 240 mg comp. séc.
Génériques : VÉRAPAMIL IVAX® LP 240 mg gél. • VÉRAPAMIL MERCK® LP 240 mg comp. séc. • VÉRAPAMIL GNR® LP 240 mg comp. séc. • VÉRAPAMIL BIOGARAN® LP 240 mg gél. • VÉRAPAMIL EG® LP 240 mg comp. séc. • VÉRAPAMIL TEVA® LP 240 mg gél.

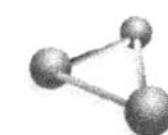

Vibramycine N®

voir Doxycycline

Vicks® Rhume

voir Pseudo-éphédrine et Ibuprofène

Vitamine C

VITAMINE C® • LAROSCORBINE® • VITASCORBOL®

Activité pharmacologique

Antiasthénique. Elle fait partie des vitamines essentielles. Antioxydante. En hiver, un apport de 1 g par jour en vitamine C permet de diminuer la durée et la sévérité des infections saisonnières telles que le rhume et la grippe.

Indications thérapeutiques

Indiqué dans les états de fatigue passagers chez l'adulte et l'enfant de plus de 15 ans.

Utilisé dans les fatigues liées aux états grippaux et rhumes, infections et convalescences.

Prévention des carences vitaminiques en cas d'alimentation déséquilibrée ou insuffisante.

Traitement du scorbut, une maladie due à une alimentation pauvre en légumes et fruits frais. Le scorbut se manifeste par des altérations des gencives, des hémorragies, des troubles de l'ossification.

Présentation

Comprimés, gélules, comprimés effervescents, sachets dosés à 250 mg, 500 mg, 1 000 mg d'acide ascorbique (vitamine C).

Posologie

Dans tous les cas, la posologie est déterminée par le médecin en fonction de la maladie à traiter et des caractéristiques individuelles du patient.

Adulte et enfant de plus de 15 ans : 500 à 1000 mg par jour.

À savoir

En cures de 2 à 4 semaines. Au-delà ou en cas d'aggravation de l'état de fatigue, il est nécessaire de consulter un médecin. Les prises sont à éviter en fin de journée, en raison d'un effet stimulant de la vitamine C. Les apports nutritionnels en vitamine C sont de 35 à 60 mg par jour chez l'enfant, de 60 à 100 mg par jour chez l'adolescent et l'adulte, 120 mg chez les fumeurs. Il est utile de savoir que 100 g de kiwi apportent 50 mg à 200 mg de vitamine C et 1 orange environ 50 mg.

Effets secondaires éventuels

La fréquence d'apparition d'un effet secondaire dépend de la sensibilité de chacun à la substance administrée et de la faculté que possède cette substance à se concentrer dans un organe donné ou à modifier un système de régulation. À forte dose, brûlures gastriques, diarrhées.

Risque de lithiase rénale en cas d'antécédents de formation de calculs dans les reins. L'acidité des urines par la vitamine C lors de son élimination peut favoriser la constitution de calculs.

Principales contre-indications

Absolues : calculs rénaux de type lithiase oxalique.

Utilisations déconseillées : grossesse et allaitement.

Réglementation

Non inscrit sur une liste (en vente libre). Non remboursé par la Sécurité sociale.

Gélules et comprimés effervescents à tenir à l'abri de l'humidité.

Médicaments disponibles

Vitamine C 500 mg

Non remboursés : VITAMINE C UPSA® 500 mg comp. à croquer • LAROSCORBINE® 500 mg comp. à croquer avec et sans sucre • VITAMINE C OBERLIN® 500 mg comp. à croquer • VITASCORBOL® 500 mg comp. sans sucre à croquer • VITASCORBOL® 500 mg comp. à croquer

Vitamine C 1 000 mg

Non remboursés : VITAMINE C UPSA 1 000 mg® sachet et comp eff. • LAROSCOR-BINE® 1 g comp. eff. avec et sans sucre • VITA-MINE C 1 000 MIDY® sachet et sachet sans sucre • VITAMINE C UPSA® 1 000 mg comp. eff. • VITASCORBOL® 1 g comp. eff.

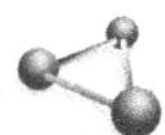

Vitamine E®

voir Tocophérol

Vitascorbol®

voir Vitamine C

Voldal® Gé

voir Diclofénac (sodique)

Voltarène Émulgel®

voir Diclofénac

Voltarène®

voir Diclofénac (sodique)

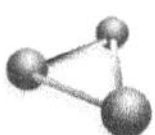

Xanax®

voir Alprazolam

Xanthium®

voir Théophylline

Xatral®

voir Alfuzosine

Xenid® Gé

voir Diclofénac

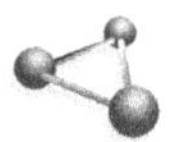

Yelnac® Gé

voir Minocycline

Zacnan® Gé

voir Minocycline

Zaditen®

voir Kétotifène

Zamudol®Gé

voir Tramadol

Zatur®Gé

voir Oxybutynine

Zeefra® Gé

voir Céfradine

Zofora® Gé

voir Piroxicam

Zolpidem

STILNOX® • ZOLPIDEM®

Activités pharmacologiques

Hypnotique et sédatif apparenté aux benzodiazépines ayant des effets anxiolytiques (diminution de l'anxiété), myorelaxants (relâchement musculaire), anticonvulsivants (prévention des convulsions). Il réduit le délai d'endormissement, fait baisser le nombre de réveils nocturnes, augmente la durée et la qualité du sommeil.

Indications thérapeutiques

Indiqué dans les troubles sévères du sommeil lors d'insomnie occasionnelle (comme lors d'un voyage) et transitoire (à la suite d'un événement grave, par exemple).

Présentation

Comprimés dosés à 10 mg de zolpidem.

Posologie

Dans tous les cas, la posologie est déterminée par le médecin en fonction de la maladie à traiter et des caractéristiques individuelles du patient.

À savoir

La prise doit avoir lieu au moment même du coucher. Si l'on doit se lever la nuit, il ne faut pas le faire brusquement (risque de chute).

L'arrêt du traitement doit être progressif pour éviter le risque de rebond d'insomnie. À long terme, une dépendance peut s'installer et être responsable d'apparition de phénomènes de sevrage en cas d'arrêt brutal du traitement (céphalées, anxiété, irritabilité, etc.).

Il y a risque de potentialisation des effets sédatifs en association avec d'autres médicaments (morphine et dérivés morphiniques, benzodiazépines, antihistaminiques et neuroleptiques).

Ne jamais augmenter les doses par soi-même en raison des risques d'accoutumance.

Les hypnotiques apparentés aux benzodiazépines ne doivent pas être utilisés seuls pour traiter l'anxiété (insomnie d'anxiété) associée à la dépression, dans la mesure où ils peuvent favoriser un passage à l'acte suicidaire. Un contrôle régulier par le médecin est nécessaire dès la survenue d'idées suicidaires.

L'insomnie n'est pas forcément un signe de gravité et disparaît en général spontanément. Elle peut avoir des causes variées et ne doit pas être prise en charge d'emblée par un médicament.

Suivre ces conseils d'hygiène de vie pour améliorer le sommeil : il faut se lever et se coucher à heures régulières. La chambre doit être calme, à l'écart du bruit et de la lumière. La literie doit être de bonne qualité et la température maintenue au niveau idéal (environ 18 °C). Il faut éviter les repas copieux, le café, les excitants.

L'alcool majore l'effet sédatif et conduit à un sommeil profond mais souvent précédé d'énervement et de nervosité. Prudence dans la conduite de véhicules et l'utilisation de machines en raison du risque de somnolence (effet résiduel diurne) et d'altération de la vigilance.

Effets secondaires éventuels

La fréquence d'apparition d'un effet secondaire dépend de la sensibilité de chacun à la substance administrée et de la faculté que possède cette substance à se concentrer dans un organe donné ou à modifier un système de régulation.

– Somnolence pendant la journée, baisse de la vigilance, asthénie et faiblesse musculaire.

– Vertiges, troubles de l'équilibre, étourdissements, céphalées, vision double.

– Modification de la libido. Risques d'amnésie dans les heures qui suivent la prise, et troubles de la mémoire à long terme.

– Dépendance, rebond de l'insomnie.

– Effets contraires à ceux recherchés ou effets indésirables, appelés réactions paradoxales : aggravation de l'insomnie, cauchemars. Nervosité, irritabilité, agitation, agressivité, accès de colère. Idées délirantes, hallucinations, troubles du comportement.

Principales contre-indications

Absolues : insuffisance respiratoire décompensée et insuffisance hépatique sévère, syndrome d'apnée du sommeil (c'est l'arrêt de la respiration de durée variable, sans arrêt cardiaque), allaitement.

Utilisations déconseillées : grossesse, enfant de moins de 15 ans, alcool, myasthénie (affaiblissement musculaire). En cas d'insuffisance hépatique, rénale ou respiratoire, la surveillance est accrue.

Réglementation

La durée de la prescription ne peut dépasser 4 semaines, même si le reste du traitement est prescrit pour 3 mois. Liste I (sur ordonnance). Remboursé à 65 % par la Sécurité sociale.

Médicaments disponibles

Zolpidem 10 mg comprimé
Médicament de référence :
STILNOX® comp.
Générique : ZOLPIDEM IREX®

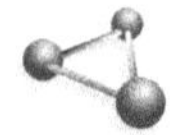

Zoltum®

voir Oméprazole

Zopiclone

IMOVANE® • ZOPICLONE®

Activité pharmacologique

Hypnotique et sédatif apparenté aux benzodiazépines, ayant des effets anxiolytiques (diminution de l'anxiété), myorelaxants (relâchement musculaire), anticonvulsivants (prévention des convulsions). Il réduit le délai d'endormissement, fait baisser le nombre de réveils nocturnes, augmente la durée et la qualité du sommeil.

Indications thérapeutiques

Il fait fonction de somnifère dans le traitement de l'insomnie occasionnelle (voyages), transitoire (événement grave) et chronique.

Présentation

Comprimés dosés à 7,5 mg de zopiclone.

Posologie

Dans tous les cas, la posologie est déterminée par le médecin en fonction de la maladie à traiter et des caractéristiques individuelles du patient.

À savoir

La prise doit avoir lieu au moment même du coucher. Si l'on doit se lever la nuit, il ne faut pas le faire brusquement (risque de chute).

L'arrêt du traitement doit être progressif pour éviter le risque de rebond de l'insomnie. À long terme, une dépendance peut s'installer et être responsable de l'apparition de phénomènes de sevrage (céphalées, anxiété, irritabilité, etc.) en cas d'arrêt brutal du traitement.

Il y a risque de potentialisation des effets sédatifs en association avec d'autres dépresseurs du système nerveux central (morphine et dérivés morphiniques, benzodiazépines, antihistaminiques et neuroleptiques).

Ne jamais augmenter les doses par soi-même en raison des risques d'accoutumance. L'insomnie n'est pas forcément un signe de gravité et disparaît en général spontanément. Elle peut avoir des causes variées et ne doit pas être prise en charge d'emblée par un médicament.

Les hypnotiques apparentés aux benzodiazépines ne doivent pas être utilisés seuls pour traiter l'anxiété (insomnie d'anxiété) associée à la dépression, dans la mesure où ils peuvent favoriser un passage à l'acte suicidaire. Un contrôle régulier par le médecin est nécessaire dès la survenue d'idées suicidaires.

Suivre ces conseils d'hygiène de vie pour améliorer le sommeil : il faut se lever et se coucher à heures régulières. La chambre doit être calme, à l'écart du bruit et de la lumière. La literie doit être de bonne qualité et la température maintenue au niveau idéal (environ 18 °C). Il faut éviter les repas copieux, le café, les excitants.

L'alcool majore l'effet sédatif et conduit à un sommeil profond mais souvent précédé d'énervement et de nervosité. Prudence dans la conduite de véhicules et l'utilisation de machines en raison du risque de somnolence (effet résiduel diurne) et d'altération de la vigilance.

Effets secondaires éventuels

La fréquence d'apparition d'un effet secondaire dépend de la sensibilité de chacun à la substance administrée et de la faculté que possède cette substance à se concentrer dans un organe donné ou à modifier un système de régulation.

– Possibilité de sensation de goût métallique et amer dans la bouche, somnolence pendant la journée, baisse de la vigilance, asthénie et faiblesse musculaire, vertiges, vision double.

– Modification de la libido. Risque d'amnésie dans les heures qui suivent la prise, et troubles de la mémoire à long terme. Dépendance.

– Effets contraires à ceux recherchés ou effets indésirables, appelés réactions paradoxales : aggravation de l'insomnie, cauchemars. Nervosité, irritabilité, agitation, agressivité, accès de colère. Idées délirantes, hallucinations, troubles du comportement.

Principales contre-indications

Absolues : insuffisance respiratoire décompensée et insuffisance hépatique, syndrome d'apnée du sommeil (c'est l'arrêt de la respiration de durée variable, sans arrêt cardiaque).

Utilisations déconseillées : grossesse, allaitement, enfant de moins de 15 ans, alcool, myasthénie (affaiblissement musculaire).

Réglementation

La durée de la prescription ne peut dépasser 4 semaines, même si le reste du traitement est prescrit pour 3 mois.

Liste I (sur ordonnance). Remboursé à 65 % par la Sécurité sociale.

Médicaments disponibles

Zopiclone 7,5 mg comprimé sécable

Médicament de référence : IMOVANE® 7,5 mg comp. séc.

Génériques : ZOPICLONE BIOGARAN® 7,5 mg comp. séc. • ZOPICLONE GNR® 7,5 mg comp. séc. • ZOPICLONE MERCK® 7,5 mg comp. séc. • ZOPICLONE RPG® 7,5 mg comp. séc. • ZOPICLONE IREX® 7,5 mg comp. séc. • ZOPICLONE QUALIMED® 7,5 mg comp. séc. • ZOPICLONE EG® 7,5 mg comp. séc. • ZOPICLONE G GAM® 7,5 mg comp. séc. ZOPICLONE ARROW® 7,5 mg comp. séc. • ZOPICLONE RATIOPHARM® 7,5 mg comp. séc. • ZOPICLONE TEVA® 7,5 mg comp. séc.

Zovirax®

voir Aciclovir

Zumalgic® Gé

voir Tramadol

Zyloric®

voir Allopurinol

Dictionnaire de Dispensation des Médicaments par la voie orale, 10e édition, Éditions Pro-officina, 2003.

Pharmacologie au BP, collection « Les cahiers du préparateur en pharmacie », 2e édition, Éditions Porphyre, 2003.

Pharmacie et surveillance infirmière, collection « Les fondamentaux », 3e édition, Éditions Lamarre, 2003.

Imprimé par Lightning Source France
1 avenue Gutenberg
78310 Maurepas

N° d'édition : 7381-1468-Y